補完・代替医療

アーユルヴェーダと
ヨーガ

帝京平成大学ヒューマンケア学部 教授　上馬塲和夫【著】

第3版

金芳堂

第3版の序

　私は，学生時代から「東西医学の融合」をライフワークとして研究と臨床を行ってきました。1978年広島大学医学部医学科を卒業後，国家公務員共済組合連合会　虎の門病院内科レジデント，北里研究所付属東洋医学総合研究所を経て一時六本木クリニックを開業しました。その時に出会ったのがヨーガとアーユルヴェーダでした。ヴァサント・ラッド氏の著書「Science of Self-Healing 和訳：現代に生きるアーユルヴェーダ」（平河出版）の翻訳をし，超越瞑想とマハリシ・アーユルヴェーダを学んだことから，東西医学融合にはアーユルヴェーダの研究が必要であると痛感しました。丁宗鐵先生（現日本薬科大学学長）のご理解で北里研究所バイオイアトリックセンターに返り，オーストラリアのシドニー・セント　ヴィンセント病院・心臓胸部疾患部門，M.F・オルールク教授，東京電機大学工学部石山仁先生，セイコーエプソン天野和彦氏，金沢大学大学院医薬保健学総合研究科許鳳浩先生らと共にアーユルヴェーダの脈診の研究などを行いながら，世界中の伝統医療について研究を重ねてきました。その後，富山県国際健康プラザ・国際伝統医学センターと富山大学和漢医薬学総合研究所未病解析応用研究部門を経て，久島達也教授のご理解により帝京平成大学ヒューマンケア学部鍼灸学科に奉職することができました。鍼灸医学は，北里研究所で間中善雄先生から学び，刺絡を長年行っておりました。浦田クリニックと大牟田共立病院，帝京大学附属池袋クリニック，ハタイクリニックでの臨床経験のおかげで，東洋と西洋の身体観の共通性を認識することができ，最も古い伝統医療に，現代医学がまだ気づいていない理論的で合理的な最新の知見などが数多くあることも発見しました。

　まず第一は，アーユルヴェーダやヨーガの生命観を深めることで，天才の出現から最近のLGBT（レズビアン・ゲイ・バイセクシャル・トランスジェンダー）の人達のカミングアウトまでが，まさに人類の進化を促すものであることを理論的に理解することができました。

第二が，アーユルヴェーダのドーシャ理論というエネルギーレベルの法則により病気を説明することで，未病を予防するための具体的な生活処方を提示することができました。

　第三に，巷には種々の健康法があり，場合によっては真反対のことを主張する健康法がありますが，これを統一的に理解することがアーユルヴェーダの体質論あるいは中国医学の体質論など個人差に関する伝統的な法則により可能であることが理解できました。

　第四に，昨今アンチエイジングや予防医学の必要性が叫ばれている中で，総合診療科の必要性や統合医療の重要性が認識されてきましたが，本当に人類が目指すべきものは，医療を超えた「生命の科学アーユルヴェーダ」により，健康で幸福な「健幸寿命の延伸」であると思われます。そのための生命についての包括的な理解と意識のレベルの認識により体，心，意識の関係性を明らかにすることができました。

　第五に，21世紀は「意識の時代」だとも言われていますが，そこでアーユルヴェーダとヨーガの生命観や具体的な方法が必要になるでしょう。我々は変性意識体験を効率的に誘発できる頭部滴油療法のためヒーリングロボットを開発して意識のレベルの法則を研究してきました。「三つ子の魂百まで」という伝統的な諺のごとく，意識のレベルへの幼少時期からの愛情のインプットにより，子供の心身の健康だけでなく，将来成人した後の健康や社会性，行動様式に深く影響することが既に多くの人達によって説かれています。アーユルヴェーダでは，小児期から家族や周囲の仲間との触れ合いを深める方法があります。それは，安価で安全，効果的，楽で愉しい，我々が勧めている家族のタッチ・コミュニケーションプログラムです。その代表がベビーマッサージや家族のステッピングマッサージ，高齢者への頭（ヘッドケア）・手・足へのマッサージなどです。

　第六は，特に，頭頸部ケア（ホリスティック・ヘッドケア）の重要性です。アーユルヴェーダの古典にも，頭頸部は生命中枢があり，五感臓器が集中している場所としてその優位性が記述されています。通常の伝統医療では，頭部ケアがあまり重視されてきませんでした。これは，効

果が高いために逆に慎重に扱う必要があったからだとも思われます。マルマと呼ばれる意識と肉体の接合点が多数存在し（頭頸部37個/全身107個），実際に意識の変容を来たしやすい場所が頭頸部なのです。

　第七は，ヨーガでも重視されているスシュムナー管が，実は，現代医学でいうバトソン静脈叢（椎骨静脈叢）という頭頸部の脳静脈洞と連続した無〜乏弁の静脈システムであることが推定できたことです。中枢神経系の静脈系には弁がないか，あっても非常に発達が悪く，その鬱滞は，脳脊髄液の循環に影響することが知られています。静脈系から脳脊髄液の循環までも調整する治療法が，実はアーユルヴェーダのアビヤンガやラクタ・モークシャナ，ヨーガのポーズ，呼吸法と考えられるのです。このような伝統医学的な治療や予防法の作用機序を統合的に説明してくれるのが「静脈の循環系ハブ仮説」です。実は静脈系は，動脈からリンパ管系，脳脊髄液系の全ての循環にとって，最重要のシステムだと思われるのです。

　第八は，肉体的な老化や未病の原因となるアーマという概念が，現代医学的にはAGEsに相当することが推定できたことです。

　第九には，種々の方法を統合する場合，アーユルヴェーダの生命観と身体観に従い，ボディ，マインド，スピリット（意識）に総合的に作用する内治・外治・不内外治を総合し，三通法と三調法を統合したインテグラル鍼灸（214頁）を創生できました。

　さて，昨今医療費の高騰が取りざたされています。2013年の調査で，40兆610億円（日本人1人につき年間31万円）の国民医療費が費やされています。日本では医療費がGDPの10.2％であるので，まだ医療費が高いうちに入らないと思いますが，先進諸国に共通する難題です。私自身は，「医療者が患者を治す」という構図を変革しないかぎり解決しないと思っています。確かに外傷や妊娠出産，救急医療では，医療者が中心とならなければいけませんが，急性疾患よりも断然多い慢性疾患では，患者自身が，自身のからだに責任を持ち，セルフケアをするという意識がもっと普及していかないと，高価な医療技術の進歩も相まって医療費が高騰することは必至でしょう。

実際，患者自身が血圧を測定したり，体重を測定することで，自然と血圧や体重が適正な状態にちかづくという現象が知られてきました。人間というものは，自身を知ることで適正な方向に自身を導く力が内在しているのです。こうして，医療者─患者関係は，上下関係であった状態から協調関係へとシフトしていかなければならないでしょう。

　前述のように，巷には，実に様々な健康法が氾濫をするようになりました。食事についても，玄米食や完全菜食がよいという説から，肉をたっぷり食べても糖質は必要ない栄養素だから摂らなくてもよいという説や，油をたくさん食べてケトン体を利用しようという説まで。朝食を抜きましょうという説から，3食きちんと規則正しい食事が大切ですよという説まで，どちらが正しいのでしょうか？？？

　さらに，ターミナルケアにおいては，胃瘻や人工呼吸器をつけたり心臓マッサージを死ぬまで積極的に行う病院から，自然死，平穏死などが重要だとして，何も積極的な対策を採らない施設までありますが，どちらを選択したらよいのか患者さんには理解できない場合が多々あります。

　また，前述のカミングアウトするLGBTの人達により，行政からビジネス界までが変革をせまられています。LGBTの人達は生命は何かを考えさせてくれることで人類の進化に役だっておられると私は思います。

　これらの問題が紛糾しているのは，生命とは何か，人間というのはずっと生きるものなのか？　何を目的として医療は行われるのかを，現代医療が問うことを無視してきたつけです。また，エビデンス・ベイスト・メディスンという概念のもとに，個人差を無視する現代医療の横暴さも一因であるように思います。

　これから人類はどのように生きていけばよいのか？　この答は，実は最も古い人類の残してきたものの中にあると思うのです。それが古代インドの英知アーユルヴェーダなど伝統医学だと私は確信しています。

　広島大学医学部を卒業して38年になって，やっと，東西医学の融合の形がみえてきたように思います。それは医学や医療というより，古代インドの英知アーユルヴェーダを幹にした「広義の生命の科学」である

ことに気づいたのです。そのような考えを，簡単ですが本書で紹介させていただきました。我々のつたない研究やアイデアを認識していただいた明治国際医療大学総合医療学 今西二郎教授と，本書改訂2版と3版の出版にあたりご尽力いただいた株式会社金芳堂編集部 三島民子氏，澤田智子氏に深謝いたします。

2016年3月

帝京平成大学ヒューマンケア学部　教授

NPO法人日本アーユルヴェーダ協会＆（一社）日本アーユルヴェーダ学会

理事長

一般財団法人東方医療振興財団　理事長＆東方医学会　会長

医学博士　上馬塲　和　夫

・・・・・・・・・・・・・・・・・・・目　　次・・・・・・・・・・・・・・・・・・・

1 アーユルヴェーダとヨーガの現代的価値 ･････････2

1．見えてきた西洋医学の限界と高まる伝統医学への期待 ･･･････････2
2．現代医学を凌ぐアーユルヴェーダとヨーガの可能性 ･･････････3
3．広義のアーユルヴェーダの目指す健幸長寿 ･････････････5

2 世界の伝統医学の歴史 ･･････････････8

1．世界の伝統医学の歴史の中でのアーユルヴェーダとヨーガ ･･･････8
2．アーユルヴェーダやヨーガと他の伝統医学との交流 ･･･････10
3．アーユルヴェーダとヨーガの日本における歴史と将来像 ･･･････12

3 アーユルヴェーダとヨーガの基礎概念 ･･････････15

1．アーユルヴェーダとは ････････････････････15
2．アーユルヴェーダの生命観 ･･････････････････16
3．ヨーガとは ･･････････････････････17
4．ヨーガの生命観 ････････････････････18
5．アーユルヴェーダとヨーガの生命観の統一 ･･･････････19
6．ヴェーダ科学の水平的な心身相関：環境も含めた生命の全体性 ･･･21
7．アーユルヴェーダのトリドーシャ理論 ･････････････21
8．ヨーガのトリグナ：アーユルヴェーダとヨーガの心身相関 ･･･24
9．アーユルヴェーダの疾病観と病気の原因 ･･･････････25
10．ヨーガの疾病観と病気の原因 ･･･････････････26
11．アーユルヴェーダにおける五感の重要性 ･･････････27

vi

12. 五感を楽しませる方法 ･････････････････････････････････ 28

    1 色の使い方（視覚） ･･････････････････････････････ 28

    2 音の使い方（聴覚） ･･････････････････････････････ 29

    3 香りの使い方（嗅覚）：アーユルヴェーダのアロマセラピー

    ･･･ 29

    4 味の使い方（味覚） ･･････････････････････････････ 30

    5 触覚の使い方：タッチ・コミュニケーション ･･････････ 30

4 アーユルヴェーダのトリドーシャ理論 ･･････････････ 32

1. アーユルヴェーダの体質論 ･････････････････････････････ 32

    1 トリドーシャが 7 つの体質を生む ･･････････････････ 32

    2 体質の特徴 ･････････････････････････････････････ 32

    3 複合体質について ･･･････････････････････････････ 37

    4 プラクリティとヴィクリティ ･･････････････････････ 38

    5 2種類のプラクリティ（体質） ･･････････････････････ 39

    6 心質について ･･･････････････････････････････････ 40

    7 アーユルヴェーダの体質論の妥当性に関する研究 ･････ 40

    8 アーユルヴェーダの体質論と現代医学の類似性（仮説）･･･ 41

2. トリドーシャのバランスと体質以外の要因 ･･････････････ 42

    1 ドーシャのバランスと消化の火の関係 ･･････････････ 47

    2 食物とアグニの働き（消化と代謝の火），組織要素ダートゥ，

    オージャス，マラ ･････････････････････････････････ 48

    3 ドーシャの座と病気 ･････････････････････････････ 50

    4 各ドーシャの五区分：サブドーシャ ････････････････ 51

    5 病気発症の日内変動とドーシャ理論 ････････････････ 51

    6 ドーシャのバランスと未病概念 ･･･････････････････ 54

    7 身体のドーシャとアーマ，精神のドーシャとアーマ ･･････ 55

    8 アーユルヴェーダの健康の 5 つの条件 ･･････････････ 56

5 アーユルヴェーダとヨーガの経絡類似理論： スロータス，ナーディーとマルマ，チャクラ ……… 57

- ① 体内の通路：スロータスとは …………………………………… 58
- ② スロータスの異常と疾病 …………………………………………… 58
- ③ マルマ：生命にとって大切な急所 …………………………… 60
- ④ マルマは体表における意識のコントロールポイント ……… 63
- ⑤ マルマ療法の分類と作用の仕組み …………………………… 64

6 アーユルヴェーダの診断学 ………………………………… 66

- 1．アーユルヴェーダの診断方法 …………………………………… 66
- 2．アーユルヴェーダの脈診学 ……………………………………… 67
  - ① 脈診の歴史 …………………………………………………………… 67
  - ② アーユルヴェーダの脈診の方法 ……………………………… 68
- 3．アーユルヴェーダの脈診の現代医学的解釈と研究 ……………… 73

7 アーユルヴェーダの治療学 ……………………………………… 77

- 1．アーユルヴェーダの治療法の特徴と分類 ………………………… 77
- 2．アーユルヴェーダの浄化療法の特徴 ……………………………… 80
- 3．体系的な浄化療法：パンチャカルマ ……………………………… 81
  - ① パンチャカルマの有効性と安全性 …………………………… 98
  - ② パンチャカルマの副作用と好転反応 ……………………… 101
  - ③ パンチャカルマの効果の仕組み ……………………………… 101
- 4．アーユルヴェーダの老化制御法：ラサーヤナ …………………… 102
  - ① アーユルヴェーダの老化理論 ………………………………… 102
  - ② ラサーヤナのシステム：肉体のラサーヤナと行動のラサー

ヤナ ・・ 103

③ アーチャーラ・ラサーヤナ：行動のラサーヤナ ・・・・・・・・・・ 104

④ ラサーヤナ薬について ・・・・・・・・・・・・・・・・・・・・・・・・・・・・ 105

5．現代的疾患のアーユルヴェーダ的治療：その考え方と治療方法 ・・106

① 現代病をアーユルヴェーダの言葉に翻訳する ・・・・・・・・・・・・ 106

② 肥満症 ・・ 107

8 アーユルヴェーダの薬物学 ・・・・・・・・・・・・・・・・・・・・・・・ 112

① あらゆる植物が薬になる：植物の持つ可能性 ・・・・・・・・・・・・ 112

② 五感すべてを介するハーブの作用 ・・・・・・・・・・・・・・・・・・・・ 113

③ 飲み方により異なる薬草の作用：アヌパーナム ・・・・・・・・・・ 113

④ ハーブの調剤原理 ・・・・・・・・・・・・・・・・・・・・・・・・・・・・・・・・ 114

⑤ アーユルヴェーダの複合製剤 ・・・・・・・・・・・・・・・・・・・・・・・ 115

⑥ ハーブとミネラルの複合製剤：ハーボミネラル ・・・・・・・・・・ 117

⑦ アーユルヴェーダの代表的機能性素材 ・・・・・・・・・・・・・・・・ 117

⑧ アーユルヴェーダの魔法のアルカリ糸：クシャーラ・スートラ ・・ 127

9 アーユルヴェーダの日常と季節の過ごし方
（アーユルヴェーダの行動医学的治療法　その1） ・・・・・・・・・・・ 129

① 健康を左右する日常生活：生活処方箋の意義 ・・・・・・・・・・・・ 129

② 「健幸長寿」：健幸寿命の延伸を目指すアーユルヴェーダ ・・ 129

③ ドーシャをバランスさせる生活 ・・・・・・・・・・・・・・・・・・・・・ 130

④ 体質に合った1日の過ごし方：ディナチャリヤー ・・・・・・・・ 132

⑤ アーユルヴェーダの季節の過ごし方：リトゥチャリヤー

·········· 134

10 アーユルヴェーダの医食同源 ·········· 136

1 アーユルヴェーダにおける食物の重要性 ·········· 136
2 食物の心身への作用 ·········· 136
3 食物のドーシャへの作用 ·········· 137
4 食物のトリグナへの作用 ·········· 138
5 活力素オージャスをもたらす食物 ·········· 138
6 アーユルヴェーダの食事に関する誤解と対処法 ·········· 139
7 アーユルヴェーダの食事療法のポイント ·········· 142

コラム　アーユルヴェーダで言うアーマに対応する現代医学的概念：
AGEs ·········· 145

11 ヨーガ
（アーユルヴェーダの行動医学的治療法　その2） ·········· 146

1．ヨーガとは ·········· 146
2．ヨーガと気功の共通点：三調法（調身・調息・調心） ·········· 147
3．調身：アーサナの原理と方法，作用機序 ·········· 149
　1 アーサナに関するヒト実験と動物実験 ·········· 149
　2 アーサナの体質別処方 ·········· 152
4．調息：プラーナーヤーマ（調気法；じょうきほう） ·········· 153
　1 ヨーガの調気法の生理機能への影響に関する研究 ·········· 154
　2 調気法の極意は，呼吸を忘れること ·········· 158
5．調心：瞑想（ディヤーナ） ·········· 162
　1 瞑想の長期的健康効果 ·········· 163
　2 瞑想の効果の仕組み ·········· 165

6．ヨーガを使った治療：ヨーガ療法の発展 ・・・・・・・・・・・・・・・・・・・ 167

7．ヨーガの身体浄化法 ・・・ 168

8．ヨーガの食事法 ・・ 169

12 病気の根本原因と対処法 ・・・・・・・・・・・・・・・・・ 172

1．根本原因のさらに本当の原因を探る ・・・・・・・・・・・・・・・・・・・・・・ 173

2．マーヤ（幻）を払い，真の知性に気づく ・・・・・・・・・・・・・・・・・ 174

3．アーユルヴェーダの説く9つの生命の法則：不二一元論 ・・・・・・・・・・ 175

13 アーユルヴェーダの死生観 ・・・・・・・・・・・・・・・・・ 182

1．アーユルヴェーダにおける生と死 ・・・・・・・・・・・・・・・・・・・・・・・・ 182

2．ホスピス緩和ケアを支持するアーユルヴェーダ ・・・・・・・・・・・・ 183

14 東西医学を統合した生命の科学による健幸寿命の延伸 ・・ 185

1．統合医療から生命の科学への道 ・・・・・・・・・・・・・・・・・・・・・・・・・・ 185

2．アーユルヴェーダ診療のあり方への提言 ・・・・・・・・・・・・・・・・・・ 186

3．アーユルヴェーダを幹にした統合医療的治療の原則 ・・・・・・・・ 188

4．アーユルヴェーダを幹にした統合医療的治療の流れ ・・・・・・・・ 191

　　1 生活処方箋 ・・ 191

　　2 薬草処方 ・・・ 197

　　3 パンチャカルマ処方 ・・・・・・・・・・・・・・・・・・・・・・・・・・・・・・・・・・ 198

　　4 病態生理に基づく「インテグラル鍼灸」（Integral Acupuncture）・・・・・・・・・・・・・・・・・・・・・・・・・・・・・・・・・・・・・・ 199

5 アーユルヴェーダ的な統合的治療による治療例 ············· 200

15 アーユルヴェーダの知恵を活かす予防医学的テクノロジーとその作用機序 ························ 202

1．調身・調息・調心（三調法）のための方法 ················· 204
　　1 調身のための方法 ······················· 204
　　2 調息のための方法 ······················· 205
　　3 調心のための方法 ······················· 205
2．マントラとスートラ：意識のレベルからの具象化 ················· 207
　　1 Spiritual Biotechnologyの提唱 ················· 207
　　2 Spiritual Biotechnologyの具体例 ················· 208
　　3 Spiritual Biotechnologyの実証研究 ················· 210
3．最古の伝統医学と最新の現代医学の統合の試み ················· 214
　　1 病態生理に基づく「インテグラル鍼灸」（Integral
　　　 Acupuncture）··························· 214
　　2 「静脈の循環系ハブ仮説」 ················· 218
　　3 中枢神経系の静脈系の重要性 ················· 222
　　4 「静脈鬱滞性疼痛仮説」 ················· 226
　　5 アーマとAGEsの対応理論とアーマを解消する未病の
　　　 治療法 ······················· 228
　　6 アーユルヴェーダによるオーダーメイド遠隔予防医療 ···· 233

資　料　1．アーユルヴェーダの体質（プラクリティ）を評価する問診票
　　　　　 ······························· 234
　　　　 2．アーユルヴェーダの体調の異常（ヴィクリティ）を評価する
　　　　　 問診票 ······························· 235
あとがき ······································· 236

参考文献 ………………………………………………………………… 240

索　引 …………………………………………………………………… 258

補完・代替医療

アーユルヴェーダとヨーガ

―統合された生命の科学による
健幸寿命延伸を目指して―

1章

アーユルヴェーダとヨーガの現代的価値

1 見えてきた西洋医学の限界と高まる伝統医学への期待

　現代西洋医学は，感染症の克服，遺伝子異常などの仕組みの解明，抗菌剤のみならずホルモン製剤，免疫製剤などの開発，循環器系疾患や神経疾患の画像診断のためのメディカルエレクトロニクス機器の開発，遺伝子診断やiPS細胞の発見と遺伝子編集技術による種々の難治性疾患の解明と治療に成果をあげてきました。しかし，現代医学の進歩の影で，医学が発達した故に出現した医原病の増加，高齢化による老人性疾患の増加，医療費の高騰による保険財政の破綻などの問題も持ち上がり，病気を予防することが急務になってきています。

　確かに，ワクチンなど西洋医学の予防医学的方法は奏功してきましたが，副作用も問題になっています。生活習慣病などに対する一次予防についても，現代西洋医学には，十分な歴史を経て有効性が確かめられた方法がありません。最近の糖尿病に対する糖質制限食なども，今後どのように変化するのかわかりません。一方，伝統医学では，病気が発症する前段階に対して「未病」という診断名を与え，その段階での診断と治療について詳しく書き記されています。中国の古典である『黄帝内経素問』「巻一，四気調神大論篇第二」には「聖人不治已病，治未病……」とあります[175]。意訳しますと「聖人は，今ある病気を癒すのではなく，発症前にそうならないように予防する」となります。その「未病を治す」ための養生法，あるいは健康や長寿を促すための理論と実際が，各種伝統医学には長年の経験を経て体系化されています。特に，インドのアーユルヴェーダやヨーガ，中国の気功などの伝統医学には，現代医学的検

証はまだなされてはいませんが，共通して健康に関する知識や健康増進のための方法があります。

また，現代医学は遺伝子への理解を進め，生命とは何かということについて，物理的に理解することには成功していますが[25]，実際に細胞や遺伝子だけで生命の変化を説明できるものではありません。包括的に生命を捉えることなく，闇雲に痛みや腫瘤を取り除くだけの現代医療に，もっと根本的な問題が突きつけられているのです。難治性疾患や，重症疾患の治療技術の向上ゆえに，寝たきり状態患者や植物状態患者が増加し，患者の生命の質（Quality of Life：QOL）の問題が取り沙汰されるようになりました。また，癌の増加やエイズなどの致死性疾患患者への病気の宣告（死の宣告）や，末期患者での人工呼吸器の取り外しの問題などもあります。そのため，病気とは，生命とは何かという死生観や生命観が，これまで以上に真剣に問われるようになってきたのです。

これらの問題に対しても，伝統医学は対処する道を示してくれます。特に古代インドのアーユルヴェーダやヨーガは，それなりに「生命とは何か」を定義して，Spiritualityへのアプローチを有しています。それにより，幸福で有益な長寿（健幸長寿）を目指すための理論と具体的方法を提示してくれているのです[222]。

アーユルヴェーダやヨーガ，さらには各種伝統医学のもつ，健康的な日常生活に関する具体的な知識と予防医学的方法，確固とした包括的生命観や死生観さらに宇宙観[211]は，これからの医療の発展，さらには生命への理解を深め，人類を進化させることに貢献することでしょう。

2 現代医学を凌ぐアーユルヴェーダとヨーガの可能性

実際，最近の研究においても，アーユルヴェーダとヨーガを利用した種々のアプローチをすることで，医療利用率を半減できること[231]，生物学的年齢を若く保てること[85,139]，高齢者の心身の機能を向上できること[85,139]，冠動脈造影で測定した冠動脈狭窄病変を改善できること[233,234]などが，長期的研究により報告されています[31]。

1　アーユルヴェーダとヨーガの現代的価値　**3**

予防医学ばかりではなく，治療のための外科的知識に関しても現代医学を凌ぐものがあります。それがクシャーラ・スートラと呼ばれる痔瘻手術です[213, 214]。一般の痔瘻だけでなくクローン病の痔瘻にも効果があり，かつ後遺症としての肛門機能異常がないこと，外来治療でも可能なほど手術法が簡単であり，痛みもきわめて少なく，患者の社会的・経済的・肉体的負担が少ないことなどが1,500余例（平成27年）の経験によって報告されています[214]。また，東南アジアに多いB型肝炎のHBsキャリアに対して，アーユルヴェーダにおいて2000年前から使われてきた薬草Phyllanthus amarus L.のエキスが，59％の例でHBs抗原を陰性化させることが，ランセット誌などに報告されています[70, 84]。その作用の仕組みとしてHBウイルスのDNAポリメラーゼを阻害するという研究結果も出されているのです。2010年以降のC型肝炎に著効する内服剤の創薬のはしりであるかもしれません。

　さらに，生命科学であるアーユルヴェーダやヨーガは，宗教という名前を使うことなく，生命の本質について結論を出しています。個人個人が，小宇宙として，大宇宙と自己相似性であるという思想を有することで，生命の本質を捉え，現代医療のかかえる諸問題の解決策を提示してくれる可能性があるのです。実際，アリゾナ大学やUCLAなど全米の最先端の大学病院の統合医療センターでは，瞑想やヨーガを痛みや心の療法のために導入しています。

　また最近LGBT（レスビアン・ゲイ・バイセクシャル・トランスジェンダー）をカミングアウトする人々が世界的にも増加していますが，このような人々がなぜ発生するかということについて，天才などとも共通する機序がアーユルヴェーダとヨーガの生命観からは推定できます。それは，LGBTも，生まれながらに全盲で世界的なピアニストとして成功している人も，これまでの人生の記憶が，意識のレベルにインプットされているという生命観を認識できれば，人類の生命に関する理解を深めるために，このような人々が現れているということが理解できるのです。

3 広義のアーユルヴェーダの目指す健幸長寿

　筆者は，東西医学の融合をライフワークとして38年間研究と実践を試みてきました。その後，現代学も含む種々の伝統医学を調査研究してきた結果，アーユルヴェーダが，種々の医療を統合した統合医療の雛形となることを発見しました。さらには，アーユルヴェーダは，生命とは何かをきちんと定義づけており，それは「生」とともに「死」の生命科学でもあること，QOLだけでなくQOD（Quality of Death）をも重視しており，宗教的概念も含んだ「生き方の智慧」であると思うようになりました。

　アーユルヴェーダ生命の科学は，「生き方の智慧」ですから，アーユルヴェーダを学ぶことで，医療や福祉，介護，保健から，ビジネスまで幅広く役に立つことでしょう。そしてアーユルヴェーダの目指すものは，「健幸寿命」の延伸です。肉体的な健やかさだけでなく，心の幸福感も重視しているのです。このことが紀元前7世紀に書かれた外科学書『スシュルタ・サンヒター』に記載されているのです[7, 328, 331]。

　では，そのようなアーユルヴェーダを学ぶにはどうしたらよいでしょうか？　その場合，重要なことが，「一番よくアーユルヴェーダを知っている人はだれか？」ということです。また，「一番詳しく書かれたアーユルヴェーダの教科書はどれか？」ということでもあります。通常は，インド伝統医学アーユルヴェーダの古典ということで，「サンスクリット語の古典を正しく翻訳しないと学べない！」と考えます。普通，『チャラカ・サンヒター』[55, 59]，『スシュルタ・サンヒター』[7]，『アシュターンガ・フリダヤ・サンヒター』の3大医書が重視されています。では，これらを正しく翻訳して学べばアーユルヴェーダを学ぶことができるのでしょうか？　筆者が最初に翻訳したアーユルヴェーダの小さな教科書（ヴァサント・ラッド著「現代に生きるアーユルヴェーダ」平河出版）には，「最もよく書かれたアーユルヴェーダの教科書は，我々の体である」と書いてあります。さらに，中国医学の古典，『黄帝内経素問・霊枢』などは，アーユルヴェーダとは違うものなのでしょうか？　アーユル

ヴェーダの古典『チャラカ・サンヒター』には，「アーユルヴェーダの定義」が記述されています[32]。要は，「幸福で有益な長寿をもたらすための生命の科学が，アーユルヴェーダである」とされています。このようなアーユルヴェーダの定義に従えば，中国医学もアーユルヴェーダであるし，現代医学も「不幸で無益な長寿（寝たきりなど）」をもたらすこともありますが，本来は，幸福で有益な長寿（「健幸長寿」）をもたらそうとして頑張っているのです。

　ところで，日本では100歳老人が6万人以上（平成27年）になりました。その中の20%の人達約12,000人は，幸福で有益な長寿（健幸長寿）を実際に生きて，かくしゃくとして活動されている方々です。ではこの方々が，サンスクリット語のアーユルヴェーダの知識をご存じでしょうか？　逆に，インドの平均寿命はいくらでしょう？　インドでは寿命に関する統計自体が，やっと最近取られるようになりましたが，65歳程度と言われています。これは乳児死亡率が高いためだとは言われていますが，100歳老人が日本のような比率でおられるのでしょうか？

　「最もよく書かれたアーユルヴェーダの教科書は，実は我々の体だ」というヴァサント・ラッド氏の言われている意味は，我々の内なる自然治癒力こそがアーユルヴェーダの知恵であり，それを各国の伝統医学が，それぞれの言葉で言語化し，知識として具象化してきたものだということだと思うのです。実際，最新の創傷治癒の方法も，自然治癒力を生かして，洗浄はするけども，消毒もガーゼもしないという治療が，最も早く最も安価に最も楽に（痛みがすぐに消える）できる「アーユルヴェーダ」にそった方法としてなされるようになってきました。

　ですから，中国医学も，また200年間の歴史をもつ伝統医学である現代医学も，もちろんインドの伝統医学も，「アーユルヴェーダ」だと思われるのです。アーユルヴェーダは，サンスクリット語でしか記載されていないという発想は，アーユルヴェーダの概念を，逆に小さいものとしてしまうことだと思われます。

　筆者は，東西医学の融合のために世界中の伝統医学を研究し実践してきた中で，図1のように感じました。特に，インドにも中国にも現代医

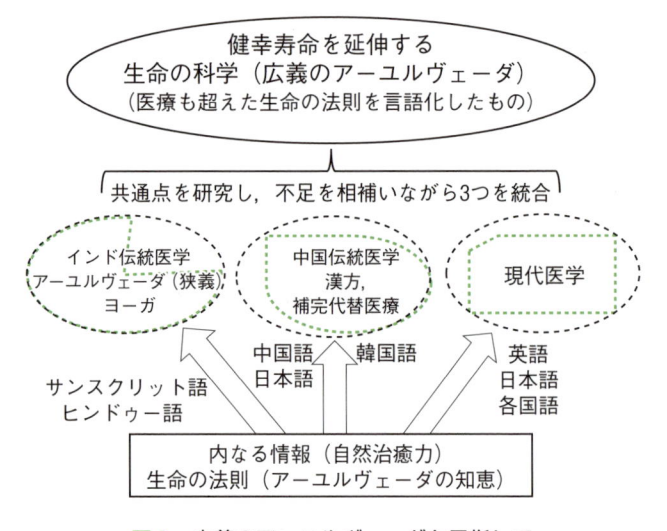

図1　広義のアーユルヴェーダを目指して

学などにも共通する概念や手法などをリストアップしていくことで，人類がこれまで培ってきた生命の科学を，現代に生かすことになるのではないかということです。それらの共通点は，脈診（脈波解析），生命観，身体観，浄化療法，瀉血療法，焼灼療法などです。そのような観点から，最後の第14，15章では，統合医療としてのアーユルヴェーダとヨーガをどのように実践したらよいか，一案を「SpBio」（207頁）や「インテグラル鍼灸」（214頁）と命名して提示させていただいております。

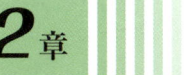

世界の伝統医学の歴史

1 世界の伝統医学の歴史の中でのアーユルヴェーダとヨーガ

　各種伝統医学は，文明の発祥地に興っています。エジプト文明ではエジプト医学，中国文明では中国医学，シュメール文明にはペルシャ医学が生まれました。そしてアーユルヴェーダやヨーガは，アーリア人の作ったインダス文明に起源を持つものです。しかしその担い手は，インド・アーリア人ばかりでなく，それまでの土着人であったドラヴィダ人も関与していると言われています[127]。また，同じアーリア人でもペルシャ・アーリア人が作ったペルシャの医学の影響も受けています[176]。このように，アーユルヴェーダやヨーガは，仏教以前のヴェーダ時代から5000年（あるいは3500年）の歴史を持ち，中医学や気功（導引と按蹻）（紀元前3世紀）ばかりでなく，現代医学の祖と言われるヒポクラテスのギリシャ医学（紀元前5世紀）やチベット医学（紀元8〜10世紀）など多くの伝統医学にも広く影響を与えたことが歴史上推定されています[174]。

　アーユルヴェーダもヨーガも，共に古代インドのヴェーダの時代に著された4つのヴェーダ文献に起源を持っています。これらは，紀元前1500年頃の『リグ・ヴェーダ』を始めとして，『サーマ・ヴェーダ』，『ヤジュル・ヴェーダ』，『アタルヴァ・ヴェーダ』の4つです。これらの4つのヴェーダ，特に『リグ・ヴェーダ』と『アタルヴァ・ヴェーダ』の内容を主にして，生命に関する知識を集めたウパヴェーダ（副ヴェーダ）がアーユルヴェーダなのです[127]。ウパヴェーダは他に3種あります。兵法に関する『ダヌル・ヴェーダ』，建築学に関する『スターパティ

ア・ヴェーダ』，芸術に関する『ガンダールヴァ・ヴェーダ』です[127]。

一方ヨーガは，ヴェーダに基づくインドの六派哲学の一つです。有名なモヘンジョ・ダロやハラッパーの遺跡（紀元前3000年）には，既にヨーガのポーズをとっている彫像が残されており，今から5000年前には既にヨーガが実践されていたことが示唆されています（図3）[1, 215]。仏教の一派である真言密教や禅宗は，実はヨーガそのものだとも言われています。

普通，伝統医学は人類の試行錯誤の結果体系化されたものですが，アーユルヴェーダは宇宙創造神ブラフマ神からインディラ神に伝えられ，その後，多くの医聖によって受け継がれてきたと言われています[127, 222]。まずアートレーヤおよびバラドヴァージャが主に一般内科の知識を，カーシャパが小児科の知識を，ダンヴァンタリが主に外科の知識を伝えました。アートレーヤの知識はその後弟子達に伝えられ，種々の改訂，追加，削除，増補がなされた後『チャラカ・サンヒター』（紀元前7〜紀元後1世紀）として纏められました。その原本は『アグニヴェーシャ・サンヒター』として紀元前11〜8世紀頃に著されたものです。また，外科的知識の方は，ダンヴァンタリから最終的にスシュルタに伝えられ『スシュルタ・サンヒター』（紀元前7世紀）としてまと

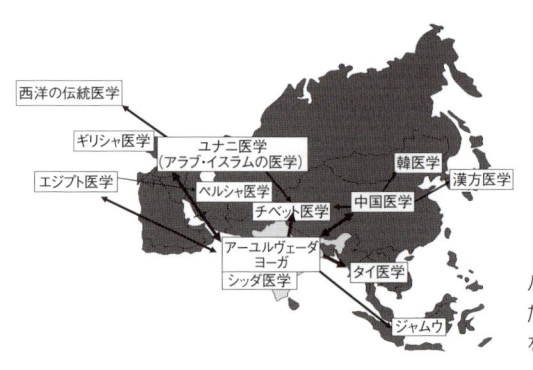

図2　各伝統医学の流れ

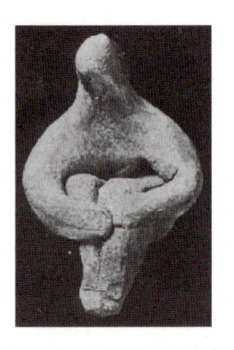

ハラッパーの遺跡から出土したヨーガのアーサナ（ポーズ）をしている像（BC3000年）

図3　ヨーガをしている彫像

2　世界の伝統医学の歴史　9

められました [90, 110, 141]。仏教の発祥は紀元前6世紀であり，ブッダの主治医ジーバカはアーユルヴェーダを駆使していたと言われています。ですから仏教医学の中にはアーユルヴェーダの治療法が取り入れられて日本にも伝えられています。その一つは，ニームの小枝を使って端をささくれにして歯を磨く歯磨き法ですが，現代人が頻用する歯ブラシの起源だとも言われています。

アーユルヴェーダは外科手術にも長けていました。アーユルヴェーダの隆鼻術，帝王切開術，白内障の手術などは，エジプト医学と同じくらい古い歴史を持っており，中国医学にも伝わりました [151]。さらに，古代インドでは，鼻をそぎ落とす刑罰があったため，形成外科学的な隆鼻術も行われていました。

アーユルヴェーダの他の古典としては，13世紀頃にまとめられた『シャールンガダーラ・サンヒター』やヴァーグバタの編纂した『アシュターンガ・フリダヤ・サンヒター』なども有名です。

ヨーガの古典としては，パタンジャリのヨーガ・スートラ（紀元前2～3世紀）をはじめとして，『ヨーガ・バシシュタ』（紀元14世紀），『ハタヨーガ・プラーディーピカー』（紀元16世紀）などが知られていますが，ヴェーダ文献をもとにした各種のウパニシャッド（奥義書）もヨーガを実践するため，現在でも人々に多くの示唆を与えています。またインドの叙事詩である『マハーバーラタ』の一部『バガヴァッド・ギーター』（紀元1～2世紀）は，世界最古の行動哲学書とされ，キリスト教の聖書と同じく，世界中の人々を今でも導いてくれています [156, 166]。

2 アーユルヴェーダやヨーガと他の伝統医学との交流

アーユルヴェーダは，東側においてはチベット医学やインドネシアのジャムウ，タイ医学へと，さらには中国，日本へ伝えられ，西側ではペルシャから，アレキサンダー大王の遠征などによりギリシャにも伝播していき，ギリシャ医学に影響しました。さらに，ギリシャ医学はアラビアに入り，バグダッドで作られた「知恵の館」においてイスラム教と統

合されてユーナニ医学ができました。そのユーナニ医学にもアーユルヴェーダは大きな影響を与えています[34, 195]。ユーナニ医学の古典アヴィケンナの『医学典範』が，17世紀まで西洋の医学校で教育されていたことを考えると，アーユルヴェーダは，世界中に大きな影響を与えていると推定できるのです。

　狭義のアーユルヴェーダは基本的にはインドで興（おこ）りましたので，バラモン教やヒンズー教の思想で貫かれていますが，その後，南はスリランカに渡り，スリランカの土着の伝統医学と仏教と一緒になって，仏教に基づくスリランカのアーユルヴェーダになりました。一方北には，チベットに渡り，そこで行われていた土着の伝統医学，チベット仏教，中国医学，ペルシャ医学と一緒になって，チベット仏教に基づくチベット医学が作られました[87, 114, 122, 125, 126, 209]。

　一方，アーユルヴェーダと中国医学との関連はあまり研究されていませんが，『印中医学交流史瞥見』（加納喜光氏）[151]によりますと，南北朝から隋唐の時代が最も印中医学交流が盛んであったようで，アーユルヴェーダ医師ナーガールジュナが眼科学に関して詳述した『龍樹菩薩眼論』（白内障の病理と開内障眼用鍼法と呼ばれる手術法を説明した書物）が，『太平聖恵方』（992年），『医方類』（1445年）に引用されています。その他に薬物書『龍樹菩薩薬方』（『隋書』経籍志）などアーユルヴェーダを祖とした医書が9種類も中国で著されています。

　また現代医学で初めての単一成分からなる降圧薬レゼルピンは，アーユルヴェーダで精神疾患に使われていたインド蛇木から抽出されたものです。前述のように，アーユルヴェーダの隆鼻術も，現代形成外科学手術の基礎となりました。

　一方ヨーガも，ペルシャに渡りイスラム教に影響をして，スーフィー（イスラム神秘主義者）の修行法にも影響を与えました[34]。また，仏教の一派である密教や禅宗は，ヨーガの修行法そのものであるとまで言われています。ヨーガで行われる瞑想はディヤーナ（dhyana）と呼ばれていますが，ディヤーナが中国に伝わり禅那（ゼンナ）と呼ばれ，それが日本に渡って禅（ゼン）と呼ばれて，禅宗のもとになったと推定されて

います。近年になり，ヨーガをドイツ人のシュルツ博士が取り入れて，自律訓練法が創出されたことが知られています。

このようにアーユルヴェーダとヨーガは，ヴェーダを起源とするヴェーダ科学（Vedic Science）として，日本も含めて世界中に大きな影響を与えてきたのです。

3 | アーユルヴェーダとヨーガの日本における歴史と将来像

アーユルヴェーダのサンスクリット語は，実は日本人の生活の中に深くとけ込んでいる言葉です。これは，仏教が紀元6世紀に日本に伝来するとともに，仏教で使われているサンスクリット語が流入したためです。お釈迦様の主治医であったジーバカは，アーユルヴェーダの名医でしたので，仏教伝来とともにアーユルヴェーダの言葉が日本に入ってきたと推定されます。たとえばシャリとか世話という言葉は，サンスクリット語だったのです。シャリとは本来はシャーリー（米shAli）の，世話とはセーヴァ（奉仕seva）というサンスクリット語のなまったものと推定されます。

実際，平安時代に丹波康頼が編纂した日本最古の医学書『医心方』に，日本に仏教を伝えた鑑真和尚がアンマロク（シクンシ科訶子：Terminalia chebula Retzius，サンスクリット名；Haritakiハリータキー）を使った処方を胸痛患者に与えたことが記載してあります[154]。鑑真和尚は，服石の専門家であったと言われていますが[154]，服石つまり鉱物治療学は，南インドのシッダ医学やアーユルヴェーダの特徴的な治療法なのです。直接鑑真和尚が，インドに赴いたということはないので，三蔵法師などがインド（天竺）から持ち帰ったアーユルヴェーダの知識，特に「八科精髄集（アシュターンガ・フリダヤ・サンヒター）」が，中国では「医方明」と呼ばれ，インドの僧たちに学ばれていたのが，仏教とともに中国に伝わり，中国医学あるいは仏教医学として日本に流れてきたと推定されます。これは，7世紀にインドのナーランダ僧院に遊学

した玄奘三蔵（げんじょうさんぞう）が，著書『大唐西域記』や，その後に留学した義浄三蔵（ぎじょうさんぞう）が『南海寄帰内法伝』で伝えています[387]。

　また，シルクロードの宝物を集めた正倉院の御物の中には，大黄や芒硝など中国医学の薬物に混ざって，中国医学では使わない黄熟香，紫鉱，五色龍歯，訶子などインドの薬物もあります[154]。これらは，アーユルヴェーダで使用する薬草が，日本に伝えられたことを示すものです。また，薬草だけでなく，お釈迦様が受けておられたという足心道（足で体をもむ技術）の起源も，南インドで行われている足で行うオイルマッサージかもしれません。足心道は，日本では，楽健法や足心療術，フーレセラピーなどの名称で仏教のお坊さんを中心に伝えられています。また沖縄から日本に入った空手の起源は，中国の唐（カラ）ではなく，南インドのカラリパヤットという武術からであるという説もあります。

　一方，ヨーガは，弘法大師が密教として日本に輸入したと推定されますが，密教の倶聞殊法などはヨーガの修行をもとにしたと言われています。

　そのようにアーユルヴェーダは，仏教と一緒に日本に流入したため，同じ江戸時代には，すでに日本に流入した漢方医学が隆盛をきわめたのと比較して，あまり人々の広い認識を得ることはありませんでした。やっと1921（大正10）年になり，泉芳環が「印度の医方及び薬物－ヘルンの図書の解説として－」（仏教研究2巻4号）という論文を発表したことから，アーユルヴェーダの存在が認識されはじめ，1967年丸山博，幡井勉らによってインド伝承医学研究会（現 日本アーユルヴェーダ学会）が設立されるに及んで，医療関係者にも認識されるようになりました。

　一方，ヨーガは，第二次大戦後世界的に普及しました。ビートルズがヨーガの超越瞑想を実践し，マハリシ・マヘーシュ・ヨーギーに一時師事したことが一番のきっかけと言われています。また，『ヨーガ・スートラ』などのヨーガの教典を佐保田鶴治氏が翻訳し[163]，実際に1960年

代から，日本ヨーガ禅道友会にてハタヨーガを教え始めました（現 石田佑雄氏代表の日本ヨーガ禅道院）。その後沖政弘氏がヨガを日本に輸入しました。またマハリシ・マヘーシュ・ヨーギーの超越瞑想（TM）も1980年代から日本で普及してきました。しかし，オウム真理教の不幸な事件によって一時的に日本のヨーガは沈滞したのです。

　けれども21世紀になり，欧米でのヨーガの隆盛を受けて日本でも第二次ヨーガブームが訪れています。綿本氏親子や田原豊道氏らは古典的ヨガを普及していましたが，木村慧心氏らはインド中央政府との緊密な連携により，「ヨーガ・セラピー（ヨーガ療法）」というインド中央政府公認のプログラムを日本に取り入れました。ヨーガ療法は，厚生労働省の研究費を使った九州大学医学部の久保，岡らとの共同研究などにより，療法としてのエビデンスが徐々に確立されつつあります。ただ，アーユルヴェーダの概念に従って，ヨーガ療法が処方されていないという問題点はあります。今後，アーユルヴェーダとヨーガの統合がなされるにつれ，アーユルヴェーダとヨーガ，気功，エアロビクスなどが統合されて合理的な健康法が完成されることが期待されます。

　また，アーユルヴェーダでは心身の健康のためにはヨーガを実践することを勧めていますが，ヨーガの団体の中にも，TM瞑想を広めたマハリシ財団が，ヨーガと統合された形のマハリシ・アーユルヴェーダを1980年代から世界的に普及しています。その動きをきっかけに，本場インドより先に欧米のほうで，ヨーガと狭義のアーユルヴェーダを含めてアーユルヴェーダになるという考え方が世界的に普及してきています。この本では更に，ヨーガとアーユルヴェーダに加えて中国医学や他の伝統医学と現代医学も含めて「広義のアーユルヴェーダ」を将来うちたてることを提唱しています。

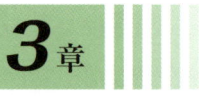

3章

アーユルヴェーダとヨーガの基礎概念

1 アーユルヴェーダとは

『チャラカ・サンヒター』（紀元1世紀）には，アーユルヴェーダの定義として，「アーユルヴェーダとは，そこにおいて，益・無益の人生，幸・不幸の人生，人生にとって益・不益のこと，人生の長さ，人生そのものが説かれるもののことを言う」（『チャラカ・サンヒター』第1巻第1章41節）とあります[216, 222]。さらに第1巻第30章にも，「アーユルヴェーダとは，アーユス（生命あるいは寿命）を知らしめるからアーユルヴェーダと呼ばれる。それ（アーユス）の本来の特徴に基づいて，また幸福と不幸に基づいて，また，有益と無益に基づいて，また，予測しえる寿命の長さと予測しえない寿命の長さに基づいて，また，ものとその働きのうち，長寿に役立つものとそうでないものを知らしめるからアーユルヴェーダと呼ばれる。」（『チャラカ・サンヒター』第1巻第30章23節[216, 222]とあります。

さらにまた，「このアーユルヴェーダは，永遠不滅であるとみなされる。なぜなら，1）始めのないものであるから，2）本来的に，その存在が自明のものを特徴としているから，3）存在の本質は永遠であるから。実際，生命の連続性も，意識の連続性もいまだかつて途絶えたことはなかったし，その生命について説く人も永遠不滅である。また，健康も病気も無始のものであり・・これらは互いに無始依頼連続しているからである」（『チャラカ・サンヒター』第1巻第30章27節）[222]というようにアーユルヴェーダとは，生命に関して，まがりなりにも定義をした後に，幸福で有益な長寿（健幸長寿）をもたらすための知識を伝えるものなのです。このようなアーユルヴェーダの定義に従えば，実は，他の中

3 アーユルヴェーダとヨーガの基礎概念 15

国医学などの伝統医学ばかりでなく，現代医学さえもアーユルヴェーダに含まれるのです。ですから，我々は，各種伝統医学と現代医学をすべて包含した健幸寿命を延伸させる「広義のアーユルヴェーダ」を体系化&言語化していくことを目指しているのです。

2　アーユルヴェーダの生命観

『チャラカ・サンヒター』第1巻第1章には，アーユルヴェーダの生命観として，アーユスの構成要素が記載されています。「アーユスとは，身体，感覚機能，精神，我（アートマン）の結合したものであり」「精神とアートマンと身体の3つは，あたかも鼎のごとくであり・・・その結合体が人間である。」（『チャラカ・サンヒター』第1巻第1章42節）[55, 59, 216, 222]とあります。さらに，同じく第1章には，「最高の我アートマンは変異を蒙らず，精神サットヴァと五元素の性質と感覚機能とによって，意識の原因となる」（56節）とあります。

古代インドの行動哲学書『バガヴァッド・ギーター』は，アーユルヴェーダの教えの基礎でもありますが，アートマンについて第2章に以下のように記載されています。「アートマンには生も死もなく，終末も生起もなく，不生不滅永遠不変であるとして，肉体が死んでも，アートマンが死ぬことはない。アートマンは使い古した衣服を捨て，新しい衣服を着る。アートマンは武器で傷つくこともなく，火に焼かれることもない・・・これがアートマンである。」とあります[156, 166]。以上のような生命観を図示すれば，図4のようになるでしょう。

身体，精神，魂の3つの結合体が生命を作るということは，欧米の自然療法でボディ・マインド・スピリットとして生命を定義することがありますが，それと同じ意味と推定できます。また現代生化学やコミュニケーション理論では，情報がエネルギーを生み，エネルギーが物質化するという構図を考えますが，アーユルヴェーダのボディ・マインド・スピリットの概念と類似していると思われます。なお，仮説ですが，現代医学で言う脳は，我と心・体が交流をするためのデバイスとみなすこと

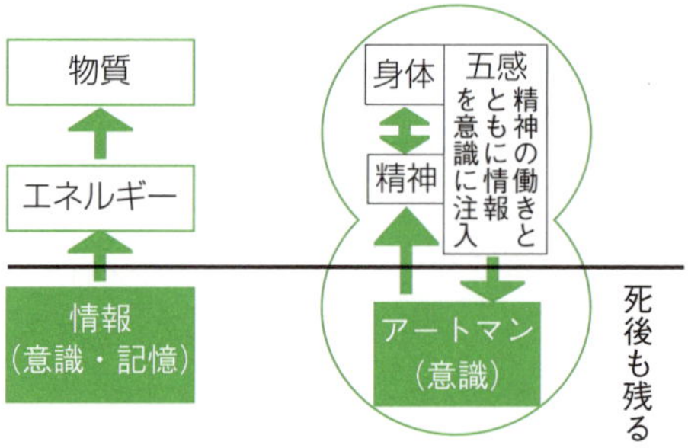

図4　伝統医学から考察する生命モデル

ができます。ですから，私という意識は，脳がなくなっても存在しているものとみなせるのです。

3 | ヨーガとは

　一方，ヨーガの定義については，紀元1〜2世紀のヨーガ創始者パタンジャリは，『ヨーガ・スートラ』（紀元前2〜3世紀）の中で，「ヨーガとは，心を止滅させることである」と述べています[163]。つまり，心を停止させ，1つのことに集中させるということですが，ヨーガというサンスクリット語の原義は，ユジュナ（つなぐ），ユクティ（手段・方法）という意味を持っていますので，自分の心を止めて，宇宙につなぐという意味と考えることができます。宇宙と自分とを1つにつなぐ，宇宙と自分が一体になる（宇宙即我）ことで，「自然と完全に調和する」のがヨーガであるということです。また，そのための手段・方法（ユクティ）もヨーガということになります[117]。

　しかし，ヨーガでは，肉体だけでなく，主に心や意識のレベルにアプローチします。ヨーガを実践することは，単にポーズをとるだけではありません。ヨーガの大きな分類として，ハタヨーガ（肉体のヨーガ）以外に，バクティヨーガ（献身のヨーガ），カルマヨーガ（行為のヨーガ），ラージャヨーガ（瞑想のヨーガ），ジュニャーナヨーガ（思索のヨーガ）

という分類もあるように，人々に結果や自分の利益を考えることなく無心に献身することさえも，実はヨーガなのです[138, 165]。宇宙と一体となったヨーガの境地を体感するには瞑想のヨーガ（ラージャヨーガ：ヨーガの王様）が，最も重要とされています。しかし，一般の人達は，いきなり瞑想をすることは困難ですし，種々の瞑想中のトラブルも起こりますので，肉体のヨーガ（ハタヨーガ：ハは太陽，タは月，月と太陽をつなぐヨーガ）が，最初に実習するには適しています。21世紀になって世界的ブームとなってきたパワー・ヨーガとかホット・ヨーガなどは，ハタヨーガに含まれる方法ですが，入門編としては一つの方法でしょう。ただ，肉体に負担をかけすぎる場合もあります。

　しかしヨーガとは，ダイエットや病気の治療のための方法というより，最終的には，宇宙と一体になる，あるいは「宇宙と一体であることに気づく」ための手段であり，病気の治癒や体型の調整は，その結果にすぎないということは認識されないといけません。

　以上のようにアーユルヴェーダとかヨーガの定義からすると，エステやスポーツジムで行われている若返りや癒し，ダイエット効果を狙った方法というより，内なる智慧としての生命の科学アーユルヴェーダを学ぶ（識る）ための方法が，ヨーガであると言うことができます。

4　ヨーガの生命観

　ヨーガの代表的な生命観は，『ターイッティリーヤ・ウパニシャッド』の人体五層論です（図5）[118]。人体が5つの鞘（食物鞘，生気鞘，意思鞘，理知鞘，歓喜鞘）からなり，内側から具象化されていくという考えで，鞘の中心にアートマン（個我）が存在し，それが宇宙の意識（大我）と繋がっていると考えます。ヨーガは，この大我と個我をつなぐ方法なのです。そのために，自身を意識化し，常に自身を観察することを行います。このような五層からなる人体も，ヨーガ行者が，自身の内省の結果到達した生命観なのです。最終的に，ヨーガにより自己を意識化し，気づきを高めることで，自身のアートマンとしての存在に気づき，自然

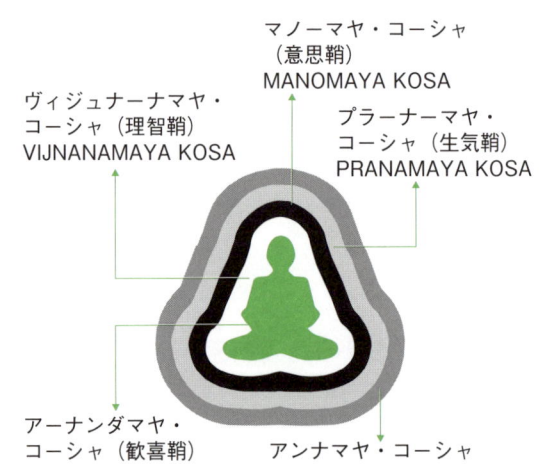

マノーマヤ・コーシャ
（意思鞘）
MANOMAYA KOSA

ヴィジュナーナマヤ・
コーシャ（理智鞘）
VIJNANAMAYA KOSA

プラーナーマヤ・
コーシャ（生気鞘）
PRANAMAYA KOSA

アーナンダマヤ・
コーシャ（歓喜鞘）
ANANDAMAYA KOSA

アンナマヤ・コーシャ
（食物鞘）ANNAMAYA KOSA

タイッティリーヤ・ウパニシャド（Taittiriya Upanishad）
では，五蔵からなる人間存在を系統的に解説している。

図5　人体五層論[118]
（ターイッティリーヤ・ウパニシャッド；Taittiriya upanishad）

と完全に調和することで，アートマン（個我）がブラフマン（大我，ブラフマ神）と実は最初から一つであったことに気づく，それがヨーガの到達点です。

5 アーユルヴェーダとヨーガの生命観の統一

　以上のアーユルヴェーダとヨーガの生命観は，共通点が多く，ディーパック・チョプラらは，ヨーガの5つの鞘が「場」の構造を持っていると言っています[17, 19, 120]。つまり図5のように食物鞘は物質場（matter field）を，その奥にある生気鞘はエネルギー場（energy field），意思鞘と理知鞘とは変換の場（transformation field）を，歓喜鞘は情報の場（information field）を構成しており，これら5つが，純粋潜在力の場（pure potentiality）であるアートマンを包んでいるというのです。また，宇宙

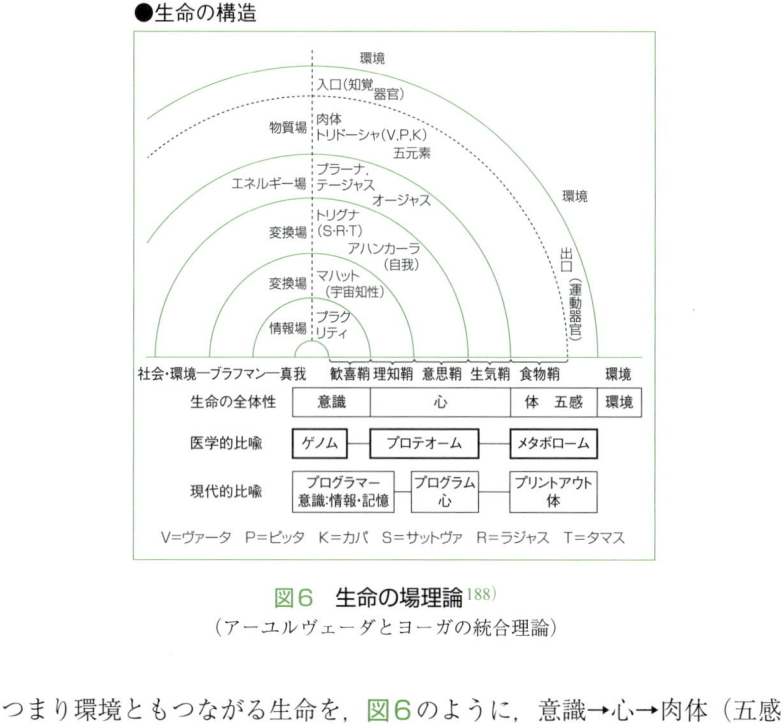

図6　生命の場理論[188]

（アーユルヴェーダとヨーガの統合理論）

つまり環境ともつながる生命を，図6のように，意識→心→肉体（五感も含む）→環境全てからなるものと捉えることを提唱しています。

　さらにディーパック・チョプラ氏は，最新のコンピュータ用語を使って，このような心身相関を説明しています。つまり，肉体である食物鞘はプリントアウトに相当し，生気鞘，意思鞘と理知鞘からなる心のレベルがプログラムであり，変換の場となります。プログラマーとは，情報・記憶・知性（情報の場）を包含する歓喜鞘と理知鞘，さらにはその最奥の真我（アートマン）をも含めたものです[188]。心を生起させる意識のレベルは，情報の場と純粋潜在力アートマンから構成されています。さらに，そのアートマンとは，宇宙の意識であるcosmic spirit，ブラフマン（ブラフマ神）と同一のものであると考えています。そのように生命の最奥には，宇宙の知性が在るのです。それが，私達の実在だと考えられるのです[17, 19, 188]。

6　ヴェーダ科学の水平的な心身相関：環境も含めた生命の全体性

　さらに，記憶情報つまり意識のレベルは，時間と空間，自他，物我を超えたトランスパーソナルな場であるとディーパック・チョプラらは考えています[17, 19, 188]。そのような意識のレベルでは，生命はお互いにつながり，1つの存在です。もともと生命と環境とは，1つなのです。ですから，この場では，意識の相互作用が起こります。それが心霊治療や遠隔治療，あるいは患者同士における癒し合いなどにおいて働く心身の仕組みでしょう。「ありがとう」という言葉や想念を送った場合と，「この馬鹿野郎」という想念の場合とで，氷の結晶が異なるということが言われています。これは，科学的に厳密な方法で検証しなくてはいけませんが，アーユルヴェーダの生命観では起こりうることです。

　このように，環境とは，生命の全体性の中に含まれるのです。実際現代科学の進歩により，周囲の空気と私達の肉体とは，どんどん分析していくと，結局は同じ素粒子からなっていることがわかってきました。外界と私達の体とは，このように切り離せないものなのです。ですから，環境における異常は生命における異常であり，テロなどの社会問題や自然災害でさえ意識の変化で起こると，アーユルヴェーダ的には考えられます。

7　アーユルヴェーダのトリドーシャ理論

　アーユルヴェーダでは，3つの要素のバランスが，心身の健康を維持していると考えます[110, 127]。これらの要素はトリドーシャ（3つのドーシャ）と呼ばれていますが，目に見えるものではないので，肉体を支える生体エネルギーと呼んだ方が適当でしょう。これら3つとは，ヴァータ（風のエネルギー；vAta），ピッタ（火のエネルギー；pitta），カパ（水のエネルギー；kapha）ですが，各伝統医学や現代医学的概念ともうまく符号させながら[204]，その作用を説明することができます。

実は，これら3つの要素は，宇宙の五元素である空，風，火，水，地が，生体内で，それぞれ2つずつペアを作ることで作られる要素です。ヴァータ＝空＋風，ピッタ＝火＋水，カパ＝水＋地という具合に組み合わせられています[110, 127, 217]。

　ヴァータ（ワータとも呼ぶ）は，体内でも風がする働きをしています。つまり，風が吹くと物が動くように，体内で種々のものを動かすエネルギーとなっています。細胞レベルで言えば，細胞膜内外，核内外での電解質や糖の動きは，ヴァータが司っていると推定できます。ですから，ヴァータが増えすぎると，移動や循環を担う風が乱れて，細胞内外での種々の物質の動きが順調でなくなります。現代医学的に言っても細胞の内外のNa，K，糖などの動きや体液循環が異常になると，種々の疾病が起きますが，それがヴァータの異常に相当すると思われます。

　一方，ピッタは火のエネルギーですが，細胞質の酵素の働きを司る変換エネルギーとして，産熱や酵素反応を支えています。実際，TCA回路の酵素は，ピッタの働きで作用をしていると推定できます。その結果ATP（アデノシン三燐酸）が産生され，体温が維持されます。このように，細胞質内での酵素反応がピッタにより支えられる結果，細胞の代謝

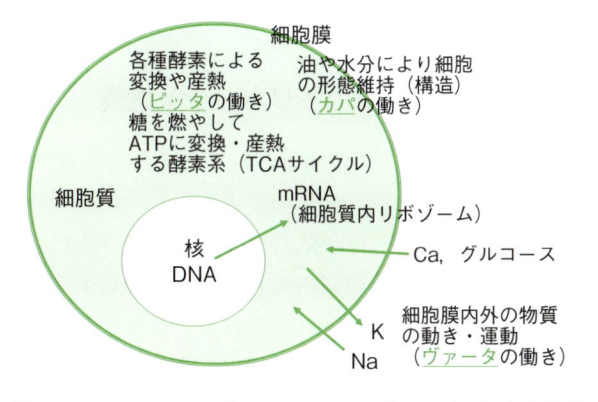

図7　トリドーシャの作用とアーユルヴェーダの細胞生化学

が進むのです。

　カパ（カファとも呼ぶ）は，水や油のエネルギーとして，体や細胞内の水分や油分の働きを担っています。細胞に水分や油分がないと，細胞膜や細胞質の形が維持できないように，カパは，構造を維持する働きをする水のエネルギーと推定できます。また，物質を蓄積する働きも担っています（図7）。

　このようにトリドーシャは肉体の変化の基礎となりますので，全身にも分布しています。皮膚を見てください。1か月以内で皮膚の細胞は変わっています。基底部の細胞はみずみずしくカパが優勢ですが，基底細胞は約1か月後には，乾燥してケラチンという蛋白質からなる細胞に変化します。これはヴァータが優勢な細胞となったのです。ピッタが順調

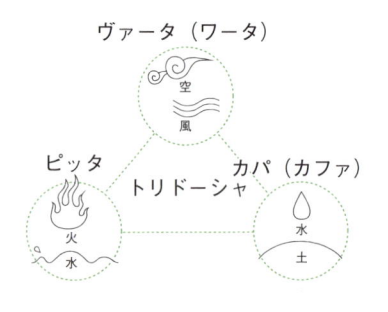

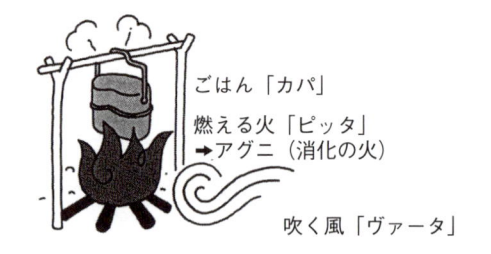

図8　ドーシャのバランスと消化の関係[188]

な時，皮膚の細胞はつやつやです。このように1つの細胞や組織の生死のサイクルの中においてもドーシャの変化が起きているのです。

　このように，体内で起こる種々の生化学的，生理学的諸変化を起こす生命エネルギーがドーシャだと言えるのです。

　以上の3つのヴァータ，ピッタ，カパの働きは，自然現象にも喩える<ruby>ことができます。たとえば，これら3つのエネルギーの働きは，飯盒炊飯をしている情景に喩えられます（図8）。つまり，風，火，水（釜の米）のバランスがとれていると，おいしいご飯が炊けて，栄養になり健康で元気になります（オージャス＝活力素が増える）。一方，3つのエネルギーがバランスを崩すと，おいしくない，食べても胃腸で消化されない食物ができます。アーユルヴェーダでは，この消化できないものを，未消化物アーマと呼び，病的な老廃物として，老化や未病の原因になるとみなしています[178]。この場合，ドーシャがバランスを崩すとは，ドーシャという言葉の真義が「濁ったもの，増えやすいもの」という意味もあるためか，増えすぎてバランスを崩す場合がほとんどです。現代医学的にエントロピーが増大していくのと類似して，ドーシャも生命活動で増えていく性向があるのです[210]。

8　ヨーガのトリグナ： アーユルヴェーダとヨーガの心身相関

　ドーシャとはエネルギーと考えられていますが，純粋に心の性質ではありません。心と体を仲介しているエネルギーの一種です。ですから心もドーシャを介して体に作用します。つまりドーシャを変化させる基礎には，心の性質があります[188]。このようにして，思いや感情がドーシャのバランスを左右すると考えるのです。これら心の3つの性質は，トリグナ（三徳性）と呼ばれる，サットヴァ（純粋性），ラジャス（動性），タマス（暗性・惰性）です（図9）。ちなみにサットヴァ以外をメンタル・ドーシャと呼びます。これら3つの性質が，トリドーシャのバランスに影響を与える法則は「同じものが同じものを増やし，異なるものが異な

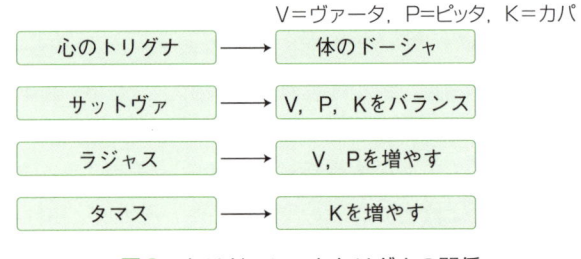

V=ヴァータ，P=ピッタ，K=カパ

心のトリグナ	→	体のドーシャ
サットヴァ	→	V, P, Kをバランス
ラジャス	→	V, Pを増やす
タマス	→	Kを増やす

図9　トリドーシャとトリグナの関係
（アーユルヴェーダとヨーガの心身相関）

表1　身体と精神のドーシャ，アーマ

ドーシャ	アグニ	アーマ（未消化物）
身体のドーシャ bodily dosha （ヴァータ，ピッタ，カパ）	アグニ agni	ボディリ・アーマ bodily Ama
精神のドーシャ mental dosha （ラジャス，タマス）	メンタル・アグニ mental agni （サーダカ・ピッタ）	メンタル・アーマ mental Ama

るものを減らす」に従っています。つまり，ラジャスが増えれば，ヴァータとピッタが増大する，タマスが増えればカパが増大するという具合です。ラジャスが増大した心の異常とは躁病のような状態です。逆にタマスが増大した心の異常は，鬱病といえるでしょう。一方，サットヴァが増大すると，トリドーシャをバランスさせる方向に働くのです[188]。

　また，トリドーシャのバランスが崩れると肉体のアーマ（ボディリ・アーマ）が生成されるように，ラジャスかタマスが増大すると，心のアーマ（メンタル・アーマ）が増大することになります。このような心身相関については，現代医学の心療内科でいう心身相関に類似しています。

9　アーユルヴェーダの疾病観と病気の原因

　アーユルヴェーダでは，肉体的な疾病の原因は，まずは風，火，水の

3つのエネルギー，つまりトリドーシャのバランスが崩れることだと言われています。しかし，そのまた原因があるとアーユルヴェーダでは教えています。それは，①五感と対象の接触の誤り（過小，過剰，過誤），②季節に合わない生活をすることなどの生活習慣です。さらに，そのようなドーシャのバランスを崩す生活習慣をする，そのまた原因があるとアーユルヴェーダでは教えているのです[185, 206]。それが，知性の過誤（意識のレベル：情報の誤り）だと言うのです。そのように，情報レベルつまり意識のレベルの異常（知性の過誤）→エネルギーレベルの異常→物質（肉体や行動）の異常という生命観にそった病因論を，アーユルヴェーダは持っています。情報とは，記憶されることで蓄積されますが，「三つ子の魂百まで」というように，幼少時期に記憶されるほど，強く刷り込まれるものです。そのような記憶情報に従って，心や肉体あるいは行動レベルの疾病が作られると，アーユルヴェーダの生命観からは考えることができます[199]。

10 ヨーガの疾病観と病気の原因

　ヨーガでも似たような疾病観を持っています。肉体的異常は，食物鞘の異常ですので，その内側の生気鞘や意思鞘の異常が原因で疾病が起こると教えています。そのため，意思鞘の異常つまり精神的ストレスを取り除くことがヨーガを使ったセラピー（ヨーガ・セラピー＝ヨーガ療法）の主目的になっています。ただし，最近のヨーガ・セラピーの考えでは，意思鞘にストレスを溜めるかどうかは，その人の歓喜鞘にある心素（記憶の袋）の記憶情報に従って形作られるものだと考えるようになりました[118]。たとえば，心素に，幼少時期の魂に焼きつくような体験の記憶，ひどい場合は，PTSD（post-traumatic stress disorder）と呼ばれる状態をきたすトラウマが記憶されていると，普通の車が通っただけで，車の事故がトラウマになっている人では，精神的に不安が増大し，肉体的にも交感神経が緊張してドキドキするなどの異常が起きるのです。このようにヨーガ・セラピーでも，意識のレベルあるいは記憶情報

のレベルに，根本的な病気の原因があると考えているのです。ちなみに
PTSDもヨーガで改善できることが報告されています[388]。

11 アーユルヴェーダにおける五感の重要性

　アーユルヴェーダでは，五感と対象の接触のしかた（五感の使い方）
が健康を左右するとして重視しています。ですから生活の中で，見る，
聞く，嗅ぐ，触る，味わうことを，もっと対等に扱い，それぞれを大切
にして，自分の環境を健康的にトータルにコーディネートすることを
アーユルヴェーダでは説いています。

　『チャラカ・サンヒター』には，「五感とその対象との接触の誤り（過
剰，過小，過誤）が病気を引き起こす」といいます[127, 222]。いままで述
べてきたドーシャやメンタル・ドーシャの乱れの原因となるものの1つ
が五感の使い方の誤りなのです。五感とは詳しくは，知覚器官と行動器

表2　五感と対象の接触の誤りの例

接触の組み合わせ	誤りの具体例
耳：音との接触	過剰：騒音性難聴，騒音公害 過小：独房に閉じこめられた状態 異常：不快な音や悲しい知らせ
皮膚：触との接触	過剰：熱い風呂，冷水，火傷，過剰なマッサージ 過小：deprivation dwarfism（隔絶性発育障害） 異常：振動病，毒ガスに触れる
目：色・形との接触	過剰：太陽や紫外線をみる，テレビの観すぎ 過小：廃用性弱視 異常：恐ろしいものや，ホラー映画を観る
舌：味との接触	過剰：食べ過ぎ，飲み過ぎ 過小：断食 異常：食べ合わせの間違い，不規則な食事，消化されない 　　　うちに次の食事を摂る
鼻：臭との接触	過剰：麻薬やシンナーの吸入，精油の過剰吸入 過小：無臭症 異常：腐敗臭，悪臭，有毒ガスの吸入

3　アーユルヴェーダとヨーガの基礎概念　27

官の双方を意味しています。総称して感覚器官（インドゥリヤ）とも呼ばれています。この感覚器官と対象との接触の誤りが，ドーシャやメンタル・ドーシャの乱れの原因になるというのです。

12 五感を楽しませる方法

　感覚器官がその対象を取り込むかどうかは自分自身が決定するものです。ですから，感覚器官を制御して，対象との接触を調整すれば，病気の原因を取り除くことができます。それらの五感の制御とは，堅苦しいものではなく，五感を楽しませることなのです。特に，体質や体調によって室内の色や音楽，香り，さらには調度品の形までを，それらがドーシャに対してどのように影響するかを認識して，五感を楽しませることがアーユルヴェーダの治療の一つになっています。

色の使い方（視覚）

　現代医学的研究によっても色が生理作用を持つことがわかってきました。赤い色は興奮させて血圧を上げますが，青い色は鎮静的に作用して血圧を下げます。これは，赤がピッタを上げ，青がピッタを鎮める作用を持つからかもしれません。また，最近カラーセラピーでは，経穴（ツボ）の皮膚に色紙を張り付けたり，色のスポットライトを当てて治療する方法（カラーパンクチャー）が行われています。これは皮膚に色の波長を与えることで，全身的な変化が起こることを利用した治療法です。そのように色が全身的な変化をきたすことが最近言われるようになってきましたが，インドでは，そのことは既に知られていたのです。このような色の心理的・生理的作用は，ドーシャやトリグナへの作用として言い換えることができます[188]。色のドーシャや心への作用（トリグナへの作用）が理解できれば，体質や体調を考慮しながら室内や環境の色をコーディネートできるでしょう。ただし，その場合，どの五感刺激にも当てはまることですが「同質の原理」が働きます。つまり，最初から相

反する色をすぐ使うのではなく，同質の色を使った後に，相反する色を使うと調整がよりスムーズになるでしょう。

② 音の使い方（聴覚）

アーユルヴェーダでは，音楽に限らず，波動を重視しています。そして波動の中でも，音は最も原初的なものと考えられ，マントラ（真言）として，宗教的儀式や瞑想，種々の治療にも利用されています。実際，アーユルヴェーダの古典である『リグ・ヴェーダ』や『アタルヴァ・ヴェーダ』という文献には，そのような呪文や真言を使った治療が多く記載されています[127]。日本でも古くから「言霊」という概念があり，欧米でも，祈祷や祝詞などの音の波動が大きな力を持つことが認識されていました[24, 153]。

特にインドには，心身のバランスをとるように工夫された伝統音楽，ガンダールヴァ・ヴェーダがあります。ガンダールヴァ・ヴェーダばかりでなくラーガと呼ばれるインド音楽では，1日の時間帯や季節によって奏でる波動＝音色が異なっています。音楽療法が最近は普及してきましたが，インドでは，生体の日内リズムを考慮した音楽が古くからあったのです。最近の研究によりますと，癌細胞を培養してハードロックとサーマ・ヴェーダを聞かせますと，サーマ・ヴェーダを聞かせた場合，癌細胞の増殖が抑制されたと言うのです[120]。

ところで，実は最も大切で私達が最も普段頻用している音は，言葉なのです。特に子供に対する言葉は大きな影響力を持っています。常に良い肯定的な音の波動を，言葉としてあるいは音楽として子供に与えることをアーユルヴェーダは指示しています。

③ 香りの使い方（嗅覚）：アーユルヴェーダのアロマセラピー

嗅覚はアーユルヴェーダでは，地と水の元素の取り入れ口ですが，現代医学では嗅覚が情動の座である大脳辺縁系と直結した感覚として特に

重要な作用を人体に与えると考えています。最近のアロマセラピーの発展により香りの効果も明らかになってきました。たとえば，鬱病患者の難治例にシトラス系の香りを嗅がせると3か月間で全員が改善したことが報告されています。これは，シトラス系の香り（酸味）が心を刺激し，かつカパを減少させたため，鬱病（タマス，カパ増悪の症状）が改善したものと解釈できます。またユーカリ油はカパを鎮めることで，鼻炎（カパ増悪症状）などに効果を持つと思われます。さらに香りは，意識のレベルに効率よくアプローチできる特異な方法なのです。つまり香りで変性意識体験を起こすことができるのです。香りを使ったアーユルヴェーダのトリートメントをアーユルヴェーディック・アロマセラピーと呼んで普及している人もいます [137, 140, 150, 190, 197]。また最近は，香りで認知機能を向上させることが知られてきました。午前中カパの時間帯は，ローズマリーとレモンを，午後から夜は，ヴァータやピッタを鎮静化するべくラベンダーとオレンジの香りを嗅ぐとよいというのです。これは，ドーシャの日内変動（45頁図16）に沿った用い方になります。

 味の使い方（味覚）

　味がドーシャのバランスに影響することについても，一定の法則があります。ヴァータ，ピッタ，カパをそれぞれ鎮静化する味として，甘・酸・塩味，甘・苦・渋味，辛・苦・渋味の6味それぞれが分類されています。食事療法がアーユルヴェーダで重視されている所以です。体質や体調に応じて6種類の味を調整することが食事では大切なのです（☞第10章参照）。

触覚の使い方：タッチ・コミュニケーション

　現代医学でも，赤ん坊を抱かないで育てると，発育が遅れてdeprivation dwarfismになると言われています。これはアーユルヴェーダ的に解釈すると，触を介する「風」の元素の摂取が少ないためと考えら

れます。早産児の研究で，1日3回15分間ずつタッチケアをした群では，触らなかった乳児と比べて1日あたりの体重の増加率が150％であったことが報告されています[71]。また，兎に同じ高コレステロール血症になる食事を与えても，よく触ってケアした兎では，70％も動脈硬化が少ないという研究も報告されています[17]。スキンシップは，風元素の重要な摂取法です。最近のような高齢化時代には，高齢者のケアにおいても「触る」ということは，老齢化の主因となるヴァータを鎮める最適な治療となるはずです。具体的にはオイルマッサージなどでオイルを塗ることが老人や小児には勧められます。21世紀にはいって世界的に流行しているベビーマッサージは，アーユルヴェーダの方法なのです。

　また，オイルマッサージなどにより，愛情ホルモンと言われ，人間関係を肯定的にするオキシトシンの分泌が増加することが言われています[389]。我々は，ヘッドタッチケアを同じ会社の社員同士で1か月間実践してもらいました。その結果，お互いの信頼感が有意に高まりました。これはオキシトシンの分泌が増加したためとも推定され，今後のさらなる研究が楽しみです。なお，親子のスキンシップは非常に大切ですが，その時にアイコンタクトも同時に行うとお互いの信頼感が高めることが，動物飼育の立場からも言われています。なぜならペットと飼い主の間でも，アイコンタクトがオキシトシンの分泌に影響することが言われているからです[336]。

3　アーユルヴェーダとヨーガの基礎概念　31

4章

アーユルヴェーダのトリドーシャ理論

 アーユルヴェーダの体質論[62]

① トリドーシャが7つの体質を生む

アーユルヴェーダでは，あらゆる状況において個人差を重視していま
す。それが体質論です。体質は，プラクリティ（本性, 自然）と呼ばれ，
ヴァータ，ピッタ，カパの3つのドーシャのうち，どのドーシャがバラ
ンスを崩しやすいかを意味しています。優勢なドーシャが，バランスを
崩しやすいドーシャとなります。通常，バランスを崩しやすい3つのドー
シャの組み合せにより，7つあるいは10種類の体質に大別されます[62,
110, 127]。単一のドーシャが優勢であることはまれで，ほとんどの人では
2つのドーシャが優勢になっています。しかし，もっと厳密に言えば，
それぞれ個々人でのドーシャのバランスは違うので，人間の数だけ体質
があるとも言えます。

② 体質の特徴

アーユルヴェーダの体質論の特徴は，病気へのかかりやすさ，つまり
ドーシャのアンバランスの起こる傾向ばかりではなく，心身の個性をも
意味していることです（図10，表3）。このようなアーユルヴェーダの
体質論は，現代医学のSNPs（single nucleotide polymorphism）の概念と
酷似しています。SNPsにより，肥満のタイプを分類する「マトリック
スダイエット」という概念が提唱され，肥満を3つのタイプに分類でき

a.

風体質（ヴァータ）

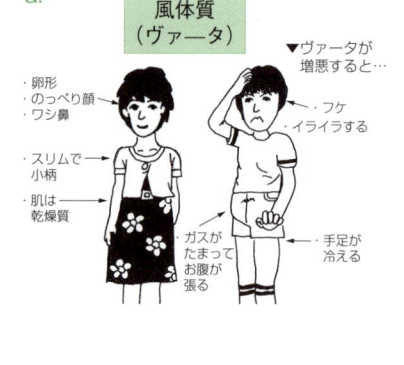

・卵形
・のっぺり顔
・ワシ鼻

・スリムで小柄

・肌は乾燥質

・ガスがたまってお腹が張る

▼ヴァータが増悪すると…

・フケ
・イライラする

・手足が冷える

ヴァータ体質の心身の特徴

	心の特徴	からだの特徴
その人らしい状態（長所）	快活，機敏さ順応性がよい，早い理解豊かな想像力	機敏で敏捷な状態すばやく軽快傷口の治りが速い
その人らしくない状態（短所）	気分が変動，不安緊張，衝動的抑鬱（空虚感）	便秘，寒がり腹部膨満，痛み不眠，皮膚の乾燥

精神的にストレスを受けやすい
冷え症，腹満，便秘症
高血圧になりやすい
創造的，身軽，すばやい

b.

火体質（ピッタ）

・情熱的な性格

・均整のとれたプロポーション

・赤い発疹が出やすい

鼻血に注意

▼ピッタが増悪すると…

・枝毛

・消化不良

ピッタ体質の心身の特徴

	心の特徴	からだの特徴
その人らしい状態（長所）	情熱的，知的リーダーにむく勇敢，チャレンジ精神旺盛	快食，快便体が柔らかい皮膚の輝き
その人らしくない状態（短所）	怒りっぽい，批判的憎しみ，破壊的完璧主義，見栄っぱり	皮膚発疹，にきび胸やけ，灼熱感目の充血，下痢

怒りっぽい，皮膚などの炎症を起こしやすい
胃・十二指腸潰瘍になりやすい
知性が鋭い

c.

水体質（カパ）

・髪はしっとり

・グラマータイプ

・筋肉や臓器が発達しやすい

▼カパが増悪すると…

・怠情・鈍感になりがち

・アレルギー鼻炎

・ちょっと食べても太る肥満・糖尿病になりやすい

カパ体質の心身の特徴

	心の特徴	からだの特徴
その人らしい状態（長所）	慈愛，献身的心が落ちついている辛抱強く着実	体力・持久力がある，体格がよいよく眠れる
その人らしくない状態（短所）	こだわる，保守的鈍感，おおざっぱ抑鬱（制止）	だるさ，眠気口内が甘い，たんが多い鼻水・鼻づまり

おっとりしている
肥満しやすい
糖尿病，気管支炎になりやすい
慈愛深い，頑強

インド伝統医学における3つの体質と気性

図10　各体質の特徴

4　アーユルヴェーダのトリドーシャ理論　33

表3 各体質の特徴

体質	アンバランスしやすいドーシャ	精神的傾向	行動傾向	アンバランスになりやすい季節や年齢
ヴァータ体質	ヴァータ	不安，緊張	不規則性	晩秋〜冬，老年
	下半身の異常（座骨神経痛，腰痛，冷え症，大腸疾患）神経疾患（頭痛，脳卒中，パーキンソン病）循環器疾患（狭心症，高血圧，心筋梗塞）			
ピッタ体質	ピッタ	怒り，攻撃性	競争（A型行動）	夏〜秋，壮年
	胃十二指腸疾患，肝・胆・膵疾患，アルコール依存症，心疾患（心筋疾患），皮膚病			
カパ体質	カパ	執着，内向	運動不足	冬〜春，若年
	気管支疾患，喘息，鼻炎，糖尿病，関節炎，腫瘤性疾患（癌も含む）			

ると言われています[162]。つまり，大まかではありますが，バナナ型肥満（β_2 AR SNP），洋ナシ型肥満（UCP1 SNP），リンゴ型肥満（β_3 AR SNP）と分類する説があります[162]。実は，ヴァータ，ピッタ，カパ体質それぞれに異なるゲノムがあることも，Ayurgenomics として報告されています（B.K. Therma, 2015）。また，犬の性格などは，最近SNPで推定され，盲導犬になれるおとなしい犬を事前に選別していますが，ドーパミン受容体（DRD2－41C）のSNPやセロトニントランスポーター受容体（ST）のSNP（l型かs型か）により，性格までも影響を受けることが明らかになっています。s型がカパ体質と考えられ人間にも当てはまると推定されていますので，遺伝的な違いが，肉体的特性と性格特性にまで影響するのです。これは，アーユルヴェーダの体質論を支持するものです。また，アーユルヴェーダの体質論は，中国の中医体質[152]や韓医学の四象医学[158]の体質論，ユーナニ医学の体質論から，クレッチマーの気質などとも似ています。同じ人類をカテゴリー化したものが各種伝統医学の体質論ですから，類似するのは自然なことだと思われます。

　ここでは3種類の各ドーシャに対応した典型的体質について説明します（図10を参照）。

ヴァータ体質の心身の特徴[120, 188] （図10a）

軽くて冷たく動性のヴァータ（風）の性質がこの体質の心身の特徴です。生まれつきヴァータが優勢であるため，ヴァータのバランスを崩しやすい人という意味です。

ヴァータの性質が軽くて冷たいことから，肉体的には，体格は華奢で，身長は低いか，細くてノッポです。皮膚は冷たく乾燥ぎみで，髪も乾燥しています。歯ならびは悪く大小不ぞろい。筋肉質でないので血管や靭帯が浮き出て見えます。ヴァータのバランスがとれている時は，ヴァータの持つ良い面が出て，機敏で体が軽く，頑張りもききますが，ヴァータが増大しやすいため，寒がりで手足が冷たくなったり，ガスが溜まりやすくなります。病気としては不眠，緊張性頭痛，腰痛，便秘，座骨神経痛，循環器疾患や脳・血管疾患（狭心症や心筋梗塞，脳卒中），神経系疾患になりやすい人です。

心理的には，ヴァータのバランスがとれている時には行動がすばやく敏感で，快活で想像力がたくましい人です。新しいものや変化を好み，順応性が高く，理解力や記憶力もよいのですが，ヴァータが増大すると，衝動的になったり集中力が減弱したり，すぐに緊張してしまったりします。また記憶力がよくても忘れっぽく，恐がりで何ごとにも心配症になります。また，空虚感を伴った抑うつ症状が出ることもあります。

行動の面の特徴としては早口です。睡眠時間も少なくてすみます。また物ごとを率先して行うことが多いのですが，長続きしません。悪くいえば信念が変わりやすい人です。住所や仕事を変えることが多い人です。お金も，儲けるのが早くても，使うのも早い人です。中国医学では，「寒証」「気鬱質」や「気虚質」「陽虚質」に相当でしょう[152, 359]。

ピッタ体質の心身の特徴[120, 188] （図10b）

ピッタ体質の人は生まれつきピッタが優勢で，その心身の特徴は，熱性と鋭さ，強烈さです。体格は，中肉中背でスタイルがよく，皮膚は温かくて軟らかく，色黒です。髪も細くて柔らかで，関節も手指が反り返るくらい柔軟です。元来，熱が体内に多いため，寒さには強いのですが

暑さには弱い人です。ですから汗っかきです。便通はよく，めったに便秘することはありません。目付きは知性を象徴して鋭く，闘志や敵対心に溢れています。ピッタがバランスしていると，食欲が旺盛です。体が柔軟で皮膚に艶があります。しかしピッタが増大すると，肉体的には，肝臓や胆嚢，胃腸の病気になったり，皮膚が弱くて赤い湿疹や蕁麻疹などができたりします。また口臭や体臭，若禿，白髪が目立つようになります。病気では肝疾患や胃・十二指腸潰瘍，心疾患，アルコール依存症，皮膚病などになりやすくなります。

　心理的には勇敢で機転がきき，集中力や知性に富んでいます。行動や話に無駄がなくリーダーに最適な人物です。知性の働きは，火の作用によるものですので，ピッタの人は頭がよいのです。しかし，ピッタが増大しやすいため，短気で怒りっぽくなります。何かと批判的になり喧嘩っ早くなったり，あるいは完璧主義に走って敵をつくってしまいます。また見た目を誇示する傾向があり，高級品を好みます。中国医学では，「熱証」「湿熱質」「血瘀質」に相当でしょう [152, 359]。

カパ体質の心身の特徴 [120, 188]　（図10c）

　カパ体質の人は生まれつきカパが優勢であるため，その心身の特徴は，安定と重さ，粘着性です。カパは体格や構造を作るドーシャですので，非常に体格がよく体力もあって，肉体労働や運動によく耐えます。髪も黒くて艶があり，白髪が少ない。皮膚は色白で冷たく湿っていますが滑らかです。そのため皮膚の血管は埋もれてはっきり見えません。しかし，カパが増大しやすいため，すぐ肥満してしまいます。アレルギー性鼻炎，気管支炎や喘息を含めた気管支疾患全般にかかりやすく，湿気に弱いため関節の異常も起こしやすくなります。

　心理的にはカパの安定の質を持っていますので，穏やかで寛大，情に脆く波風が立たないことを好みます。しかし思考が鈍くなったり抑うつ状態になりがちです。また物ごとに執着しがちでいつまでも根に持ったり，異性に執着して，愛欲に溺れてしまうこともあります。

　行動面の特徴としては，動作や話し方は遅く落ち着いています。また

物覚えはよくはありませんが，いったん覚えたことは忘れません。辛抱強く着実にこなしていき，物ごとをやりとおすタイプの人です。また献身的です。何ごとも蓄積する性格なので，お金などを貯めるのが上手です。ほうっておくといつまでも寝てしまい，怠惰になって運動不足から肥満になりがちです。中医学では「湿証」「痰湿質」に相当するでしょう [152, 359]。

❸ 複合体質について [83, 120, 188]

　一般的には，2種類のドーシャが複合した複合体質の人がほとんどです。このような体質とは，2つのドーシャともに増大しやすいということです。個性においても，2つのドーシャの持つ長所と短所を兼ね備えています。

　たとえば，ヴァータ・ピッタ体質の人は，冷え性ですが，熱いのにもあまり耐えられません。食欲は旺盛で，大食をする傾向にありますが，すぐに胃腸が悪くなります。想像力と実践力に富んでいますが，ストレスに対して交互に不安と怒りがやってきます。ヴァータとピッタの両方が持つ「軽さ」や「動き」という質が強調されますので何ごとにおいても変化が激しい人です。

　ピッタ・カパ体質の人は，カパの安定さとピッタの持つそつのなさにより，どのような方面でも成功しやすい人です。肉体的にもカパの持つ頑強さとピッタの持つ代謝の活発さにより，寒さにも暑さにも耐えられます。また精神的にもカパの持つ注意深さとピッタの怒りっぽさが中和されて，丁度よいバランスを保っています。しかし自信過剰と自己満足に陥ることが多いため，心を打ち明けて信頼できる仲間が多くなりません。またピッタとカパに共通する油性や湿性が強く現れ，肥満による脂肪肝や関節の炎症を起こしやすくなります。

　ヴァータ・カパ体質では，背が高いか逆に低身長の場合もあります。この体質では冷性が強いため，体も心も冷たさに弱い人です。カパの頑強さや慈愛深さによって救われてはいますが，便秘や気管支炎，鼻炎な

4　アーユルヴェーダのトリドーシャ理論　**37**

どにかかりやすくなります。カパとヴァータの質は，相反していますので，性格的にも分裂した状態になりやすい人です。いきなり結論を出すこともある人です。

　3つのドーシャがお互いに同じ割合になっているヴァータ・ピッタ・カパ体質の人は稀な人ですが，それぞれのドーシャの持つ良さを表現できる人です。ある時はヴァータの持つ軽やかさと発想の豊かさを示し，ある時には，ピッタの持つ柔軟性と知性の鋭さを発揮し，ある時には，カパの持つ持久力の強さと慈愛深さを表す人です。しかし，他面では，どのドーシャも乱れやすい人と言われています。

　各種体質の特質については，ドーシャの持つ性質を知っておくと，十分推測できるでしょう。なぜなら，以下の各ドーシャの代表的な性質を，各体質が持つということです。

　　ヴァータ：軽，動，速，冷性（light, moving, fast, cold）

　　ピッタ：熱，鋭，軽，微油性（hot, sharp, light, oily）

　　カパ：重，油，遅，冷性（heavy, oily, stable, cold）

❹　プラクリティとヴィクリティ

　アーユルヴェーダの体質プラクリティ（本性）とは，ドーシャ・バランスの崩れやすさのことで，その人の基本的なドーシャ・バランスです[185, 188]。一方，ヴィクリティとは，そのドーシャ・バランスからのずれ，あるいは過剰になった部分に相当します。ヴィクリティは，時間や季節，生活のしかたによって，出たり出なかったりして常に変動します。ヴィクリティを増やさないようにする生活が，健康的なライフスタイルなのです。

　図11のAさんは，プラクリティがピッタ・カパで，ヴィクリティもピッタですが，Bさんはプラクリティが同じピッタ・カパでも，ヴィクリティはヴァータです。Bさんのヴァータ・ヴィクリティは治療が簡単ですが，Aさんのピッタ・ヴィクリティは，体質的にピッタが増悪しやすいので，再発を繰り返すことになります。

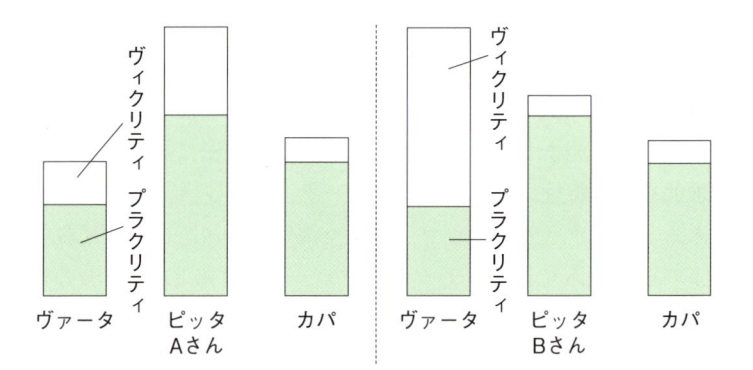

図11　プラクリティとヴィクリティ

⑤　2種類のプラクリティ（体質）

　ところで，体質（プラクリティ）には，正確には2種類があります。生後からの後天的な要因によって変化しうるボディ・プラクリティ（body prakriti：deha prakriti デハ・プラクリティ）と，受精時から決められたバース・プラクリティ（birth prakriti：janma prakriti ジャンマ・プラクリティ）です[36]。受精時から決められた長所とアンバランスしやすいドーシャ（短所）のことがバース・プラクリティですが，これは，後天的な要因によっては変化しうるのです。たとえば，受精時からヴァータ体質の人でも，いつもいつも甘い食物を食べるなど，カパが増大することを繰り返していますと，あたかもカパ体質のように，カパの乱れをきたしやすくなってしまうのです。ちなみに，ゲノムもメチル化などにより表現型が異なってくるなど「エピゲノム」がゲノム生物学でも知られていますが。このボディ・プラクリティやヴィクリティは「エピゲノム」に含まれる概念でしょう。最も古い古代インドの叡智に，最新の概念があることはしばしば経験することです。

⑥ 心質について

　アーユルヴェーダでは，体質論が性格や心理的な面までも含むものとして紹介されていますが，もっと心理的な面を厳密に捉えますと，純粋に心理的な面の特性に関しては，ヴァータ，ピッタ，カパでなく，心の質であるトリグナ（サットヴァ，ラジャス，タマス）によって説明する方がよい場合があります。アーユルヴェーダでは体と心を1つのものとみなしていながらも，心と体に関する厳密な解析を加えているのです。そして，どちらかというと体の質を決めるのがトリドーシャ，心の質を決めるのがトリグナのバランスというように解釈するとよいでしょう[12]。体質が生まれつき変わらないと言われているのと異なり，心質は，その人の努力次第で変わるものです。特にサットヴァ（純粋性）を高めるように導くことが，アーユルヴェーダ的治療の方向なのです。

⑦ アーユルヴェーダの体質論の妥当性に関する研究

　アーユルヴェーダの体質判定問診票（☞234 〜 235頁，資料1）を，古典なども参考にしながら作り，男子学生194名を対象にして，45問の体質判定問診票により典型的な3体質の人を選びました。問診票の結果の分かる前に，彼らの血清生化学的検査値，心電図などを測定し，後に問診の結果と血液生化学的検査などの相関関係を調査したところ，一般的に人間ドックで行う検診項目の中で，遊離脂肪酸値（FFA）だけが3群間で有意差が認められました。また，体重に関する質問は，45問中それぞれの体質判定用に1問ずつしかなかったのにかかわらず，体重にも3群間で有意差が認められました。これらの問診表の結果とSNPsが関連することも我々は得ています（107 〜 110頁に記述）。カパ体質が一番BMIが高く，ヴァータ体質が低い。これらの結果はいずれも，アーユルヴェーダの概念を支持するものです[194]。

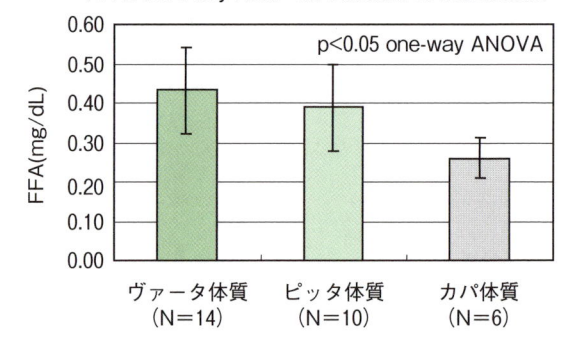

図12　体質（プラクリティ）とFFA（血清遊離脂肪酸）
成人男性（22±2歳）194名に，45問からなるアーユルヴェーダの体質判定問診票に記載してもらい，3タイプの典型例を選んだ。FFAは脂肪の燃えやすさの指標と言える。

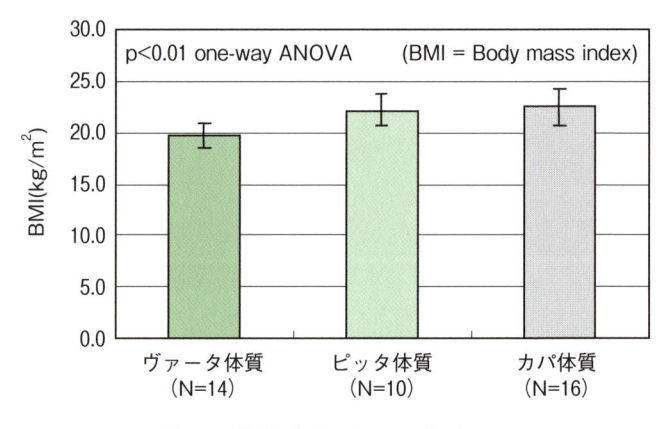

図13　体質（プラクリティ）とBMI

❽　アーユルヴェーダの体質論と現代医学の類似性（仮説）

　アーユルヴェーダの体質の基本的な概念は，どのドーシャが乱れやすいかということですので，どのような疾病になりやすいかが生下時に決まるということをアーユルヴェーダで教えているということです。これ

4　アーユルヴェーダのトリドーシャ理論　**41**

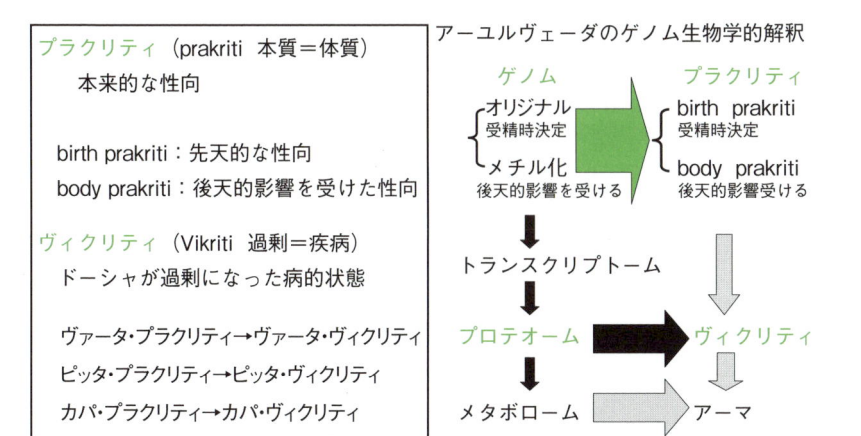

図14 アーユルヴェーダと現代医学的概念の対応

は，現代医学の遺伝学と類似しています。また，ドーシャの体質が，性格にまで影響するということも，SNPにより性格が異なるという現代医学的研究と相応します。また，最近ゲノム生物学においても，遺伝形質やSNPsがDNAのメチル化により後天的に表現型が変化する「エピゲノム」も知られてきました。そのような概念とアーユルヴェーダの概念は，まさに図14のように酷似してくると推定されます。仮説ではありますが，ヴィクリティはプロテオームに，アーマはメタボロームに反映されると考えられます。

2 | トリドーシャのバランスと体質以外の要因

アーユルヴェーダでは，古代インドの6派哲学の1つであるサーンキャ（sAmkhya）哲学の宇宙観に従って基礎概念を構築していますが，それによると，宇宙は「未顕現（アヴヤクタ）」から生じたとあります[83, 127]。アヴヤクタから一定のプロセスを経て五元素（空, 風, 火, 水, 地）が生まれ，五元素の2つずつが優勢になり，前述のドーシャ（原義は，不純とか濁りの意）と呼ばれる人体内の3つの要素になって，それ

表4　ドーシャの性質と機能[98]

体のドーシャ		構成五大元素	性　　質	作　　用
ヴァータ	風のエネルギー 運動エネルギー	風, 空	軽, 動, 速, 冷, 乾燥性	異化作用 運動, 運搬, 伝達
ピッタ	火のエネルギー 変換エネルギー	火, 水	熱, 鋭, 軽, 液, 微油性	代謝, 消化作用
カパ	水のエネルギー 結合エネルギー	水, 地	重, 油, 遅, 冷, 安定性	構造の維持 体力・免疫力, 同化作用

ぞれのドーシャが，表4のような作用を発揮して，1個の細胞のレベル
から生命を支えているのです。
　これらトリドーシャのバランスに影響する要因は5つに大別されま
す。①体質，②時間（日時・季節・年齢），③生活様式や五感からの刺激，
④場所の環境条件の影響，⑤天体の影響です[185]。このうち最も大きな
要因は，アーユルヴェーダで言う体質です。この体質には3つの体内エ
ネルギーの増悪しやすさにより，3種類の基本的な体質があることは前
述しました。

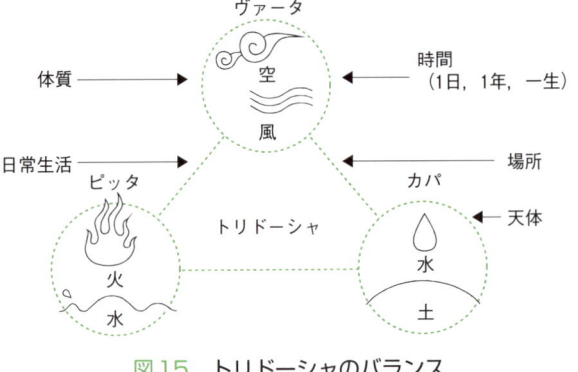

図15　トリドーシャのバランス

4　アーユルヴェーダのトリドーシャ理論　43

表5　ドーシャのバランスに影響する要因[98, 188]

1	体質	生来的なアンバランスになりやすさ
2	時間	1日，1年，一生
3	日常生活	食事，行動，心，五感刺激
4	場所	環境条件
5	天体	太陽や月の位置

時間：1日，季節，人生

　次にドーシャ・バランスに影響する要因は，時間です。つまり，1日のどの時間か，季節はいつか，年齢はいくつかということによって，ドーシャのバランスが異なってくるのです。つまり，ヴァータが増えやすい時間，カパが増えやすい時間，ピッタが増えやすい時間というように異なっているのです。これには，簡単な規則があり，次頁のような単純な図（図16）で示すことができます。

　つまり，朝方6時あるいは日の出から10時までは，カパの増えやすい時間帯，10時から14時まではピッタが，14時から18時あるいは日没まではヴァータが増えやすい時間帯です。さらに同じサイクルで夜半からのドーシャのバランスも決まってきます。18時から22時までは再びカパの時間帯，22時から深夜2時まではピッタの時間帯，2時から早朝の6時あるいは日の出まではヴァータの時間帯という具合です。このようなドーシャの日内リズムが，日内での各種の疾病の発症しやすさと関連していることを，表10（☞54頁）に示しました。

　さらに1年の間でも同じような経過をとります。国によって異なりますが，春はカパが増悪する時期，夏は熱いのでピッタが増悪します。晩秋から冬にかけては風の強い季節ですのでヴァータが増悪するというように，ほぼ1日の時間帯と同じ順序のサイクルで変化します。しかし詳しく言えば，冬の間に徐々にカパが蓄積し，だいたい晩冬から春，初夏までがカパが溶けて増悪してきます。夏は熱くて火が多い時期なのでピッタが増大しますが，ピッタが悪化するのは秋になってからです。また，雨期にはヴァータをはじめ他のドーシャも増大すると言われていま

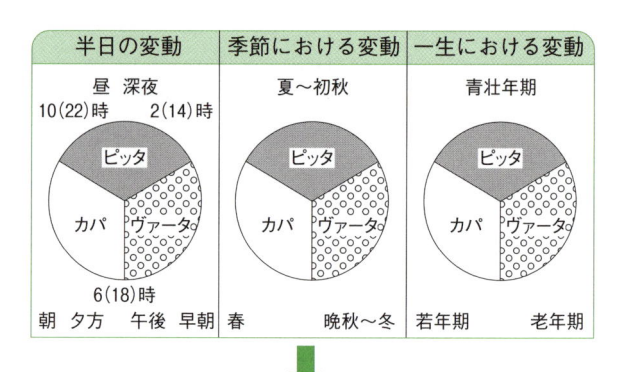

アーユルヴェーダの時間生物学・時間治療学
（朝と夕，季節，年齢により症状や治療法が異なる）

図16　ドーシャのバランスに影響する時間[185]

す[90]。

　ドーシャの変遷は人生においても起こります。これを纏（まと）めますと，若年期（0歳から16歳あるいは30歳頃まで）は同化が旺盛なのでカパが優勢です。青壮年期（16歳から30歳あるいは60歳頃まで）はピッタが増えてきます。老年期（60歳以後）はヴァータが増大しますので，異化が優勢になってきます。ドーシャのバランスは，単純化すれば図16のように変遷していると推定できます[182, 188]。以上のような種々のドーシャの変動要因の中で，うまくドーシャのバランスを維持していくことが健康の要訣なのです。

日常生活：食事，行動，心，五感刺激

　アーユルヴェーダの特徴は，日常生活の一挙手一投足すべてが，ドーシャのバランスに影響すると考えていることです。これがアーユルヴェーダが，生き方の知恵と呼ばれる所以でしょう。この場合「似たものが似たものを増やし，異なるものが異なるものを減らす」という法則に従っています（表6）。

　つまり，どのようなものを食べ，どのような食べ方をするか，どのよ

4　アーユルヴェーダのトリドーシャ理論　45

表6　万物の持つ性質（属性）とドーシャの変化[90]

属　　性	V	P	K	相反する属性	V	P	K
重い　　　　　guru, heavy	↓	↓	↑	軽い　　　　　laghu, light	↑	↑	↓
遅い，緩慢な　mAnda, slow	↓	↓	↑	速い，鋭い　　tIkshna, sharp	↑	↑	↓
冷たい，寒い　hIma, sIta, cool	↑	↓	↑	熱い，温かい　ushna, hot	↓	↑	↓
湿った，油性の　snigdha, oily	↓	↑	↑	乾燥，油のない　ruksha, dry	↑	↓	↓
滑らかな　slAkhshna, smooth	↓	↓	↑	荒い　　　　　khAra, rough	↑	↓	↓
固体の　sandra, viscid, dense	↓	↓	↑	液体の　　　　drava, liquid	↓	↑	↓
軟らか　　　　　mridu, soft	↓	↑	↑	硬い　　　　　kathina, hard	↑	↓	↓
静かな，安定な　sthira, steady	↓	↓	↑	動，移動する　chala, mobile	↑	↑	↓
微細な　　　　　sUkshma, subtle	↑	↑	↓	粗い　　　　　sthula, gross	↑	↑	↑
濁った，粘稠な picchila, congregate	↓	↓	↑	純，清澄　vishada, separate	↓	↓	↑

　ヴァータ：動，軽，冷性のものすべてが増大させる
　ピッタ　：鋭，熱性のものすべてが増大させる
　カパ　　：粘，重，惰性のものすべてが増大させる

うなものをどのように見るか，嗅ぐか，聞くか，触るかなど五感に影響するもの全て，どのように行動するか，どのように心で思うか……など，あらゆる事柄の持つ性質が，同じ性質のドーシャを増やし，反する性質のドーシャを減らすのです。このようにして，生活のすべてが健康と病気を左右することになるのです。

▌場所：環境条件▌

　住む場所の環境条件もドーシャに影響します。前述しましたように，「似たものが似たものを増やし，異なるものが異なるものを減らす」という法則に従ってドーシャが変遷します。つまりピッタと同じ性質がある熱帯地方は，ピッタが増えやすくなります。一方，乾燥して寒い場所では，ヴァータが増大してきます。温帯では，四季に応じたドーシャの変化が起きるでしょう。

▌天体：太陽，月，他の惑星▌

　アーユルヴェーダには，「大宇宙がそうであるように，小宇宙（人体）

もそうである」という諺があります[17]。これは，大宇宙と小宇宙とが相似形であるということです。このように部分と全体とは同じ形をしている自己相似性（現代数学のフラクタル理論）を示します。以上のような部分と全体が同じものだとするアーユルヴェーダの考え方によって人体内の中枢神経の内部の構造を星座や天体と対応させるヴェーダ学者もいます[33]。

フラクタルである大宇宙の天体は，人間と影響しあい，人体におけるドーシャのバランスを決める要因となるのです。

 ドーシャのバランスと消化の火の関係

前述のようにご飯を炊いている状況を例にとりますと，風で煽られる火はピッタに相当するのですが，米を調理する力そのものですので，消化の火（アグニ）と呼ばれています。つまり，ちょうどよい風（ヴァータ）が吹き，ちょうどよい火（ピッタ）がおきて，ちょうどよい米と水がかかっていると，ちょうどよいアグニ（消化の火）の状態になるのです。図17のようにアグニがちょうどよいと，おいしくて栄養になるご飯が炊けるということになります。この時の生産される元気の素がオージャス（活力素）です（図17）。

しかし，もしここで風が強過ぎますと（ヴァータが増大），アグニが不安定になります。一部強すぎ，一部が弱いというまばらな消化の火（vishAm agni；ヴィシャーマグニ）になるのです。そして火が強過ぎる部分は焦げてしまい，火が弱い部分は半煮えとなってしまいます。全体的に火が強過ぎますと（ピッタが増大），鋭過ぎる消化の火（tikshnagni；ティークシュナアグニ）となり，米は全部焦げてしまいます。一方，米が多過ぎると（カパが増大），消化が遅くなり，遅いアグニ（mandagni；マンダアグニ）になります。そして消化が完全に起こらず，未消化物ができます。以上のようにドーシャのバランスによって消化の力（アグニ）の状態が異なってくるのです[90]（表7）。

表7　ドーシャのバランスとアグニ（消化と代謝の火）の関係

ヴァータの増悪	vishAmagni	ヴィシャーマグニ	不規則なアグニ	アーマの生成
ピッタの増悪	tikshnagni	ティークシュナアグニ	鋭いアグニ	
カパの増悪	mandagni	マンダアグニ	遅いアグニ	
バランスした状態	samagni	サマアグニ	バランスのとれたアグニ	オージャスの生成

❷ 食物とアグニの働き（消化と代謝の火），組織要素ダートゥ，オージャス，マラ

　アグニとは，「消化の火」という以外に「代謝の火」と呼ぶことも適当です。そして代謝や消化という体内における変換を担っているのです。アーユルヴェーダでは，13種類のアグニがあるといわれています[90, 188]。胃にあって食物を消化するジャータラーアグニ。肝臓にも5種類のアグニがあります。ブータアグニといわれ，五元素にそれぞれ対応して存在しており，肝臓に吸収された食物を代謝・分解しています（図

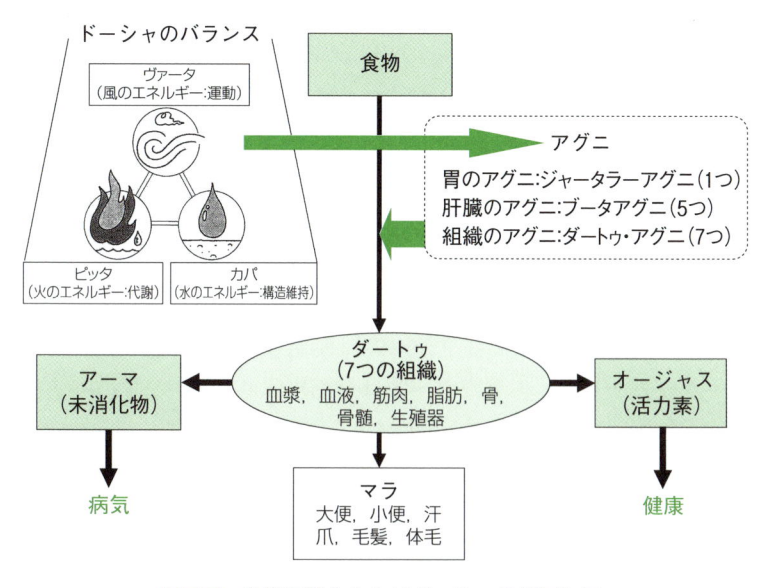

図17　食物の消化とトリドーシャのバランス

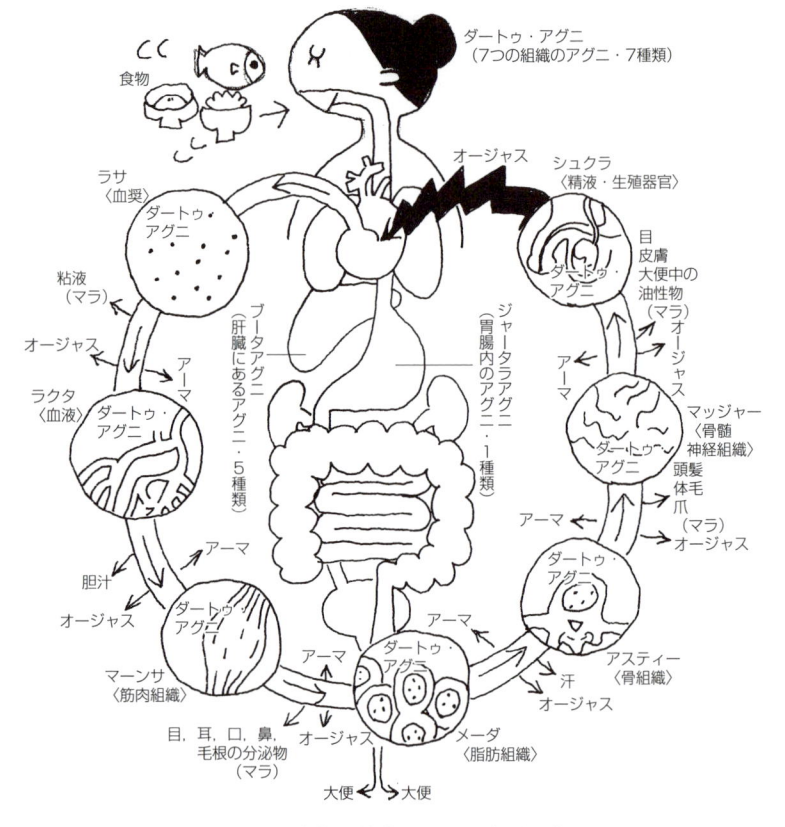

図18 食物の体内における変遷[185]
栄養食物が体の組織に変わる様子を示している

17, 18)。

　さらには，体内にある7つの組織（ダートゥ）は，食物から順次生成
されるのですが，それぞれのダートゥ・アグニがあり，ダートゥから次
のダートゥへの変化を担っていると考えます。これらの13種類のアグ
ニが順調でない時には，未消化物であるアーマが全身にできてくるので
す。また，食物が以上のような7つの組織に変遷する過程で，オージャ
スが産生されます。ですから種々のアグニが順調でなくなると，オー

4　アーユルヴェーダのトリドーシャ理論　**49**

表8 7つのダートゥ（組織）とウパダートゥ [83, 90]

起源（ダートゥ）	生成されるマラ	ウパダートゥ
1. anna（食物）	大便（purisha, vishtha）尿（mUtra）	
2. rasa ラサ	粘液	乳汁，経血
3. rakta ラクタ	胆汁	腱，血管
4. mAmsa マーンサ	khamalas（目, 耳, 口, 鼻, 毛根の分泌物）	皮膚・筋肉の脂肪
5. meda メーダ	sveda（スウェーダ：汗）	靭帯・関節
6. asthl アスティー	頭髪，体毛，爪	
7. majjA マッジャー	目，皮膚，大便中の油性物質	
8. shukra シュクラ	マラはできないが二次性徴が起こる	

ジャス（活力素）の産生も落ちることになります（図18）。

　食物から体内の7つの組織（血漿：ラサ，血液：ラクタ，筋肉：マーンサ，脂肪：メーダ，骨：アスティー，神経：マッジャー，生殖器：シュクラ）が生成される過程で，各ダートゥ・アグニが作用してマラと呼ばれる老廃物（副産物）もできてきます（図18）[83, 90]。アーマが不完全燃焼物と考えれば，マラとは完全燃焼された燃え滓（老廃物）に相当します。

　また，食物からダートゥが生成されますと，そのダートゥは，ウパダートゥという組織を養うことになります。たとえば，乳汁や月経血はラサにより栄養されます。皮膚や筋肉の脂肪は，マーンサにより栄養されるウパダートゥになるのです（表8）。

❸ ドーシャの座と病気

　体内の3つのドーシャには人体内での主なる存在場所があります。つまり，カパは胸腔や鼻腔（漢方の上焦に似た領域），ピッタは胃・十二指腸，小腸（中焦），ヴァータは骨盤臓器，腎臓（下焦）などです。または，ヴァータ・ドーシャは，下腹部が主座で，ピッタは臍からみぞ落ちまで，カパは胸腔から鼻までの領域が主座となっています。これを覚

えておけば，各ドーシャがアンバランスになって出現する病的な症状が理解できます[83]。

④ 各ドーシャの五区分：サブドーシャ

　さらにドーシャはもっと細かく分類されています。ヴァータは，下腹部以外にも，全身の循環系や神経系にも主に存在し，ピッタは胃・十二指腸や肝臓，脾臓，心臓などにも，カパは関節や鼻，気管支系などにも多く存在しています[178]。つまり，それぞれのドーシャに5つの区分があり，これをサブドーシャ（英語とサンスクリット語の合成語）と呼んでいます。これら3×5＝15のサブドーシャが，それぞれの主に存在する場所（主座）において，それぞれの役割を果たしながらバランスを保つことで健康が維持され，アンバランス（増大〜増悪）によって病気が出現すると考えられています。それぞれのドーシャの五区分の場所と機能とアンバランスになった時の症状を表示します（表9）。

　これらのサブドーシャの分類は現実によくあっています。たとえば，目は，ピッタの一つであるアーローチャカ・ピッタの存在場所です。よく瞳に炎を書き入れた絵を見かけますが，まさに目は火のエネルギー，ピッタが多い場所なのです。

⑤ 病気発症の日内変動とドーシャ理論

　病気の発症がドーシャのバランスにより影響を受けるという理論は，実際の病気が発症する1日の変動とうまく相応しています（☞54頁，表10）。たとえば，異型狭心症はヴァータ性疾患ですが，ヴァータの時間帯に最も出現率が高いものです。喘息や気管支炎はカパ異常ですが，朝方のカパの時間帯にピークになっています。アトピー性皮膚炎のかゆさはカパ異常ですが，朝と夕のカパの時間帯にピークになっています。ドーシャ理論と合わない場合もありますが，現代の時間薬理学や時間生物学[147]と酷似しています。

4　アーユルヴェーダのトリドーシャ理論　51

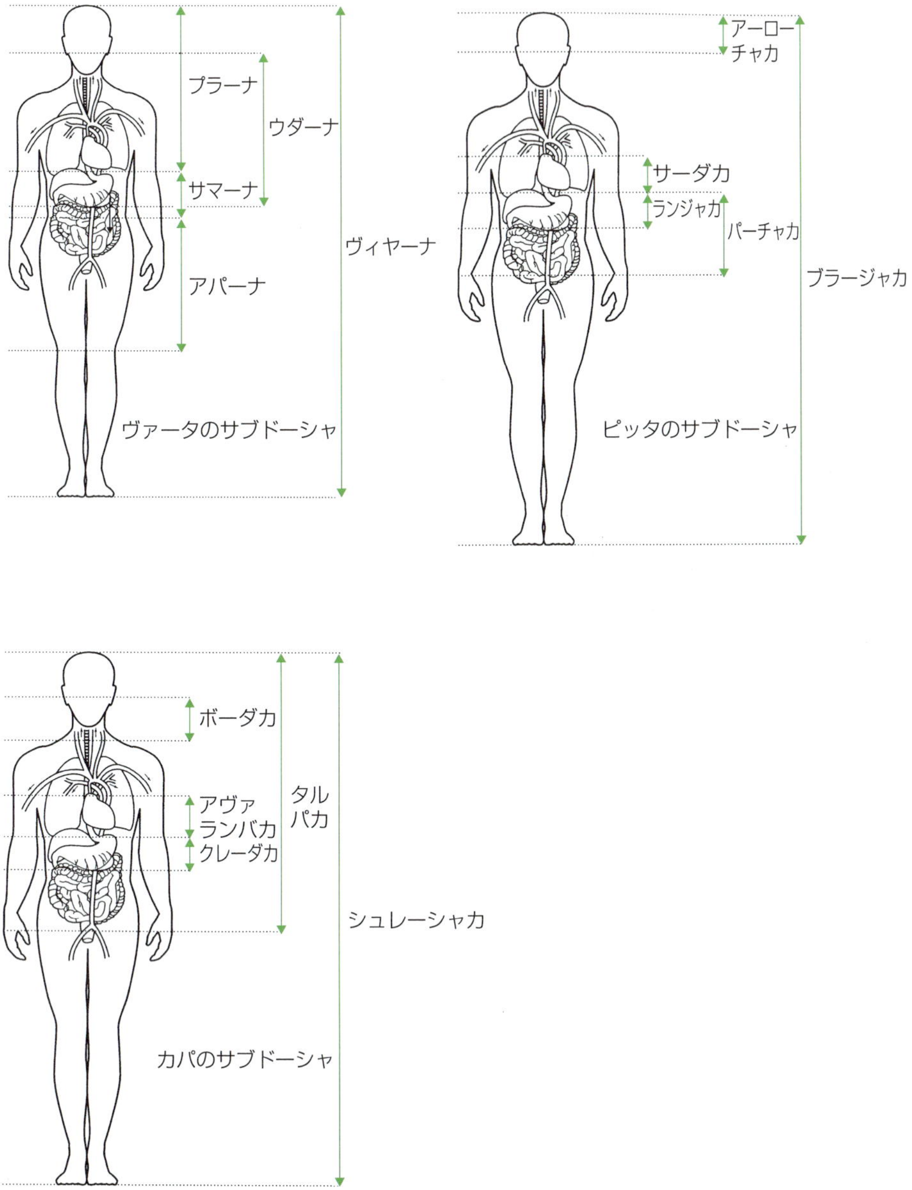

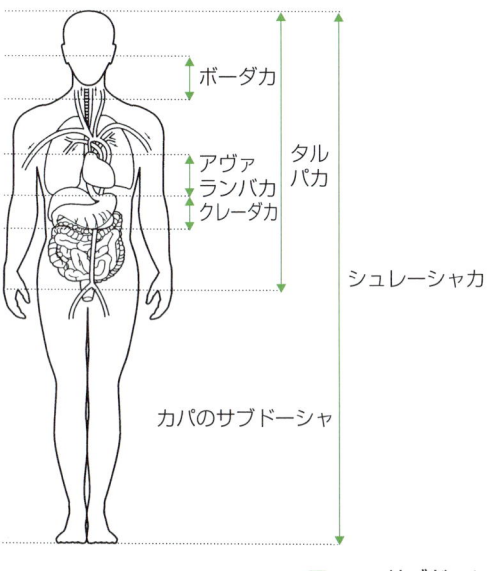

図19　サブドーシャの場所[36]

表9 サブドーシャの動き[178]

ヴァータ（ヴァーユ）のサブドーシャ

名　称	存在場所	機能	悪化した場合の症状
プラーナ prAna	心臓，頭部，呼吸器系 耳，鼻，口，舌	呼吸，嚥下，心や知性の働き 神経の作用，動静脈の動き くしゃみ，げっぷ，嘔吐	呼吸器疾患 精神・神経疾患 頭部の異常
ウダーナ udAna	臍から喉まで，鼻や胸 （上昇しやすい）	発声，会話 体力の維持，記憶力 知性の強化	胸から頸部の異常 鼻，目，喉，耳の疾患
サマーナ samAna	胃，小腸，全消化管 臍周囲	アグニの維持と活性化 大腸へ食物を送る	食欲不振 消化不良，下痢
アパーナ apAna	骨盤内臓器，鼠径部 生殖器官，膀胱，大腸	下方へ向かわせる力 排泄（便，尿，月経，分娩） 他のヴァーユをコントロール	骨盤内臓器の異常 便秘，下痢
ヴィヤーナ vyAna	心臓と全身	循環機能を助け栄養や血液の 輸送。閉眼，瞬目，あくび	循環障害，発熱 下痢

ピッタのサブドーシャ

名　称	存在場所	機能	悪化した場合の症状
パーチャカ pAcaka	胃，小腸，十二指腸	糖化と栄養物の分離 他の４つのピッタを助ける	消化不良
ランジャカ ranjaka	肝臓，脾臓，胃 十二指腸	造血，消化	貧血，黄疸，痔 肝疾患，皮膚病
サーダカ sAdhaka	心臓	記憶や他の知的機能 熱意，知性，満足	情緒・精神異常 知性や記憶の障害
アーローチャカ Alocaka	眼（瞳孔）	視力の維持	視力障害
ブラージャカ bhlAjaka	皮膚	皮膚の輝きと包を維持 皮膚からの吸収を司る	白斑病，その他の皮膚病

カパのサブドーシャ

名　称	存在場所	機能	悪化した場合の症状
クレーダカ kledaka	胃	食物を湿らせて消化を補助	消化下良
アヴァランバカ avalambhaka	心臓（胸），腰部	手足躯幹の力を維持 心臓の保護	だるさ，心疾患
ボーダカ bOdhaka	舌，喉，口	舌に触れる物を湿らせる 味を感じさせる	味覚障害
タルパカ tarpaka	頭，髄液，脊髄	中枢神経系，五官や運動器官 を潤わせ滋養する	記憶力障害，水様鼻漏 感覚器官障害
シュレーシャカ shleshaka	関節	関節の滑らかさと安定性を維 持 全身の結合性を維持	ヴァータ異常 関節疾患

サブドーシャ間の相互関係
- ●ウダーナの乱れ→アパーナの乱れ（便秘すると鼻や喘息が悪化）
- ●プラーナの乱れ→ヴィヤーナの乱れ（心因による高血圧の発生の仕組み）

4　アーユルヴェーダのトリドーシャ理論

表10　ドーシャの生理的変動と疾患の発症との相関性[188]

病　名	指　標	時　刻 0　4　8　12　16　20　24	最大 — 最小	対象数(名)	アーユルヴェー ダ的疾病原因
異型狭心症	ST挙上 (頻度)	V時間	26.7	234	ヴァータ性疾患
脳梗塞	発作開始 (人数)	F M	3.0(M) 2.2(F)	345(M) 299(F)	ヴァータ性疾患
喘　息 気管支炎 肺気腫	呼吸器症 状出現 (頻度)	K時間 M F	2.7(M) 3.0(F)	121(M) 165(F)	カパ性疾患
扁桃腺炎	発熱開始 (頻度)		24.0	1196	カパ性疾患
緑内障	眼　圧 (平均眼圧)	P時間	1.4	20 (39眼)	ピッタ性疾患

V時間＝ヴァータの増大する時間帯。P時間，K時間もそれぞれP，Kの増大する時間帯。

❻　ドーシャのバランスと未病概念

　アーユルヴェーダでは，ドーシャがバランスして健康な状態（①）から病気が進展する過程を，7段階に分類しています。これは，②ドーシャの蓄積増大→③増悪→④拡散→⑤局在化→⑥発症→⑦慢性化の7つです[90]（図20）。

　現代医学的な種々の検査を受けて異常値が出ないからといって，健康的な人生を享受しているかというと，そうではありません。数多くの半健康人がいます。漢方医学では，それらの半健康を「未病」という概念で捉えていますが[168]，アーユルヴェーダでは，その半健康をさらに細かく②～⑦のように6つに分類しているわけです（図20）。「未病」とはドーシャという生体エネルギーのバランスが崩れた状態として定義できるのです。

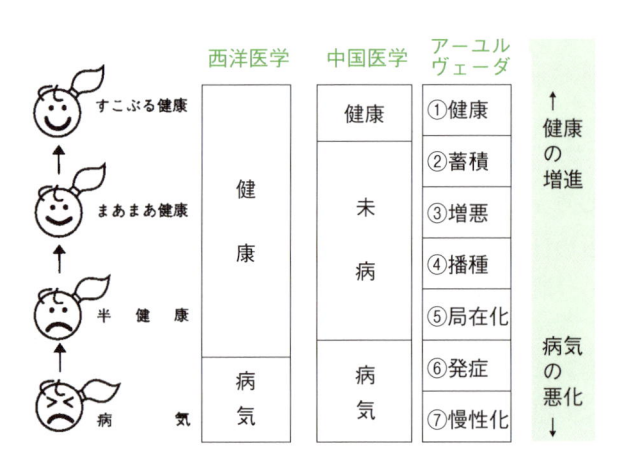

図20　健康と疾病のスペクトル（病気の6段階）

 　身体のドーシャとアーマ，精神のドーシャとアーマ

　ドーシャという場合通常，主に肉体面を意味する身体のドーシャ bodily dosha を言いますが，純粋に精神面における病素として，前述のメンタル・ドーシャ（精神のドーシャ mental dosha）と言われるラジャス（動性）とタマス（暗性・惰性）があります（☞25頁，表1）[12]。トリグナにはもう1つサットヴァ（純粋性）が含まれていますが，サットヴァは純粋性なのでドーシャ（不純なもの）には含まれないのです。これらのトリグナが，心の性質（心質）を決定していますが，そのトリグナとトリドーシャは密接に関連しています。ラジャスが増大しますと，ヴァータやピッタを増大させ（ピッタのみを増大させるという説もあり），タマスが増大するとカパを増やすことは，前述しました（☞25頁，図9）。一方，サットヴァが増えるとトリドーシャがバランスするようになります[185]。逆にトリドーシャがバランスしていないと，サットヴァも増えません（『チャラカ・サンヒター』第4巻第1章）[222]。

　また，身体のドーシャが増大すると，アグニが失調しアーマができてくるように，メンタル・ドーシャが増大すると，メンタル・アグニが失

調し，メンタル・アーマが蓄積することになるのです（25頁，表1）。

アーユルヴェーダの健康の5つの条件[178]

アーユルヴェーダには健康の定義があります（表11）。その中で最も重要なものは，ドーシャがバランスしていることです。2番目の条件は，アグニ（消化と代謝の火）が正常であることです。これは食欲が正常ということです。3番目の条件は，マラの排泄がバランスしていることです。これは，排泄が正常であることを意味しています。さらに4番目の条件は，組織（ダートゥ）の生成がバランスされているということです。腫瘍などができていないことや，肥満がないことです。

アーユルヴェーダの卓越した点は，5番目の健康の条件として，心，五感，自我が至福に満ちていることを挙げていることです。サンスクリット語で健康のことを「スッカ」（あるいはスカ＝楽）と呼んでいますが，これは幸福という意味も持つ言葉です[188]。つまりアーユルヴェーダにおける健康とは，幸福であることなのです。最近の現代医学的論文で幸福な人ほど長生きをすることが数多くの長期的研究で明らかにされていますが[390]，3500年前から古代インドの人達はそのことに気づいていたのです。ですからアーユルヴェーダとは，「健幸長寿」つまり健やかな肉体と幸せな心を目指すものなのです。

表11　アーユルヴェーダにおける健康の定義

1. ドーシャのバランスがとれている	sama-dosa
2. アグニ（消化の火）が正しい（正しい食欲）	sama-agni
3. マラ（老廃物）の生成，排泄がバランスしている	sama-mala-kriya
4. 組織（ダートゥ）の生成が正常である	sama-dhAtus
5. 意思（こころ），五感，真我が至福に満ちている	prasanna-manas
	prasanna-indriya
	prasanna-Atma

（『スシュルタ・サンヒター』15：41）

5章

アーユルヴェーダとヨーガの経絡類似理論： －スロータス，ナーディーとマルマ，チャクラ－

　アーユルヴェーダでは，中国医学の経絡理論に似た概念があります。つまり，人体には多くの通路が流れていると教えています。これらの通路はサンスクリット語でsrotas（スロータスあるいはシュロータス）と呼ばれています。sruとは流れの意味です。このスロータスは，栄養を各組織に送る働きばかりではなく，老廃物を出す経路でもあります[90, 121]（表12）。一方ヨーガでは，ナーディー（nAdI）という概念があります。ナーディーとは，人体内に約7万2000本流れていると言われ，プラーナ（prAna；気息）という目に見えない生体エネルギーが流れる通路のことです。スロータスが，具象化されて形を持つ構造としますと，ナーディーの方は，肉体の境界を超えて存在する目に見えないものです。中国医学の経絡理論は，ヨーガのナーディーに近い概念あるいは，ナーディーそのものと言ってよいでしょう。ただ，ヨーガのナーディーは体の内外にまで広がっていますが，中国医学の経絡は体内だけです。また中国医学の経絡は，12〜20本として体系化され，その経絡の要所要所が，経穴つまりツボ（WHOは361個の経穴を指定）と呼ばれ，病気の発症や治療に関係しているという経絡理論があります。

　この中国医学の経穴に似た概念が，アーユルヴェーダのマルマmarma（正式にはマルマン〈単marman〉，マルマニ〈複marmani〉）と呼ばれる急所です[8, 121, 142-144]。マルマが最初に記載されたのは，『リグ・ヴェーダ』あるいは『アタルヴァ・ヴェーダ』です。これらの敏感な急所に関する知識は最初，戦争において敵を殺し味方を守るために利用されました。その後外科医の訓練や武術（南インドのカラリパヤット）においては必須の課目となったのです。なぜなら，これらの点を傷つけると死や

5　アーユルヴェーダとヨーガの経絡類似理論：－スロータス，ナーディーとマルマ，チャクラ－　57

身体の障害を招くからです。マルマは，鍼灸における禁鍼・禁灸穴（『鍼灸甲乙経』）や，柔術における当て身の場所に似ています。またチベット医学にはマツマ（末魔）という概念がありますが，これらは，インドのマルマがチベットから中国へと伝わったものと推定できます。「断末魔の苦しみ」という言葉は，アーユルヴェーダのマルマを傷害した時の苦しみを言っていると推定されます。

マルマが主に皮膚の構造であるとしますと，ヨーガでいうチャクラとはエネルギーセンターのことですから，エネルギーのレベルの構造です。全身には7つ，あるいは8つのチャクラがあります（分類によっては6つとなります）。このチャクラの存在する表面の皮膚はマルマと一致している場合があり，マルマのいくつかはチャクラを活性化すると言われています[51, 121]。

このような体表面のマルマを適当な方法により刺激することで，体内にあるスロータスやチャクラの機能を調整できることがアーユルヴェーダの教科書に記載されています[7, 51, 197]。これらの関係は中医学における「経絡・経穴」理論に似ているのです[168]。

体内の通路：スロータスとは

スロータスとは体内にある通路のことで，種々の臓器・組織を維持・管理するネットワークのことです。ドーシャがアンバランスして病気が起こってくる過程において，通路（スロータス）の閉塞という現象が起こります。各通路は，それが運搬する物質や組織と似た色を持ち，大小さまざまで，形は管状や格子状となっていると言われています[51, 121]。

スロータスの異常と疾病

以上のスロータスが詰まらなければ，流れは正常であり，各々の臓器・組織の間の老廃物や栄養素の受け渡しが行われて，生体の正常な機能が維持されます。スロータスを正常に機能させるドーシャはヴァータ

表12 スロータスの分類，障害の要因と症状[51, 52]

スロータスの名称	コントロールする臓器	障害の原因	障害の症候
1. プラーナ・ヴァハ・スロータス（気息の運搬）	心臓と消化管	生理的欲求を抑える空腹時の運動	喘息などの呼吸障害
2. ウダカ・V.S.（水，体液の運搬）	口蓋，膵臓	アルコール多飲過度の渇き	口腔内，咽喉の乾燥
3. アンナ・V.S.（食物の運搬）	胃	不適時の食事大食	食欲不振消化不良
4. ラサ・V.S.（ラサの運搬）	心臓と血管（10本）	心配重性，冷性で固い食物の過食	消化不良味覚障害，だるさ眼気，貧血，インポテンス
5. ラクタ・V.S.（ラクタの運搬）	肝臓，脾臓	日光や熱への曝露熱性，刺激性，油性の食物の過食	皮膚病，出血，膿瘍肛門や生殖器の炎症
6. マーンサ・V.S.（筋肉組織成分の運搬）	腱，靭帯，皮膚	食直後の睡眠重い粗悪な食物の過食	肉芽腫，筋腫，甲状腺腫，癌，良性腫瘍
7. メードー・V.S.（脂肪組織成分の運搬）	腎臓，大網	運動不足，過眠脂肪や酒のとり過ぎ	糖尿病など
8. アスティー・V.S.（骨組織へ栄養を運搬）	骨盤	過度の運動ヴァータ性食物の過食	爪の割れ歯の脱落毛の異常
9. マッジャー・V.S.（骨髄の栄養分を運搬）	骨，関節	悪い食べ合わせ骨の外傷	関節痛，記憶喪失めまい，失神深部の膿瘍
10. シュクラ・V.S.（精液と卵巣および，それらへの栄養分の運搬）	精巣，卵巣	不適時の性交性交の抑制と過剰	インポテンス，不妊症流産
11. ムートラ・V.S.（尿の運搬）	腎臓，膀胱	尿意時の飲食や性交	多尿，無尿，頻尿
12. ヴァルチョー・V.S.（大便の運搬）	大腸	便意の抑制消化しきれないうちに食物を再びとる	小量あるいは多量の便，硬い便
13. スウェーダ・V.S.（汗の運搬）	脂肪組織，毛包	過度の運動，怒り悲しみ，熱への曝露	無汗，過度の発汗皮膚の荒れ，鳥肌，皮膚の灼熱感
14. アルタヴァ・V.S.経血（アルタヴァ）や他の分泌物の運搬	子宮，女性生殖器		
15. スタンニヤ・V.S.乳汁（スタンニヤ）を運搬	子宮，乳汁分泌系		
16. マノ・V.S.思考を運ぶ通路	神経系情緒，感情，こころの一部は，マッジャーを介して神経系を活性化，認知症にも関係シュクラ・V.S. にも結合肉体に結合し感覚・運動系を活性化		

5　アーユルヴェーダとヨーガの経絡類似理論：—スロータス，ナーディーとマルマ，チャクラ—

です。病気とは，これらの通路の流れが，ヴァータの異常やトリドーシャのアンバランスにより生成したアーマの蓄積の結果，異常になることで起きます。21世紀になって特に問題になってきた認知症は，アーユルヴェーダ的には，マナス（心）のスロータス（表12の16）が，アーマにより閉塞されたために，心がそのまま出てこない状態になって，思い出すことが困難となり物忘れがひどくなるのです。それがさらに精神的なストレスをきたし，症状を複雑なものにしているのです。

 マルマ：生命にとって大切な急所

　人体の生命と密接に関係した構造で，そこを障害されると重大な影響（病気，死亡，後遺症，麻痺，筋肉萎縮など）が起こり，生体の調節点にもなっている場所がマルマです。もともとマルマとは，「大切な場所」（当にツボ）という意味です。チャラカ（アーユルヴェーダの内科医）は，「マルマを刺激することで，チェターナ（chetana = vitality活力 = ojas = prAna）を調節できる。結果として病気をもたらすことも治すこともでき，マルマを障害して不整脈や痛みを惹起することもできる」と述べています[51]。一方，スシュルタ（アーユルヴェーダの外科医）は，「マルマの構成要素は，sirA（静脈），dhamani（動脈），snAyu（靱帯），mamsa（筋肉），asthI（骨），sandy（関節）である。それらマルマポイントが障害されると，トリドーシャのアンバランスが起こり，筋肉の萎縮，後遺

表13　マルマの障害により出現する症状 [121, 208]

障害により出現する症状		個数
即死	（サディアハ・プラナハラ；sadyaha pranahara）	19
じきに死亡	（カランタラ・プラナハラ；kalantara pranahara）	33
弾丸など異物が当たると死亡	（ヴィシャリアグナカラ；vishalyaghnakara）	3
痛みがひどい場所	（ルージャカラ；rUjakara）	8
障害者になる	（ヴィカラトゥヴァ・カラ；vikalatva kara）	44
	合計	107

表14　マルマの構造による分類[121, 208]

スシュルタによる分類 （スシュルタ・サンヒター）		個数	ヴァーグバタによる分類 （アシュターンガ・フリダヤ・サンヒター）		個数
筋肉	mAmsa marman	11	筋肉	mAmsa marman	11
血管	sirA marman	41	血管	sirA marman	37
靱帯	snAyu marman	27	靱帯	snAyu marman	23
関節	sandhl marman	20	関節	sandhl marman	20
骨	asthl marman	8	骨	asthl marman	8
			血管	dhamanl marman	9
	合計	107		合計	108

症，麻痺，変形などが引き起こされ，場合によっては死ぬこともある。」
と述べています[8, 208]。全身には107個のマルマ（全身を1つに数えると
108個）があり，これらは，トリドーシャ（ヴァータ，ピッタ，カパ），
トリグナ（サットヴァ，ラジャス，タマス），プラーナ，チェターナと
関係しています。107個のうち，最も大切なものが3個（トリマルマ）
あり，これは体幹部にあります。しかし，皮膚の刺激の仕方次第で，ど
こでもマルマになり得るということも言われています[121]。

　トリマルマの1つフリダヤ・マルマ（図22）は，胸部の正中つまり
両側乳頭線を結んだ正中線上で4横指の直径を持つ領域ですが，2006～
2008年の3年間で，この付近にボールなどが偶然あたり，心臓震盪にな

表15　トリマルマ（マハマルマ）とは[121]

❶vasti marmaバスティ・マルマ
　　（尿路系，水分代謝を調節）
❷hridaya marmaフリダヤ・マルマ
　　（心臓血管系，血液循環を調節）
❸sirAs marmaシラース・マルマ（スタパニ・マルマ）
　　（頭部と脳の機能を調節）
- -
3つのマルマは，全身のスロータスの流れに影響する。
3つのマルマは常にケアすれば，エネルギーのアンバランスを調整する。
3つのマルマは，滴油したり，優しくタッピングしたり，マッサージしたり，温めたり
することで種々の効果を引き出すことができる。

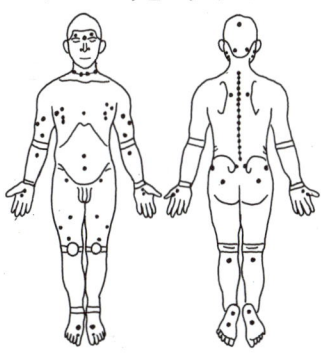

アーユルヴェーダのマルマ

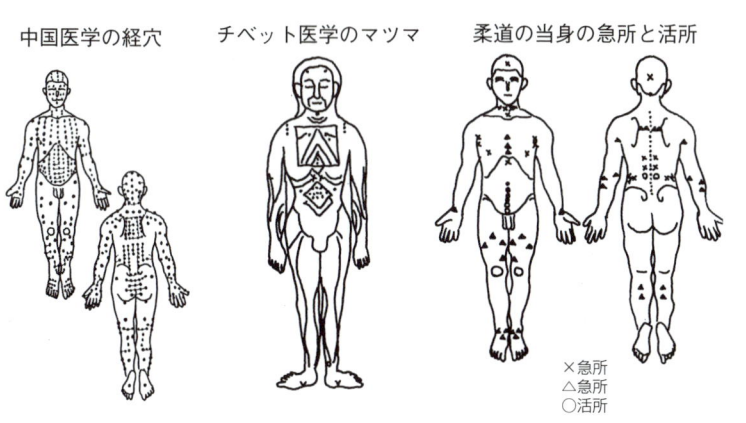

中国医学の経穴　　　チベット医学のマツマ　　柔道の当身の急所と活所

×急所
△急所
○活所

図21　マルマと他の伝統医学のツボ[161]

り心室細動をきたして即死した子供達が約18名もおります。また，平成27年には2名の乳児がマッサージなどで突然死させられた事件がありましたが，これは首の根元の致死的なニーラマルマ（図22）を過伸展したために呼吸・循環障害が起きたものと推定されます。ですから，マルマに関することは，現代社会に生きる人にとっても有用な知識なのです。

　マルマは，起源場所や構成している組織，障害された場合の症状によって分類されています。また，アングリangri（横指）と呼ばれる個

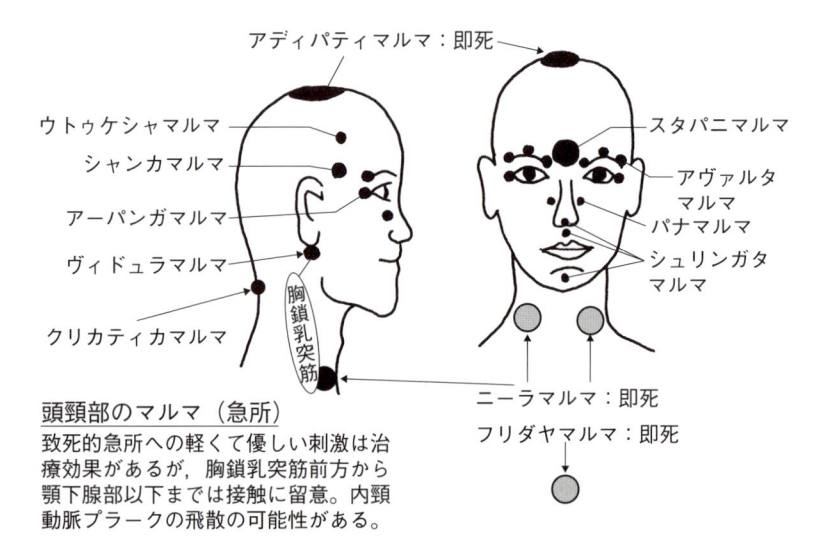

アディパティマルマ：即死
ウトゥケシャマルマ
シャンカマルマ
アーパンガマルマ
ヴィドュラマルマ
クリカティカマルマ
胸鎖乳突筋
スタパニマルマ
アヴァルタマルマ
パナマルマ
シュリンガタマルマ
ニーラマルマ：即死
フリダヤマルマ：即死

頭頸部のマルマ（急所）
致死的急所への軽くて優しい刺激は治療効果があるが，胸鎖乳突筋前方から顎下腺部以下までは接触に留意。内頸動脈プラークの飛散の可能性がある。

図22　末端部のマルマ

人で異なる単位長で位置や大きさが表現されています。

　また，マルマは，マッサージの技術が進歩するにつれ，内部臓器を刺激するための治療目的で使用されるようにもなりました。アーユルヴェーダの瀉血療法（ラクタ・モークシャナ）においてさえも，傷つけてはいけない場所ではありながら，その周囲は治療点としての価値が認識されています[51]。それらマルマを適切な方法で刺激することで，肉体から意識のレベルの変化までも誘導する療法はマルマ療法と呼ばれています（後述，表16）。

④　マルマは体表における意識のコントロールポイント

　最近のマルマに対する考え方として，マルマとは，意識と体とが活発に交流しているポイントであるという説があります[36]。体と意識を強く結び付けている結合点ということです（図23）。マルマに触れることで，意識のレベルの変化をきたすことができるというのです。つま

5　アーユルヴェーダとヨーガの経絡類似理論：—スロータス，ナーディーとマルマ，チャクラ—　63

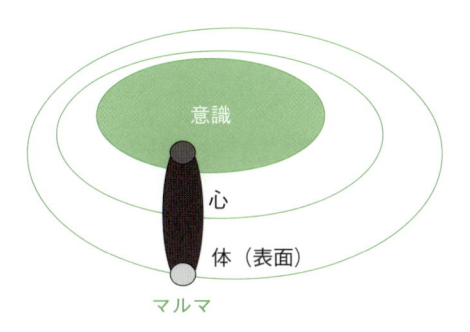

図23　マルマは意識と肉体の交流ポイント
マルマの刺激により意識の変化が起こる。

り，マルマに微弱な刺激を与えることにより，触覚を介して，意識と生理（肉体）の交流を活発にさせ，生体のバランス，特にヴァータのバランスを調整することができるというのです。これはマルマ療法あるいはヴァイタル・タッチ・セラピーと呼ばれています。

　このようなマルマ療法の代表が，油を額に垂らして意識の精妙な体験をさせるシローダーラー（シロー：頭，ダーラー：滴下）です。広く解釈するとオイルマッサージ（アビヤンガ）も全身のマルマを刺激しているとも考えられるのです。さらには，ヨーガのポーズも，ポーズをとっている最中の意識のもって行きかた次第では，マルマを刺激するマルマ療法になります。

⑤　マルマ療法の分類と作用の仕組み

　マルマを適当な方法で刺激することで，スロータスの異常の是正，アグニやチャクラを活性化するマルマ療法は，作用点により，生理機能（粗雑なレベル）へのマルマ療法と意識のレベル（精妙なレベル）へのマルマ療法の2つに分類できます[121, 178]。

表16 マルマ療法の分類

A. 祖雑なレベルのマルマ療法
生理に影響する：急所あるいは活所としてのマルマ ❶マルママッサージ（オイルを使うシローダーラーやアビヤンガも含む） ❷足圧マッサージ（パーダーガータ） ❸ヨーガアーサナ

B. 精妙なレベルのマルマ療法
意識に影響させる：意識と体の接点がマルマ ❶オイルマルマ療法 　スタパニマルマに滴油すると変性意識体験を起こす。 　仙骨部を刺激すると，アージュナー・チャクラが活性化する。 　クールチャ・マルマに精油を塗ると，鎮静効果，循環促進効果が得られる。 ❷マハマルマ療法 　3つのマルマに手をあて，マントラを唱える。レイキもその一種とみなせる。 　マルマの上下を両手ではさむ。イメージ瞑想でも刺激できる。全身のスロータ 　ス（経絡のようなエネルギーの流れ道）の流れを促す。

5　アーユルヴェーダとヨーガの経絡類似理論：―スロータス，ナーディーとマルマ，チャクラ―

6章

アーユルヴェーダの診断学

　アーユルヴェーダの診断の特徴は，病気の診断（ローガー・パリークシャー；rogA parikshA）と病人の診断（ローギー・パリークシャー；rogI parikshA）の両方を重視していることです[127]。つまり病気の状態の診断と，その人の「体質」（プラクリティ本性）という病気への性向，あるいはその人の個性までも診断することです。それとともにドーシャのアンバランス，アーマ（未消化物）の蓄積の具合，アグニ（消化と代謝の火）の現在の状態を評価しながら，個人の反応性の差や病気への性向を知り，治療に役立てるのです。また，ライフスタイルを始めとした疾病の予防策（生活処方箋）を指導する場合にも役立つような内容を診断できます[127, 178, 188]。

　『チャラカ・サンヒター』第3巻第8章によりますと，診断とは，①五感を使った直接認識，②推理，③古典の記載を参照することにより，その人のプラクリティ（prakriti；体質），ヴィクリティ（vikriti；病気の状態），サーラ（sAra；組織要素の優良さ），サンハティ（samhati；体格），プラマーナ（pramAna；体格のバランス），サットヴァ（sattva；意志力），サートミヤ（sAtmya；習慣），ヴァヤハ（vayah；年齢）などを知り，治療方針を立てることとされています[127, 203]。

1 アーユルヴェーダの診断方法

　診断のための具体的方法として，漢方における四診（望診，聞診，問診，切診）と類似して，アーユルヴェーダにも，視診，問診，脈診，触診があります。さらに臨床検査として，尿診断（オイル・ドロップ・テスト：尿にオイルを滴下して，油滴の動きを観察する方法）なども行わ

れることがあります[83]。最終的には，アーユルヴェーダは「アシュタ・パリークシャー（8つの診断法）」として診断方法を纏めています[127]。これは脈，尿，糞，舌，声，皮膚，眼，全体的な特徴の8つによって，その人の体内における，体質や現在におけるドーシャの状態，ダートゥのバランス，アグニやアーマの蓄積の状態などを診断するというものです。

　誰もが診断できるシステムの試みとして，近年，問診表が作成されています。どのドーシャが現在増大しているか（ヴィクリティ）を示唆する特徴的な自・他覚所見と，体質を示唆する自・他覚所見を纏めてみました（☞234, 235頁，資料）。またアーマ（未消化物）でも，身体のアーマと精神のアーマについて，それぞれの症状の程度を聞くものです。我々のヴィクリティに関する問診票については，クロンバックα指数もほぼ0.8で，内的妥当性が支持されました。

 2　アーユルヴェーダの脈診学

① 脈診の歴史

　8つの診断法の中で，脈診は，その不確実性からか，現在のインドのアーユルヴェーダ大学では詳しくは教えられていませんが，最近の欧米のアーユルヴェーダではよく行われています。しかし，脈診はほとんどの伝統医学で行われており，既にエジプト時代のパピルスには脈を診た記載があるといいます[4, 48]。ギリシャ医学のガレノスも脈に関して多くの記述を残しています。また中医学においても，3世紀に王叔和の『脈経』が著され脈診法が確立していました。それなのに当のインドの大学で脈診がかえりみられなくなったのはどうしてでしょう。再現性や信頼性が低いということ以外に，アーユルヴェーダの脈診法は，一種の極意ですので，医師の優位性を保つため，他には漏らさないで父から子へと代々口伝で伝えられていったようです。

　インドにおいてはnAdI（ナーディー脈）という言葉が，『チャラカ・

6　アーユルヴェーダの診断学 67

サンヒター』や『スシュルタ・サンヒター』にすでに使われていました。
12 〜 13世紀になって，nAdI vijnAnam（脈診学ナーディーヴィジュナー
ナム）という言葉が『シャールンガダーラ・サンヒター』に記載される
ようになりました。

　脈診学の由来は，エジプト医学に由来するという説，ウパニシャッド
あるいはタントラ，あるいは南インドのシッダ医学（タミール語で記
載）から伝わったなど諸説がありますが，周囲の伝統医学の影響を受け
ながら体系化され，極意として口伝で代々伝えられたものと推定されま
す[4, 78]。

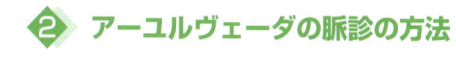

❷　アーユルヴェーダの脈診の方法

　3本の指（第2，第3，第4指）で診るのは多くの伝統医学において共
通しています。ただしアーユルヴェーダでは，男性と女性とで診る場所
が異なります。男性は右橈骨動脈部，女性の場合は左橈骨動脈部です。
興味深いことに，ユーナニ医学や中医学とは男女の場所が逆になってい
ます[34, 172, 218]。

　また我々がアーユルヴェーダ医師（ラジュー医師）から習った方法で
は，前述のように橈骨茎状突起の近位側から第2指を置き，より近位側
に向かって第3，第4指と3本をくっつけて置きます。これは，橈骨動
脈が水平に走行している場所を，皮膚上から3本の指で水平に押さえる
ようにするためです。しかし両手を比較する中医学では，橈骨茎状突起
の上から診ていきますし，チベット医学では，アーユルヴェーダと同じ
置き方ですが，3本の指，特に第3指と第4指の間は少し開けた状態で
指を置きます。ただ，アーユルヴェーダでも，医師によっては，橈骨茎
状突起の上から第2指を置く方法を指示しています。さらにアーユル
ヴェーダでは，水平に走る動脈を，3本指で水平に押さえていくのです
が，チベット医学では第4指を他より強めに押さえたりします。なぜな
ら，第4指のあたる場所の方が深いところに脈があるからだと説明され
ています。このように伝統医学によって脈の診方が若干異なっているの

です。

　ところで，アーユルヴェーダにおける左右の脈の意味は，太陽のエネルギーに富む男性においては，太陽のエネルギーの側である右手の脈に，月のエネルギーに富む女性においては，月のエネルギーの側である左手の手首の脈に，その人の状態が反映されると説明されています。中医学では普通，両手の脈を診ますが，どちらかというと男性は左側，女性は右側と考えますので逆になっています。

　ただ，インドでもいろいろな教え方があります。それらの調査と現代医学的研究の結果，我々が考えている最善の方法をここでは紹介しま

表17　脈診所見と脈診の深さ

深さ	項　目	判　　定　　女性は左手：月のエネルギー，男性は右手：太陽のエネルギーの側													
最表層	アーマ（蓄積度）	−，±，＋，＋＋，＋＋＋（不明瞭，粘性，重さ，固さなど）													
	オージャス（充実度）	−，±，＋，＋＋，＋＋＋（明瞭，元気，軽快，柔らかさ，気持ちよさ）													
表層	ドーシャ	ヴァータ（第2指）					ピッタ（第3指）					カパ（第4指）			
	強さ	−,±,＋,＋＋,＋＋＋					−,±,＋,＋＋,＋＋＋					−,±,＋,＋＋,＋＋＋			
	性質	蛇状（生理的）針金状（病的）					カエル様（生理的）キツツキ状（病的）					白鳥状（生理的）土管状（病的）			
第3層	性質 Tension Spike Covered	ヴァータ（第2指）					ピッタ（第3指）					カパ（第4指）			
		プラーナ	ウダーナ	サマーナ	アパーナ	ヴィヤーナ	パーチャカ	ランジャカ	サーダカ	アーローチャカ	ブラージャカ	クレーダカ	アヴァランバカ	ボーダカ	タルパカ	シュレーシャカ
	Soft,hard, covered														
第4層	ダートゥ（組織要素）														
最深層	プラクリティ（体質）	−,±,＋,＋＋,＋＋＋					−,±,＋,＋＋,＋＋＋					−,±,＋,＋＋,＋＋＋			

す。極意として隠すのではなく，そのように衆知して研究の対象とすることで，伝統医学への認識が少しでも深まればよいと思っています。その方法では，5つの層で脈を診ます。(表17)

┃ 最表層の脈 ┃

アーユルヴェーダでは，特に早朝空腹時の脈はその人の健康状態を示すと言われています。椅子に座り橈骨動脈部に3本の指を軽くあててください。どのように感じますか。明瞭に脈が触れますか。あるいは不明瞭で何かカバーの上から触れているような，ねばっこくて重い脈ですか。安定していますか，不規則ですか，軟らかいですか，硬い感じですか。この最表層の脈をとった時の最初の印象で，体内におけるアーマの蓄積度やオージャスの充実度を診断します。

┃ 第2層の脈でドーシャのバランス状態を診る ┃

各指の脈の強さや性質を比較します。

まず，どの指に一番強く触れるか感じとってください。第2指に一番強く触れれば，今現在ヴァータが増加していることを意味しています。第3指であれば，ピッタ，第4指であればカパが増加しているのです。

そして，それぞれの指に触れる脈の性質も診ます。蛇のようなあるいは管のような，軽くてクニュクニュした速い脈は，第2指に触れるべきヴァータの脈です。これは←→前後方向の動きを持つ脈です。この脈が第2指以外にも触れれば，その時にはヴァータが増悪していることを示しています。蛙のように下から突き上げる脈は，第3指に触れるべきピッタの脈です。これは，上下方向↑↓の動きを持つ脈です。この脈が第3指以外にも触れれば，その時にはピッタが増悪しています。白鳥のような重くて遅い脈は，第4指に触れるべきカパの脈です。これは，下から持ち上げるような脈です。この脈が第4指以外にも触れれば，カパが増悪していることを示しています。

軽く3本の指をあてた時一番強く触れる脈が，そこで触れるべき脈の性質を呈していない場合，ドーシャがアンバランスしていると考えま

す。あるいは，1日の時間帯や季節を考慮して，それに相当したドーシャのバランス状態にない場合もドーシャのアンバランスです。たとえば，カパの時間帯である朝方に，第4指以外にもカパの脈が触れるのは，さほど問題ではありませんし，ヴァータの時間帯である夕方に，第2指以外にもヴァータの脈が触れるのは，構わないでしょう。また，熱い夏の昼間には，ピッタの性質の脈が第3指以外にも触れることは生理的にもあることです。さらには，食事や入浴などの後に，予期されるドーシャのバランス（食後1〜2時間はピッタが増加するため，生理的に第3指が強く触れたり，場合によっては3本の指全部にピッタの性質を持つ脈が触れます。入浴後も同じです）を示していない場合もドーシャがアンバランスしているのです。現代医学的には，ヴァータが強く触れるのは交感神経α受容体が，ピッタはβ受容体が，カパが強く触れるのは，副交感神経が優位であることが，体位や食事による表層の脈診所見の変化から推定できます。このような脈診所見の変化は，初心者でも7〜8割の方が感じられます。脈診所見の判定法は，以下の表18に示しました。

表18　脈診所見の表現方法

脈診所見 ＼ 脈の触れ方（性状）	soft 軽い	covered 重さ，粘性あり	hard 硬い，陳旧的
tension （V） 前後の動き	蛇様 生理的（第2指が蛇の家） 病気の1，2段階	アーマの蓄積 短期的病的所見 病気の3，4段階	鋼線様 長期的アーマ 病気の5，6段階
spike（P） 上下の動き	カエル様 生理的（第3指が蛙の家） 病気の1，2段階	アーマの蓄積 短期的病的所見 病気の3，4段階	キツツキ様 長期的アーマ 病気の5，6段階
covered （K） むっくりした動き	白鳥様 生理的（第4指が白鳥の家） 病気の1，2段階	アーマの蓄積 短期的病的所見 病気の3，4段階	土管様 長期的アーマ 病気の5，6段階

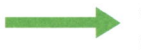 どの指（V，P，K）に，以上の所見のうち，どのような脈が触れるか？
どのサブドーシャ（指の5分画）に，以上の所見のどのような脈が触れるか診る。

6　アーユルヴェーダの診断学　71

第3層：サブドーシャの状態を知る

　サブドーシャの脈は，1本の指を4つに分割して，それぞれのサブドーシャを対応させて診ます。各サブドーシャに触れる脈についても，その脈の性質を診ることで，どのサブドーシャにどのような変化が起きているかを推定します（図24）。

第4層：ダートゥのバランス状態を診る

　3本の指に触れる力の関係から，ダートゥのバランスを診ます（図25）。

最深層：体質（プラクリティ）を診る

　深層の体質の脈の診方は，強く3本の指を平行に押さえていき，完全に阻血してしまいます。それから，3本の指を平行にして，ほんの少し指を浮かせます。その時に3本の指に感じる圧の強さを比較します。これが，体質を診る脈診法です。しかし，これは先天的に決まった体質

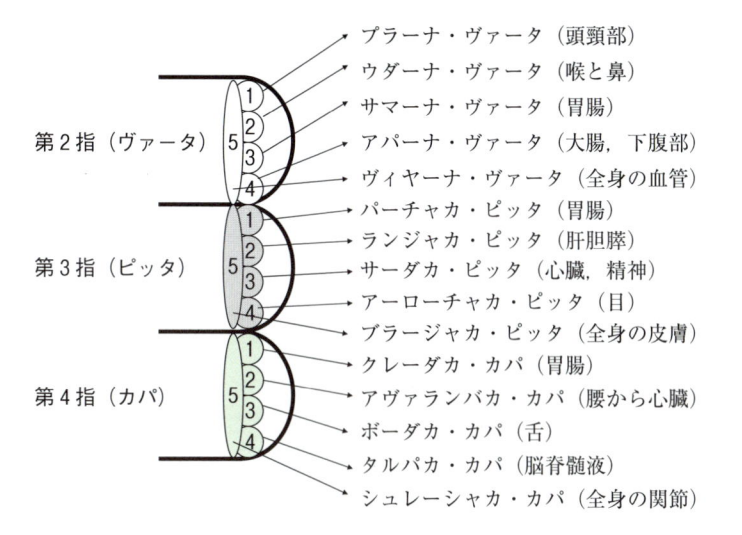

図24　サブドーシャの診方

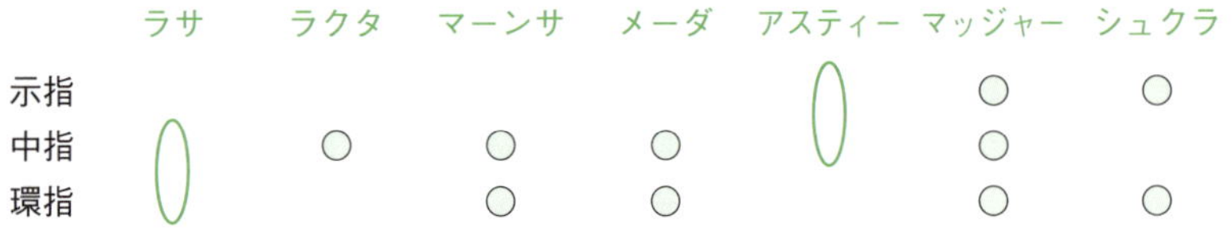

	ラサ	ラクタ	マーンサ	メーダ	アスティー	マッジャー	シュクラ
示指					○	○	○
中指	○	○	○	○		○	
環指			○	○		○	○

（マーンサの脈では，第3指と第4指とが，同時に異なるものとして感じる。
一方，メーダの脈では，それぞれの指の脈は，異なるものとして感じられる
が，第4指→第3指へと，脈がシフトするのを感じる）

図25　ダートゥの脈の診方

（birth prakriti）を診るというより，後天的に影響を受けた体質（body prakriti）を診ていると考えたほうがよいでしょう。

3 アーユルヴェーダの脈診の現代医学的解釈と研究

　アーユルヴェーダの脈診は現代医学的に解釈すると，3本の指を同時にあてることで，3種類の周波数のバンドフィルターになっているのではないかと推定されます（図26a）。

　我々は，サブドーシャの脈が実際取れるのかどうかについて，指先にストレンゲージを取り付けて，肝障害や不整脈の患者の脈を複数例採取しましたが，アルコール性肝障害などでは80％の患者で，図27右のような指先でのサブドーシャに対応した脈波の分布を示しました。また，53名の某大企業社員の脈診所見と血液・尿検査，心電図検査，アーユルヴェーダの体質診断などとの対応をみたところ，ヴァータ，ピッタ，カパの増大状態に対応した橈骨動脈圧脈波を得ることができました（図26b）[41, 75, 76, 78]。さらに漢方の瘀血スコアとアーユルヴェーダのラクタの脈が相関すること，53名の某大企業社員の中で，ラクタの脈診所見を有する人では，そうでない例と比較して，GPT値が有意に高い結果も得ています。以上から，アーユルヴェーダの脈診は荒唐無稽なものではないと思われます。

6　アーユルヴェーダの診断学

> **脈診の現代医学的価値：古代の医師達は，有能なCardiologistであった**

　実際現代医学でも，橈骨動脈から生体の情報を得ることができると考えています。オルールクらは，橈骨動脈圧脈波が大動脈起始部の圧とトランスファー・ファンクション（generalized transfer function: GTF）を介して関連していることを報告しています。その結果，橈骨動脈圧脈波形

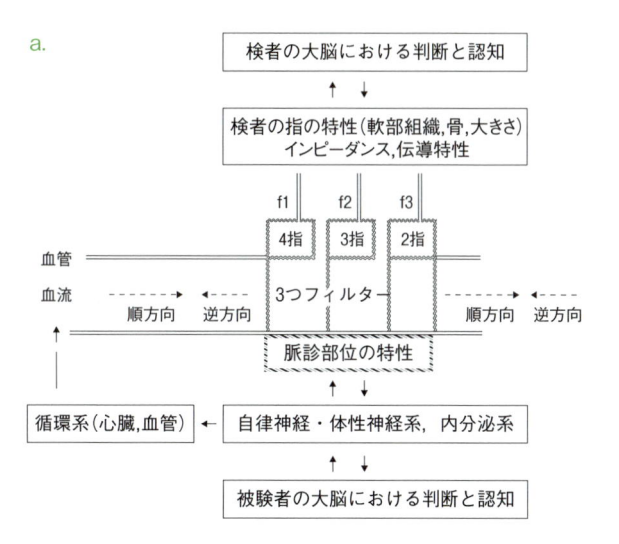

a.

b. Radial arterial pressure pulses of each dosha types
   evaluated by pulse diagnosis
   　analytic data obtained from normal 53 persons.

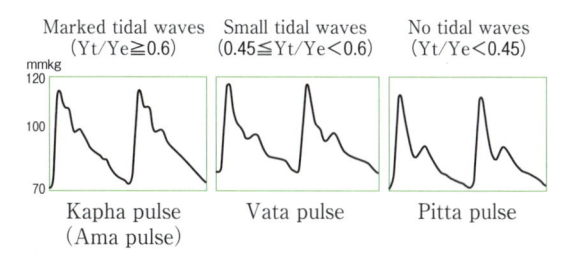

図26　アーユルヴェーダの脈診の現代医学的解釈（a）と各ドーシャ別推定圧波形（b）

により，大動脈起始部の血圧の変化が推定でき，高血圧などの場合の心負荷を，より的確に評価できると提唱しています[47, 48, 56]。つまり，最高血圧と最低血圧が同じであっても，その間の血圧次第では，大動脈起始部血圧が低下していることがあるのです。これは降圧剤の有効性の的確な評価につながります。実際，オーストラリアでは，1997年の段階で，橈骨動脈や内頸動脈の圧波形を測定する検査には，保険が利いていました。日本でも，橈骨動脈圧波形の解析によりAI（augmentation index）を求めれば，心臓の後負荷や動脈硬化と相関することが2000年以降，測定器械の普及も相まって言われるようになりました。我々も，橈骨動

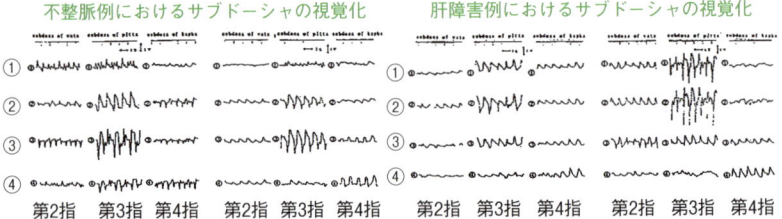

図27　不整脈のサブドーシャ所見（2例）と肝障害のサブドーシャ所見（2例）[78]

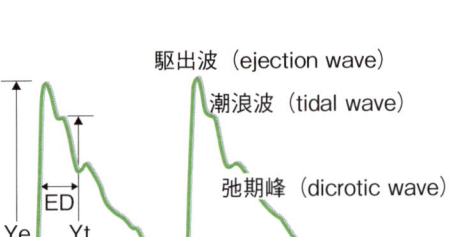

橈骨動脈圧波形の持つ情報
1. 大動脈始部の血圧（via the transfer function）⇒心負荷
2. 橈骨動脈のAI値（振幅の変化AI＝Yt/Ye ％）⇒動脈硬化
3. ED（ejection duration：時間の変化）⇒心機能
　➡　伝統的脈診では，1～3の情報以外も得ているかもしれない。

図28　橈骨動脈から得られる体内情報

6　アーユルヴェーダの診断学　75

脈圧脈波形が異なると，脈診所見が異なる結果を図26bのように得て，ストレスで橈骨動脈圧波形が変化する結果や[73, 93]，橈骨動脈圧波形の時間軸を解析して，ED値（ejection duration）を求めると，心機能の良し悪しや心不全における systolic dysfunction か diastolic dysfunction かが区別できることを報告しました[74]。また石山らは，橈骨動脈圧波形から，血液慣性抵抗や心拍出量を概算できることを報告し[38]，許らは，橈骨動脈圧波形から概算できる循環指標の日内変動を見ています[155]。

　昔の医師達は，橈骨動脈に触れて，その波形の評価を診断名として著し，心負荷，動脈硬化など全身状態を推定して治療を行っていたのでしょう。現代医学は最近まで，脈から，最高と最低の血圧だけの情報しか受け取っていませんでした。しかし，これらの血圧の間にも血圧が持続しているのです。それを古代からの脈診では診ているのです。そういう意味で，古代の医師は有能な Cardiologist であったと言えるでしょう。図28のような情報が実際得ることができるのです。

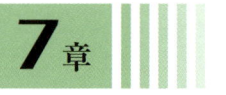

アーユルヴェーダの治療学

1 アーユルヴェーダの治療法の特徴と分類

　アーユルヴェーダの治療は，ドーシャが蓄積・増悪してから拡大し始めるまでは，鎮静療法（シャマナ：shamana）を行い，発症してからは，浄化療法（ショーダナ：shodana）により排泄させることが必要と考えます[83, 89, 127]。滋養して与えるばかりではなく，特に体系的に浄化することを重視しているという点がアーユルヴェーダの特徴でしょう。

　体系的という意味は，排泄するにも，前処置⇒中心処置⇒後処置の順でステップを追って行うのです。また，投与経路も，口からだけでなく，皮膚からオイルを経皮吸収させます。漢方医学が薬草の煎液にとける水溶性成分を経口投与するのに対し，アーユルヴェーダでは親油性成分を

表19　アーユルヴェーダ治療の特徴

1．滋養ばかりでなく排泄 　　治療や予防ばかりでなく，健康増進，若返りまで
2．体系的な排泄・浄化法：パンチャカルマ 　　単に排泄させればよいのではない 　　中心処置ばかりでなく前処置と後処置が必要
3．投与経路の特殊性：口，皮膚，鼻，肛門，尿道，腟 　　点鼻：ペプチドが吸収される 　　　　　最も中枢神経系に近い経路
4．肉体ばかりでなく心の浄化を目指す 　　瞑想や呼吸法の勧め
5．人体だけでなく，人体に存在する他の生命体：腸内細菌叢や皮膚の常在細菌叢などにも作用する。

7　アーユルヴェーダの治療学　77

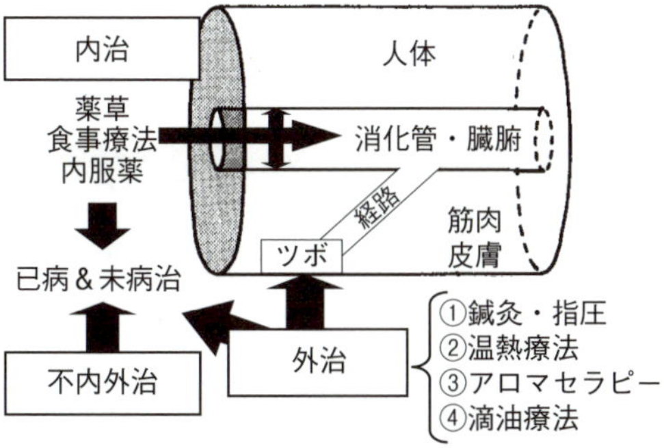

図29　アーユルヴェーダの内治と外治，不内外治

経皮投与しているとみなすこともできます。また，アーユルヴェーダの投与経路で特徴的なことは，鼻孔や耳孔，眼，肛門（浣腸），膣，尿道など，人体のすべての孔（九竅）を駆使していることです。

　最近オキシトシンなどは，鼻腔投与が最も効果を持つことが知られていますが，鼻粘膜のリンパ系が脳脊髄液との交流があることや嗅神経を逆行する成分は大脳の神経細胞内で軸索流を逆行する可能性も指摘されるなど[386]，鼻腔投与（ナスヤ）は特別な経路なのです。（表19）。

　アーユルヴェーダでは，我々の身体はチクワのようなものだとする身体観がありますが，それに従った治療の分類法があります（図29）。図29に示すように，Internal Treatments（内治）としては，経口的に薬草や食物，食事療法などで治すことです。External Treatments（外治）としては，アビヤンガ，シローダーラー，発汗法などの経皮的治療が含まれます。その他（Others，不内外治）として，ヨーガや気功，各種運動や体操が含まれます。これら内治，外治，不内外治は，身体の構造を考えると，3つを同時にうまく行えば，より有効性を高めることができるはずです。アーユルヴェーダの浄化療法であるパンチャカルマ（81頁）を受ける時は，滞在しながら3つの治療を同時進行で行っています。

　またアーユルヴェーダでは生命を包括的に捉え，肉体，五感，精神，真我の複合体としていますが，これらの生命の構成要素それぞれに対し

表20　アーユルヴェーダのアプローチの種類と目的

1．飲食物：体質，病気，体調と季節，場所に合った食事
2．養生法（日常生活の仕方）：運動，ヨーガのポーズ・呼吸法など
3．マントラ，精神療法：ヨーガの瞑想
4．薬：ラサーヤナ（延命薬），一般的な薬草（植物・動物・鉱物生薬）
5．器具，装置：アルカリ（クシャーラ・スートラ），焼却術，ヒルや蜜蜂

⬇

① ドーシャとアグニのバランス
② ダートゥの機能の正常化
③ マラの排泄の正常化
④ アーマを排除し蓄積させない
⑤ スロータスの浄化
⑥ オージャスを高める
⑦ 精神的安寧を得る（純粋意識の体験をする）

表21　アーユルヴェーダの生命全体へのアプローチ

意識・精神のレベル：知性の誤りやメンタル・アーマを浄化する （マインド&スピリット）　瞑想法（超越瞑想，光明瞑想など）
肉体のレベル（ボディ） 1．五感を介するアプローチ：五感と対象の接触を正してドーシャをバランスさせる 　　　　　　　　聴覚：原初音療法，音楽療法 　　　　　　　　触覚：マルマ療法，オイルマッサージ 　　　　　　　　視覚：色彩療法 　　　　　　　　味覚：食事療法 　　　　　　　　嗅覚：アロマ療法 2．肉体へのアプローチ：心身を浄化する，ドーシャをバランスさせる 　　　　　　　　パンチャカルマ 　　　　　　　　薬草（ラサーヤナなど） 　　　　　　　　神経─筋統合（ヨーガ・アーサナ） 　　　　　　　　神経─呼吸統合（プラーナーヤーマ：調気法）
行動のレベル：ドーシャのバランスを是正し浄化をうながす （ボディ）　　　自然界のリズムに沿い，体質に合ったライフスタイルを実践する
環境のレベル：集合意識へのアプローチにより，集団の意識を浄化する

7　アーユルヴェーダの治療学

表22　アーユルヴェーダの浄化療法の種類

浄化の場所		浄　化　法
鎖骨上部	目 頭皮 耳 鼻 口	油の点眼（ギーが主体：ネートラ・タルパナ） 頭皮へのマッサージ（シローアビヤンガ：オイル有と無） 点耳 経鼻法（ナスヤ） 歯と舌：歯磨きと舌掃除 うがい 口腔内洗浄
体幹部	胃 小腸 大腸 皮膚 腟	催吐法（ヴァマナ） 瀉下法（ヴィレーチャナ） 浣腸（バスティ：煎液浣腸，油剤浣腸） マッサージ（アビヤンガ），沐浴 Douche（ドゥーシュ：注水療法）， ウッタラ・バスティー（経腟療法）
四肢		油剤法 発汗法 瀉血
心，意識		瞑想，その他のヨーガの手法 （ヤギャ Yagya[145]，神道の清めの業なども含まれるであろう）

注）ヤギャとはインドで日常的に行われているヒンズー教の儀式で，日本の護摩（語源
　　はホーマ）に相当。

て治療を行っています。つまり，ボディ，マインド，スピリット，そし
て環境のそれぞれに対するアプローチがあるのです（表21）。
　さらに浄化療法は施術対象となる場所により詳細に分類されています
（表22）。

2　アーユルヴェーダの浄化療法の特徴

　アーユルヴェーダの浄化療法の代表は，パンチャカルマ（パンチャ：
5，カルマ：行為→5つの治療法）と呼ばれています。パンチャカルマ
とは，5つの方法により身体の浄化を体系的に行うものです[83, 107, 160]。
このパンチャカルマの方法は漢方の治療に酷似しています。たとえば，

催吐法は吐法に，瀉下法は下法に相当するでしょう。しかし，強調しておくべきことは，パンチャカルマとは心や意識のレベルの浄化も同時に行い，本来の内なる知性を導き出す方法でもあることです。つまり過剰になった肉体のドーシャやアーマを除くばかりでなく，メンタル・ドーシャやメンタル・アーマなども，10〜14日間以上滞在しながら，毎日の治療によって除去するものです。日本では余裕がない場合が多いのですが，連日治療を行う意味は，人体の変化が急激には起きないことを考えると合理的だと思われます。

また，身体に無理をかけずに浄化を効率よく完了させるために，前処置→中心処置→後処置という順序で体系的に行われます。つまり，まず前処置により毒素を熟成させたり（アーマ・パーチャナ消化剤法）溶解させて（スネーハナ油剤法）体外に排除しやすい形にした後，体内の通路を拡張させ（スウェーダナ発汗法）排除させるのです。いきなり中心処置には入りません。つまり，浄化をするためといってすぐに瀉下剤を使うとか，発汗させるというのではありません。このような巧妙なデトックスシステムがアーユルヴェーダの浄化療法の特徴なのです[83, 171]。

3 体系的な浄化療法：パンチャカルマ[20]

前述のようにパンチャカルマは，前処置，中心処置，後処置というように体系だって行われますが，その流れの意味を概説しましょう。

図30のように，人体をチクワに例えますと，身の部分がシャーカーと呼ばれ，過剰なドーシャやアーマ（未消化物），マラ（老廃物）が蓄積している場所です。それらの毒素を通路（スロータス）を通してチクワの穴，つまり消化管内（コーシュタ）あるいは鼻腔内や皮下に導き出すのが，パンチャカルマの前処置です。このように前処置とは，浄化法が安全かつ効果的に行われるため，患者の身体を準備する段階と言えるものです[83, 90]。

前処置により，アーマを一度浄化しておきます。そして，固まってし

7 アーユルヴェーダの治療学　81

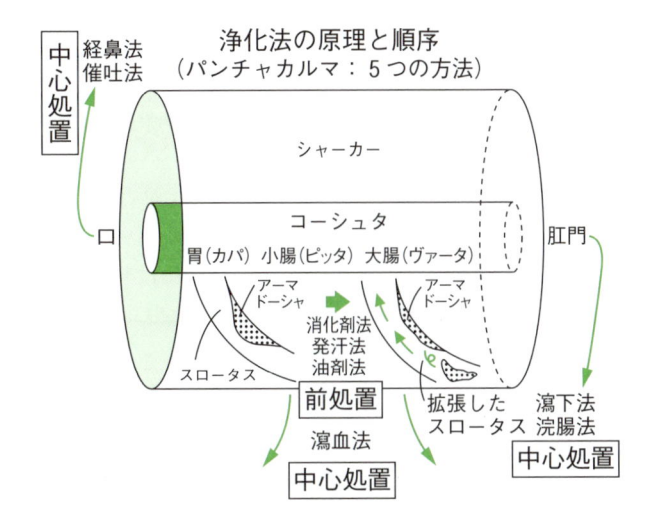

図30　浄化療法パンチャカルマ（5つの方法）の原理と順序

体質や体調を考慮した浄化療法システム

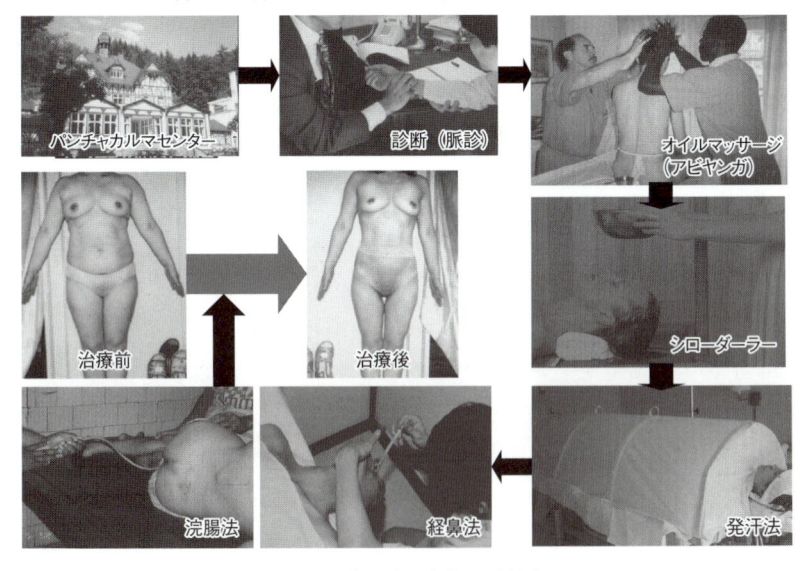

図31　パンチャカルマの流れ

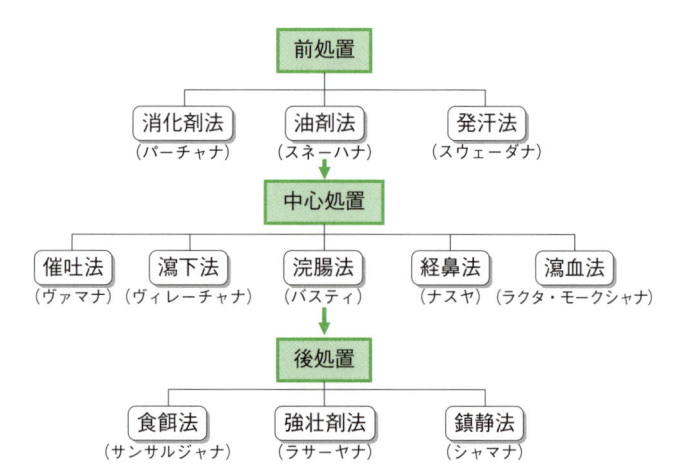

図32 パンチャカルマの体系

まった毒素（油に溶けやすい性質を持つ）を，油を使って組織や閉塞した通路から剥ぎ出すのです。そのために体外からはオイルマッサージを行い，体内からはギー（精製バター）などの油を内服して，内と外から全身に油を行き渡らせます。その後，全身の蒸気浴（スウェーダナ）などにより体を温めて発汗させることで，通路をできるだけ広げ，ドーシャや老廃物を溶かして腸管内や皮膚に出しやすくするのです。その結果出てきた油溶性や水溶性の毒素[10] を排泄させる方法が，5種類の中心処置です。

　浄化法を受けた後の身体は，体力や消化力が非常に低下しているので回復のための特別な処置が必要となります。そのための薬草処方や生活での注意が後処置です。後処置の期間は，通常，中心処置の期間の2〜3倍を使います（図31，32）。

前処置（プールヴァ・カルマ）

　前処置は，前述のようにアーマのパーチャナ（消化剤法：軽い断食とスパイスや白湯の摂取）とスネーハナ（油剤法：オイルマッサージや油

7　アーユルヴェーダの治療学

剤飲用法），スウェーダナ（発汗法：薬草サウナ）に分類されています。実は，軽い断食では，インスリンが低下するため，オートファジーなどの自己浄化システムが活性化されることが推定されますし，発汗法では細胞内タンパク質の品質管理をするヒートショックプロテインが誘導されることが推定されます。このように前処置だけでも，現代医学的にデトックスシステムが活性化されることが推定できるのです。

①アビヤンガ（Abhyanga；アーユルヴェーダのオイルマッサージ）

前処置の中で最も有名なものです。その方法は，通常インドや欧米では，1人の患者を1人あるいは2人の施術者が，温かい薬用ゴマ油などで全身を40分程度マッサージするものです。ヴァータを鎮めるのには最も強力な方法です。座位にて頭部，耳，顔，背中，前胸部，両手をマッサージし，仰臥位に移行して胸，腹部，手足をマッサージします。その後，左側臥位，腹臥位，右側臥位になり，再び仰臥位になって終わります（図33）。

表23　アーユルヴェーダとアロマセラピーの違い

	アロマセラピー	アーユルヴェーダ
キャリアオイル	植物油を30〜50mL/1回	ゴマ油が主体だが，ギーなどの動物油や牛乳，ヨーグルトなども使う。1回に100〜150mLも使うことがある。
薬草成分濃度	精油1〜3％（日本）	薬草成分濃度はさまざま
オイルマッサージの目的	精油を擦り込み，作用させる。香りで嗅覚を刺激。	オイルにより解毒を促す。ヴァータを鎮静化させる。オイルで，手を滑らせる。
施術人数	1人で施術	1〜2名。時には4〜6名で施術。
治療体系	特にない	発汗法（薬草サウナ）の前処置
施術と被施術者との関係	特にない	施術者と被施術者とが，自他一如の体験をする。2人の施術者が，シンクロしながら左右をマッサージする。

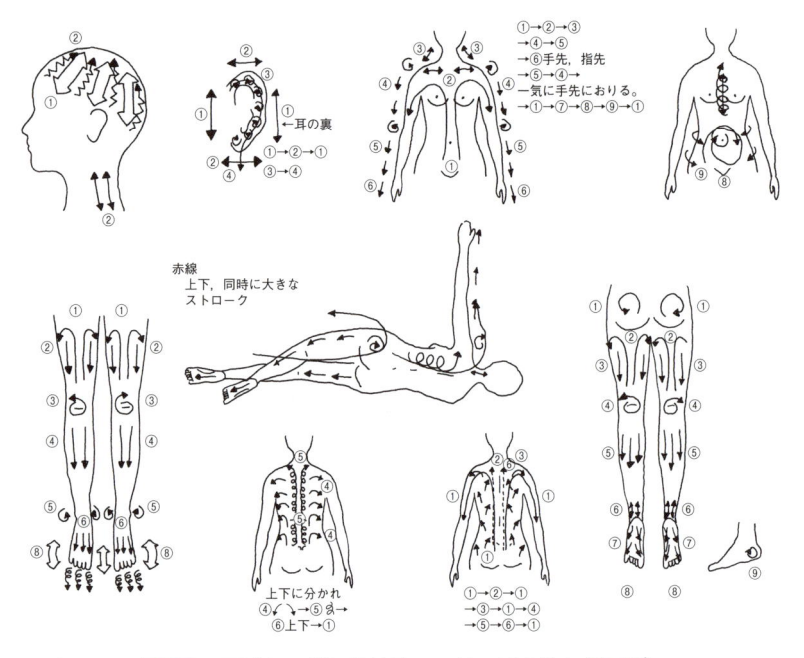

図33　アビヤンガにおけるマッサージの流れ[129, 140]

（順番は84頁①参照）

表24　アビヤンガの効能[90]

> 1. 老化を遅らせ長寿を約束する
> 2. 疲労を回復させる
> 3. ヴァータ異常による神経系の病気の予防と治療に効果がある
> 4. 視力をよくする
> 5. 睡眠を健やかにする
> 6. 体力を頑強にする

（『アシュターンガ・フリダヤ・サンヒター』，スートラ2：7-8）

　アロマセラピーとアビヤンガは類似していますが，方法だけでなく目的も異なります[95, 129]。アロマセラピーで使う精油とキャリアオイルが，アーユルヴェーダでは薬草中の親油性成分とゴマ油やギーなどです。アロマセラピーではキャリアオイルとして植物油のみを使いますが，アーユルヴェーダでは動物性のものも体質や体調に応じて使いま

7　アーユルヴェーダの治療学　85

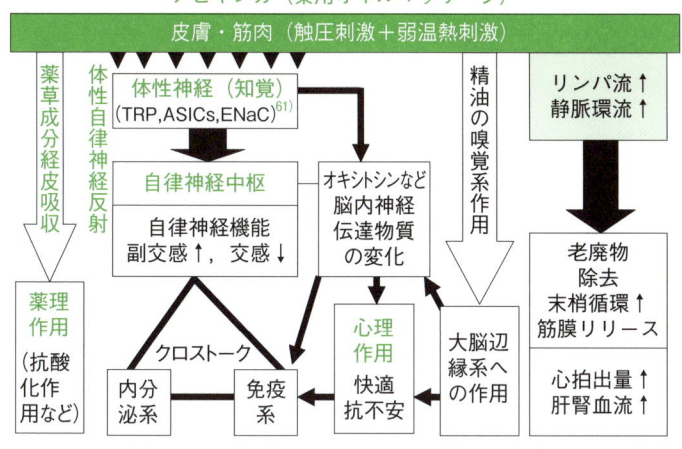

図34　アビヤンガの現代医学的作用機序（仮説）：Pharmaco-physio-psychotherapy

す。使う量なども異なりアーユルヴェーダは3〜5倍多く使います（表23）。

　使うオイルはよく温めて，体質や体調を考慮しながら選択します。

　アビヤンガには表24のような効果があるとされていますが，皮膚の受容体を介する体性自律神経反射[181]，循環促進作用（リンパと静脈），薬草成分の経皮吸収による作用，薬草中の精油が嗅覚系を介して作用することなどが，全身的反応に関与していると推定されます[39,43,61,181]（図34）。精油成分の経皮吸収速度は，アーユルヴェーダの古典に記述されている約5分間で血中濃度がほぼピークに達する成分もあります[368]。

　さらにはアビヤンガの方法によっては，筋膜リリース効果が得られると推定されます。その結果，鍼灸でいう経絡を疎通させる作用があることを，経絡テストを使って我々は実証しました。それらの結果から，我々はアビヤンガやアロマテラピーなどを，pharmaco-physio-psychotherapyと呼んでいます[368]。

　アビヤンガの中には，頭部のシロー・アビヤンガ（shiro'bhyanga）があります。頭部のオイルマッサージ（主にゴマ油を使う）で，老廃物を

特に鼻腔内に導く方法です。その後に経鼻法ナスヤを行って，鼻から老廃物やカパを排出させます。ヘナ（Lawsonia inertia）と呼ばれるナフトキノン系色素のローソンが含まれる植物エキスを使って，毛染めと同時にヘッドマッサージを試みる方法もなされています[128]。これは合理的な方法で，頭皮から経皮吸収されたローソンの効果とヘッドマッサージのリラックス効果と相まって，女性に人気を博しています。翌日には尿中に体内で酸化されたナフトキノンが排泄されるため，尿が黒くなりますが，これは毒素が出たためとは言えないのですが，成分が経皮吸収されたことを示唆しています。

　アビヤンガの中には，フットマッサージ（パーダー・アビヤンガ pada'bhyanga；足底マッサージ）もあり，体質に応じてゴマ油，ギーやココナッツオイルで膝から下をマッサージしますが，これも日本で普及しつつあります。実際，足部のマッサージにより全身の生理的変化が起こります[177]。逆に，頭部のマッサージだけでも，全身的な効果が期待できます。チャンピサージと呼ばれる全盲のインド人によって創生されたヘッドケアも，リラックス効果などが報告されています[355, 371, 373, 377-381]。

❖ アビヤンガの注意点 ❖

　ところで，アビヤンガだけでなくパンチャカルマ全体の注意点でもありますが，アーマが蓄積したために発熱している人や食後で満腹状態の人，生理中，カパが悪化して肥満症になった人，下痢をしている人，重い心臓病，化膿性皮膚疾患などには禁忌です。これらのアビヤンガの適応と禁止について，教科書に詳しく書かれています[20, 188]。

②シローダーラー（shirodhara）

　通常アビヤンガが終了した後には頭部のシローダーラーを行います。これは，ダーラー・カルマ（滴下法）と呼ばれる方法の一つです。ダーラー・カルマは，薬用オイルを滴下するタイラ・ダーラー，煎液を滴下するクワータ・ダーラー，牛乳を滴下するクシーラ・ダーラー，ヨーグルトを滴下するタクラ・ダーラーなどの方法があり，それぞれの適応が

7　アーユルヴェーダの治療学　**87**

異なります。最近日本では，粘性を持たせた水溶性媒体を滴下する「アクア・ダーラー」という方法を考え出して実践している方がおられます。タイラ・ダーラーでは，頭髪のオイルの処理だけでなく，滴下したオイル自体2リットル以上になります。使用後のオイルは燃料に変換することもできますが，手間がかかるため，種々の工夫がされてきたのです。

　多少はあると思われますが，ダーラー・カルマ全般で期待できる体験としては，時間を忘れ，周囲と一体となった非常にくつろいだ瞑想類似体験，つまり純粋な静寂あるいは変性意識体験をすることで，精神的ストレスを解消してくれることでしょう。我々は，ゴマ油を使ったシローダーラー（タイラ・ダーラー）により精神神経免疫学的作用が得られることや，交感神経の抑制効果と手よりも足の皮膚温が上昇することなどを報告しています[296, 297]。また時信らは，オイルのシローダーラーの方が水を滴下するよりも，睡眠の質を向上させる効果が高いことをランダム化対照比較試験を使って証明しています[322]。オイルのシローダーラー中の脳波と瞑想中の脳波は類似しており，アルファ波の増大や左右脳波の同調度の増加が起こることが言われています[79]。

　シローダーラーの方法は，まず，座位にて頭部のオイルマッサージ（シロー・アビヤンガ）を軽くします。その後仰臥位になって，ゴマ油などが入らないよう両目をガーゼで被った後に，15 ～ 20 cm上方から額全体，特にスタパニ・マルマを中心に，20 ～ 60分間にわたって，37 ～ 40℃程度（体質や体調により調整）のゴマ油を垂らしていきます。この方法もできるだけ静寂の中で行うことが効果を高めます。治療時間はヴァータの乱れている人ほど十分長くしないと効果が得られないことがあります。額に油を垂らしている最中に，ときどき額を軽くさすったり，頭髪部をなぜたりすることは，安らぎの体験を促してくれます。我々のとったアンケート調査ではシローダーラーを体験した89％の人で，治療中に自分が宙に浮いたような体験や，非常に安らいだ夢うつつの体験をしました。

　シローダーラーは，基本的にはヴァータを鎮める方法で，頭痛，白髪，

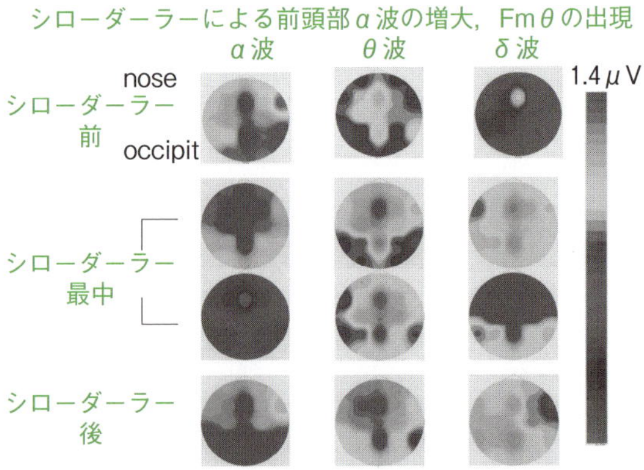

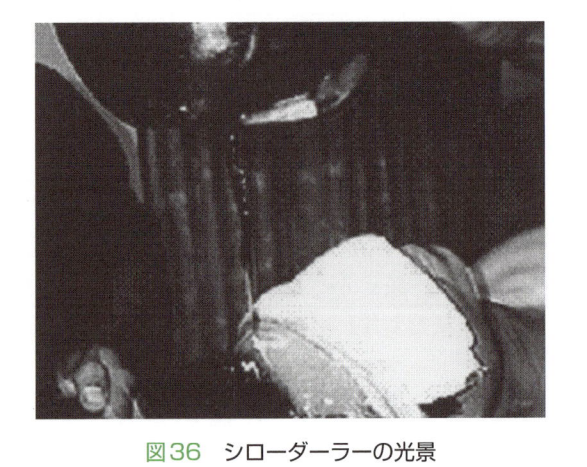

シローダーラーによる前頭部α波の増大，Fmθの出現

α波　　　　θ波　　　　δ波

nose

シローダーラー
前

occipit

1.4μV

シローダーラー
最中

シローダーラー
後

図35　シローダーラー中の脳波

図36　シローダーラーの光景

高血圧，片麻痺，顔面神経麻痺などに効果がありますが，非常に安らい
で，時間も空間を忘れた深い瞑想体験ができた人では，サットヴァが増
大し，不安が軽減し，その後意識が変革され，考え方やライフスタイル
まで変わる人もいます[57, 79, 194]。シローダーラー中に，あたかも額に穴
が開いてしまったという変性意識体験をした患者さんで，1回の施術だ
けで，その後からアルコール依存が改善した方がおられました。

7　アーユルヴェーダの治療学　**89**

シローダーラーの治療後には頭を冷やさないようにすることが大切です。また，アビヤンガと同様の禁忌があります[20, 188]。

我々がシローダーラーマシン（ヒーリングロボット：213頁）を使って行った実験では，滴下オイルの温度は39℃，時間は30分間，オイル流量は2.3 L/分で，額上20 cmから頭部に滴下しながら，1.5 cm/秒の速さでゆっくりと動かし続ける方法が一番安全でかつ快適さからみた効果が高いものでした[79, 194]。また，効果には，1）施術前からの要因（心拍数），2）含まれる成分（精油など），3）施術方法（温度，流量，動かす速さ，パターンなど）が関係することが示唆されました。さらに，快適さを推定する指標として，心拍変動解析値と足背部皮膚温があることを我々は報告しました[296, 297]。つまりシローダーラー開始5～10分目には，心拍変動解析値から，15～20分目には足背部皮膚温の変化から効果を予知できるのです。これらの指標をモニターしながら駆動条件を自動的に変更する人工知能付きシローダーラーロボットが開発されています（☞213頁，図81）。

③ネートラ・タルパナ（netra tarpana）

アーユルヴェーダでは，目はアーローチャカ・ピッタと呼ばれるピッタの一種が座している場所で，ピッタ異常が起きやすい臓器だと言います。ですから目のピッタを鎮めるため，ギー，薬用ギー（トリファラー・ギーは一時的に刺激症状がある）やローズウオーターを目に入れることが勧められています。ギーを入れる方法は，ネートラ・タルパナと呼ばれ，白内障や眼精疲労，結膜の充血性疾患，視力の改善によいものです。これは，111頁のコラムに説明した涙の3層（油，漿液，ムチン）のバランスをくずさないと思われます。

④ピッチチリ（pizhichil）

これはスネーハナとスウェーダナとを同時に行う治療です。最初軽く全身のアビヤンガをした後に行います。38～48℃の薬用オイルを，全身に滴下していきます。徐々に温度をあげて発汗させます。発汗法になりますので頭部を冷たいタオルで冷やしながら行いますが，滴油には，首から下をアビヤンガに似た順序で，2～4人の術者が布に含ませた薬

用オイルを，布を絞って滴下させるのが原法です。欧米や日本では，2人の術者がモーターで循環させたオイルを体表面に流し，1人の患者を治療します。蛇に上からオイルをかけるように見えることから，サルバンガダーラー（サルバンガ＝蛇）とも呼ばれます。

⑤カティ・バスティ（kati basti）

これは局所のスネーハナと局所のスウェーダナとを同時に行う治療です。腰痛や腎臓疾患，生理痛や不妊症などヴァータ性疾患に対して，腰部に丸い土手を作り，その中に，暖かい薬用オイルを入れて腰部を暖めます。カティとは，腰という意味です。仙骨部と骨盤内の循環系のつながりが，特に静脈系ではあることが推定されますので，腰だけでなく腹部も温めることになると推定されます。ですから腰が冷える子宮の病気にも効果があると言われているのはうなずけます。

⑥ガンドゥーシャ（gandusha；うがい）

口にゴマ油など，10〜50 mLを含んで10〜20分間保持することで口腔内の衛生状態を保つ方法です。唾液分泌も促されますので，唾液腺の刺激効果もあります。

⑦ガルシャナ（garshana）

オイルを使わないで，絹布あるいはウールによる乾布摩擦（ドライマッサージ）です。体毛の方向と逆にマッサージするものです。つまり手足は中心に向け，腰部と背部は水平か垂直にマッサージします。カパを減らすため肥満に効果があります。また喘息はカパ性疾患ですので，勧められます。日本の伝統でも，子供の乾布摩擦が虚弱児などに勧められてきましたが，これも類似した方法でしょう。

表25 代表的な薬用ゴマ油など[2]

シローダーラー用	ブラフミータイラ，牛乳，タクラ，ダシャムーラ・タイラ
アビヤンガ用	バラー・タイラ，クシーラ・バラータイラ，ダシャムーラ・タイラ，ナラヤナ・タイラ，マハーナラヤナ・タイラ
ナスヤ用	ブラフミータイラ，アヌタイラ
タルパナ用	甘草・ギー，トリファラー・ギー

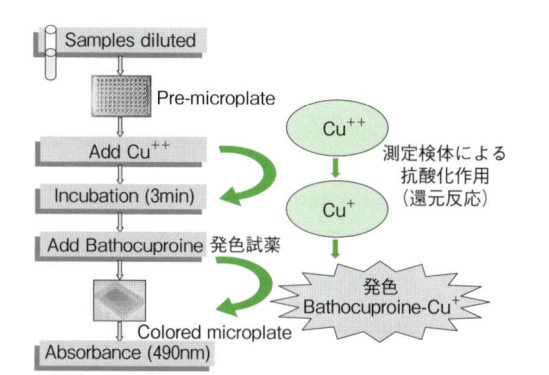

図37　PAO（Potential antioxidant）Testの原理

❖ 薬用ゴマ油 ❖

　通常，インドでは薬用ゴマ油を使ってパンチャカルマを行っています。代表的な薬用ゴマ油を表25に紹介してみましょう[2]。

　ゴマ油は非常に抗酸化能が強いことが知られていますが，我々がスリランカの薬用オイルの抗酸化能を，PAO（potential antioxidant）値として in vitro で測定した結果では，紅茶よりも抗酸化作用が強く，プレーンのゴマサラダ油よりも，数十倍の力価がありました（図38）。

　実際それを証明する研究結果があります。5名の男性に，プレーンのゴマサラダ油と薬用ゴマ油（ダシャムーラ・タイラ）を塗った場合，その後の発汗法を加えて比較すると，薬用ゴマ油では，尿中への8（OH）dG排泄が有意に低いものでした。しかし，プレーンのゴマサラダ油では，それほどの差は認めませんでした（図39）[42, 189]。

　⑧スウェーダナ（svedana；発汗法）

　加熱その他の方法で，通路（スロータス）を開き，身体のこわばり，重感，冷たさ，痛みが去る程度の発汗を生じさせて，ヴァータやカパの失調の改善，消化力（アグニ）の刺激，皮膚の浄化，身体の柔らかさの増加，アーマの排出の促進などを行う方法です。全身的なものと局所的なもの，外からの熱を使うものと使わないものとがあります。

　現代医学的には，薬草サウナによる温熱療法ですので，図40に示す

7 アーユルヴェーダの治療薬

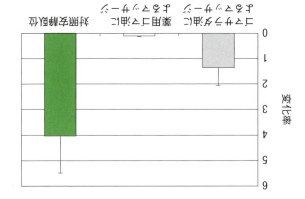

図38 アーユルヴェーダの各種薬用オイルの抗酸化能（PAO値）
PAO値を尿酸濃度に換算して示した。

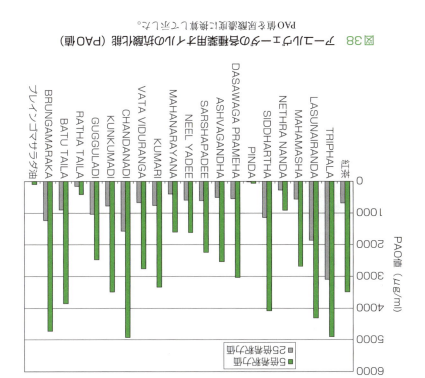

図39 オムレツサラダ摂取での血中8 (OH) dG／クレアチニンの比較
血中8 (OH) dG／クレアチニンは体の酸化ストレス指標

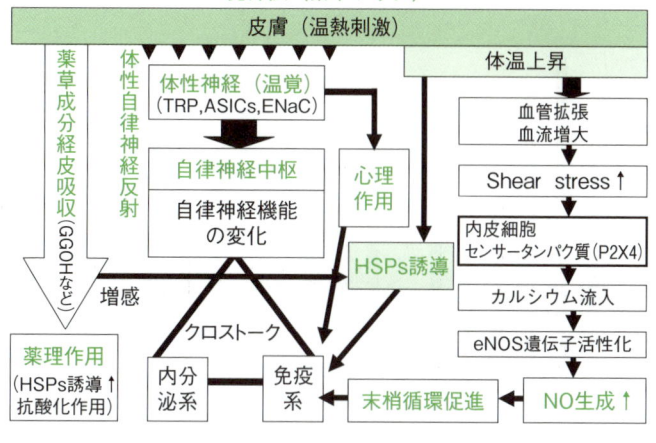

図40 発汗法の現代医学的機序（仮説）

ように，薬草成分の経皮吸収と温度による体性自律神経反射，体温上昇に伴う血流増大と，温熱作用の結果として起こる内皮細胞機能の向上，ヒートショックプロテインの誘導による体内浄化システムの活性化などが起こる可能性があります[356]。

　我々は，未病の病態生理として，内皮細胞機能障害であることを推定しています（231頁，図93）[374]。内皮細胞機能を向上させる簡単な方法が，実は発汗法なのです。特に，アーユルヴェーダの発汗法は，薬草と温熱作用の相互作用を狙った薬草温熱療法と呼べるものです。頭部を出したままでハーバルサウナを体験できるサウナベッドを我々は開発して研究し，遺伝子の変化を測定したところ，薬草温熱療法によりユビキチンリガーゼ，プロテアソームなどの誘導と血中AGEsの減少などを報告しました[356, 392]。

中心処置（プラダーナ・カルマ）[20]

　中心処置とは，熟成したアーマや過剰なドーシャを体外へ排除する方法で，前述のように5種類があります。これら5種類の方法は，前処置

が終了した後，体を冷やさないよう気をつけながら，ひき続いて行われます。特にシローダーラー後などは，リラックスして代謝が低下するため，体温も低下する傾向にあり，寒さを訴えることが多いようです。この時には，室内を十分に温かくして寒さを感じさせないよう配慮すべきです。

①**ナスヤ（nasya；経鼻法）**：喉，鼻，副鼻腔，頭部を浄化する方法で，過剰になったカパやアーマを排除します。頭痛，鼻乾燥，鼻閉塞，かすれ声，偏頭痛，アレルギー性鼻炎，目や耳の疾患に効果を持ちます。

ナスヤで頻用されるアヌタイラは，ヤギのミルクや種々の薬草が含まれた薬用ゴマ油です。鼻粘膜から吸収されたり，上咽頭炎なども改善させる可能性があります。さらに，嗅神経を介する軸索流に乗った脳内への投与が可能かもしれないことや，脳脊髄液と交流する鼻粘膜内リンパ系にも影響することも推定されています。実際，片頭痛に効果があることを緒方らは報告しました[362]。

②**ヴァマナ（vamana；催吐法）**：コーシュタの上部（主に胃）や胸腔に過剰になったドーシャ（主にカパ）やアーマを体外へ排出させて粘液や鬱滞を除去する方法です。甘草などの煎液を大量に飲ませて，嘔吐を自然に誘発する方法で行いますので，通常の意識状態では安全な方法です。ただ，誤嚥する危険性がありますので，注意しないといけません。

③**ヴィレーチャナ（virechana；瀉下法）**：コーシュタの中部（胃の下部から小腸）に過剰になったピッタやアーマを消化しきった後，排除する方法です。オイル飲用法を3～5日行った後に下剤（ヒマシ油や薬草下剤であるトリブリッタなど）を内服する前処置をします。実際，前処置をしてから簡単な瀉下剤を飲んでも，ピッタ過剰で皮疹が出ている患者には効果があります。ですから下痢は，体内の過剰なピッタを排除しようとする自然な治癒過程だと考えることもできます。

腸内細菌叢を是正するための前処置となる可能性を及川らが指摘していますが（私信），バスティと同じく腸内細菌叢の変化を来たすことは明らかでしょう。また，下痢により体内の血液量が減少することで，椎骨静脈叢などの静脈鬱血が改善することも推定できます。

④バスティ（basti；浣腸法）：主に大腸に過剰になったヴァータやアーマ，マラを排出させる方法です。バスティには，使用する液剤や液量により種々の分類があります。また作用の仕組みにより4つに分けられますが，大切なものは，2種類です[20]。これはニルーハ・バスティ（niruha basti；貧油性バスティ）とアヌヴァーサナ・バスティ（anuvasana basti；油性バスティ）です。前者は浄化させる作用が強いのでショーダナ・バスティ（排出浣腸）と呼ばれます。後者は浄化作用というよりヴァータの鎮静化やバスティの瞬激性から体を守る作用を持ちます。もう少し量が少ない場合はマートラ・バスティとも呼ばれます。バスティには適応と不適応（禁忌）とがありますので，それをよく熟知して行うことが大切だと言われています[20]。

2013年，オランダのグループが健康な人間の糞便を他の人の消化管へ移植することで，偽膜性腸炎に著効することを報告して以来，腸内フローラの意義がわかってきました。腸内フローラの異常により腸管内疾患だけでなく肥満や血小板減少症など自己免疫疾患も改善することが知られてきました。さらには自閉症などの精神的疾患にも腸内細菌叢の異常が多いことが報告されています。そのように重要な腸内フローラに，バスティが作用することは，小峰や上馬塲らが報告していますが[363]，今後，ヴィレーチャナやバスティの腸内細菌叢に対する研究が期待できます。

⑤ラクタ・モークシャナ（rakta mokshana；瀉血法）：ラクタのマラとしてのピッタや，流血中を巡るアーマを皮膚や血管から排除する方法です。全身に存在するシラー sirA（心臓から出るスロータスの一種）を切って，溜まったドーシャやアーマを排出させる方法とも言えます。蕁麻疹，発疹，湿疹，ニキビ，白斑，慢性の窪痒や膨疹，肝腫大，脾腫大，痛風，肋膜炎，心筋炎，化膿性扁桃炎，皮膚や骨の難治性疾患などラクタの悪化によって起こる多くの疾患に効果を持つと言われています[20]。外科学書である『スシュルタ・サンヒター』は，バスティと同じ程度に効果的な方法であると推奨しています[8]。

アーユルヴェーダで行われるラクタ・モークシャナ（瀉血法）は，使

用器具によって以下のように分類されています。

使用器具によるラクタ・モークシャナの分類

a. 鈍器を用いる（shastra）

   1. pracchana：切開

   2. shiravedhana：静脈穿刺

b. 鋭器を用いない（anushastra）

   1. shringavacharana：吸角法

   2. jalaukavacharana：ヒル吸血法

   3. alabuavacharana：ヒョウタンカッピング

   4. ghatiyantravacharana：グラスカッピング

（Su. Su. 13, Su. Su. 14）

　もっぱら現代のインドで行われているラクタ・モークシャナは，静脈穿刺（採血だけ）とヒル療法です。採血だけの治療は，慢性肝疾患などに300 ～ 400 ml程度定期的に放血することが，現代医学的にも行われ，Fe負荷の減少による酸化ストレスの軽減が有効性の機序として推定されています[30, 37]。ですから献血も，アーユルヴェーダ的に体質によっては健康増進効果が期待できるのです。また，女性の生理出血も一種のラクタ・モークシャナと言えます。それが女性が男性よりも長寿であることや，更年期症候群などの機序になっていると推定されています。

　一方ヒル療法は，特別な無毒のヒルに30 ～ 60分ほど血を吸い取らせる方法ですが，感染の危険性の問題から日本で実際行うには注意が必要です。無菌の「医療用ヒル」には，ヤマビルではなくチスイビルが使われているようですが，整形外科などでは，すでに手足の血管吻合手術後に日本でも頻用されています。ヒルは，適当な量の血液を吸血した後，ヒルディンとカリンという抗凝固・線溶活性物質を刺し口に排泄するため，1日くらいは出血がとまりません。これも作用機序として推定されています。

　日本でラクタ・モークシャナとして広く普及させるには，カッピン

7 アーユルヴェーダの治療学　**97**

グ[299, 300, 335]（ghatiyantra avacharana）が適当であると我々は考えています[149, 161, 364]。この方法は，鍼灸医学で行われる刺絡鍼法[298, 326, 339]とも一致しています。我々は，ラクタ・モークシャナの治療体験から，その機序として，①Fe負荷の軽減だけでなく，②静脈鬱血とりわけ椎骨静脈叢の減圧効果，③反応性の線溶系活性化効果を推定しています。そして，前処置，中心処置，後処置を含めた「インテグラル鍼灸」として体系化しています[364]（後述：214頁）。その中で，「静脈の循環系ハブ仮説」と「静脈鬱滞性疼痛」を提唱することができました。これは，現代医学的にも合理的な概念だと思いますが，これまで現代医学が注目してこなかったことです。しかし，最近になり，骨盤内鬱滞症候群として西洋医学的に注目されている女性の子宮静脈の鬱血や慢性前立腺炎における静脈怒張が認識され，そのための痛みが，静脈血管の伸展（鬱血）によるものであることも推定されるようになりました[349, 352, 353, 354]。

後処置（パシュチャート・カルマ）

浄化法を受けた後の回復のための特別な処置です。これには，サンサルジャナ（sansarjana；食餌法）とラサーヤナ（rasAyana；強壮延命薬）をとること，シャマナ（shamana；鎮静療法）という日常生活に気をつけてドーシャを乱さない生活をすることが含まれます。ラサーヤナ薬は後述しますが，これらはいきなり投与しても，通路が閉塞した状態では，体内に十分に分布しません。アーユルヴェーダでは，浄化療法で通路を開放した後，ラサーヤナ薬を摂取することが必須であると考えます。

 パンチャカルマの有効性と安全性

パンチャカルマを受けると，アグニの改善（食欲が正される），身体の軽快さが増す，身体の柔軟性が増す，疲労感がとれる，などと古典には記載されていますが[20]，パンチャカルマの若返り効果について，欧米の研究では，10か月間に2回（1回が1，2週間の治療）の治療を受け

て生物学的年齢が4.8歳若返ったという報告などがあります[58, 139]。ボストンのパンチャカルマセンターで1週間の治療を受けた8名を，5名の対照群と比較した我々の初歩的な研究でも，聴覚閾値が低下したり，CD4/CD8比の改善，中性脂肪の低下傾向，便臭の消失など肉体的な改善や，仕事へのやる気が向上し，タバコや酒を飲み過ぎることをしなくなったなどの心理面への効果が示唆されました[170, 171]。

　また安全性に対しては，治療開始の5日目まで体が痛んだり疲労感が強くなるなどの変化が出る例がありましたが，6日目には急速に諸症状が消失しました。これはアーマが体内で動くためといわれていますが，ある意味では好転反応です。8例中1例において，治療中に湿疹が出現するなどしましたが，ゴマ油からココナッツオイルに替えることで消失しました。排便がよくなる例がある中で，1例において一時的に排便状況が悪化した例がありました。また，浣腸により前立腺を圧迫して排尿時に不快感を憶えた例もありましたが，これらは一過性であり，じきに消失しました[170, 171]。

　また，3〜5日間の短期のパンチャカルマ療法を20名の男女に行い，12名の対照群の同年代の男女と比較した高橋，蓮村，上馬場らの研究が，厚生省の補助で行われました[159, 167]。その結果では，パンチャカルマ療法の終了直後に血清アポBが一時増加しますが，1か月後にはわず

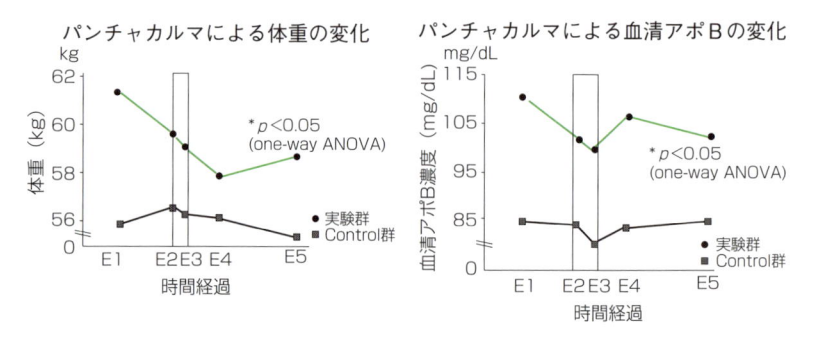

図41　3日間のパンチャカルマプログラムによる体重と血清アポBの変化[159]
　　　実験群での体重低下は，1か月で最大7kg，平均2.7kgであった。

7　アーユルヴェーダの治療学　99

表26　癌患者へのアーユルヴェーダの有効性検証研究
　　　（8～12カ月間の治療成績）

群	通常の生活	担癌状態	癌死	総計
A	10 （35%）	13 （47%）	5 （18%）	28
B	0 （0%）	27 （63%）	16 （37%）	43
C	35 （50%）	19 （27%）	15 （23%）	69
D	7 （100%）	0 （0%）	0 （0%）	7
総計	52 （29%）	59 （35%）	36 （35%）	147

A群：アーユルヴェーダ治療のみ群
B群：現代医学的治療の無効群に対するアーユルヴェーダ的治療群
C群：現在，放射線や化学療法，手術など現代医学的治療をしていながら
　　　アーユルヴェーダ的治療を補足
D群：現代医学的治療法で癌が管理されており，補足的な治療としてアー
　　　ユルヴェーダ的治療を行っている群

かですが治療群で有意に低下しました。また，体重も治療群で平均2.7 kg
有意に低下しました（図41）。ただし，NK活性やT細胞のサブセット，
DHEAs（dehydroxy-epiandrosterone sulfate），過酸化脂質，血圧，近点視力，
総コレステロール，中性脂肪，HDLコレステロール値などには有意な
差はありませんでした。しかし，生活の質を聞いたQOL問診表により
ますと，治療群では1か月後でもQOLが高い傾向が認められ，仕事へ
の満足感や排尿状況の改善など効果が持続しました。治療により通常の
好転反応が起こる例がありましたが，1か月目には消失し，治療以前よ
り体調が良くなりました。
　パンチャカルマを癌治療に使っている施設もあります。インド プー
ネのワゴリにあるアーユルヴェーダ大学＆病院＆研究センターでは
Complementary Cancer Care with Ayurvedaとして，1994～1999年までの
間の同施設における癌の治療成績を報告しています（表26）[54]。
　この研究は，経時的変化の観察だけなので，エビデンスの信頼度とし
ては低いのですが，癌患者を4群に分けて1年間経過観察しています。
　各群での治療法は，パンチャカルマとその後のシャマナとラサーヤナ

（種々の薬草製剤投与）でした。1998年，299例（11か月～87歳）を，約8～12か月間フォローした結果では，それぞれの群での症状の改善率の中で，アーユルヴェーダだけの治療による改善率は，55～40％でした。また，アーユルヴェーダだけの治療を行った群では，通常の生活ができるようになった例は35％で，癌が治らないで担癌状態の例は47％でした。一方，現代医学的療法とアーユルヴェーダの治療法を併用すれば，それぞれ35％→50％，47％→27％となり有効率が高くなりました。以上から，アーユルヴェーダ的治療は，現代医学的治療の補完統合医療としての価値が高いという結論を出しています。そのためのさらなる基礎的＆臨床的研究が期待されています。

 パンチャカルマの副作用と好転反応

　ところで，好転反応と浄化療法による副作用との区別は非常に難しいものです。パンチャカルマの有効性を検証した欧米の研究でも，パンチャカルマ療法後に種々の症状がむしろ悪化する例があるため，有意な改善をみなかったという報告もあります[59]通常好転反応は，パンチャカルマ治療開始後数日してから出現します。身体症状として，だるさ，筋肉痛，発熱，感冒様症状，関節痛，筋肉けいれん，腹痛，食欲不振，発疹などですが，精神症状として，イライラ，怒りっぽくなるなどの精神的変化が起こることもあると言われています。しかし，一般的に数日から1週間以内には消失して，以前より体調がよくなります。1週間以上も持続する場合とか，症状が消失してからの体調も以前と変わりないという場合には，副作用も十分考えられます。実際，アーユルヴェーダでの病気の原因として，パンチャカルマの失敗というのは大きいと言われています。

 パンチャカルマの効果の仕組み

　パンチャカルマは，心身を浄化することで心身を健康にさせ若返らせ

る方法ですが，その効果の仕組みを現代科学的に推定すると，資源物理学的解釈（生体のエントロピーの低下），免疫系としての皮膚へのアプローチ，温熱療法や経皮吸収された薬草成分の作用など，種々の仕組みが考えられます。薬用オイルマッサージや薬草サウナの継続が，効果を発揮することとか，滞在型で行うことで，非日常生活の中で転地効果が出るとか，ヨーガのポーズと呼吸法，瞑想などの実践方法を学ぶことでも，意識の変化が起こることなどが機序として推定されますが，今後の研究が待たれるところです。

　我々は，アーユルヴェーダの老廃物（アーマと呼ぶこともできる）の一つを，体内に蓄積したAGEs（最終糖化産物）と仮定することで，パンチャカルマの前処置だけでもAGEsが減少することや，中心処置のラクタ・モークシャナで排泄される血液の中に，AGEsなど糖化タンパクが多く含まれることを報告しています[356]。今後のさらなる研究が待たれるところです。

4 アーユルヴェーダの老化制御法：ラサーヤナ

① アーユルヴェーダの老化理論

　アーユルヴェーダでは，老化現象も自然の変化で起こる「疾病」とみなしています。これは，ヴァータ・ドーシャの増大により，体内に風のエネルギーが増大し，循環が順調にいかなくなることや，風の性質である乾燥性と冷性が体内に増加することで種々の組織が潤いをなくすることで発症すると考えられています。また，ドーシャのバランスが崩れることで，アグニと呼ばれる代謝や消化の火が不順となり，未消化物であるアーマ（一種の毒素：現代医学的にはAGEsに相当すると仮定できる）が蓄積して，通路を狭窄・閉塞したり組織に沈着して組織が萎縮・変性するために老化現象が進展すると考えられます（図42）[183]。

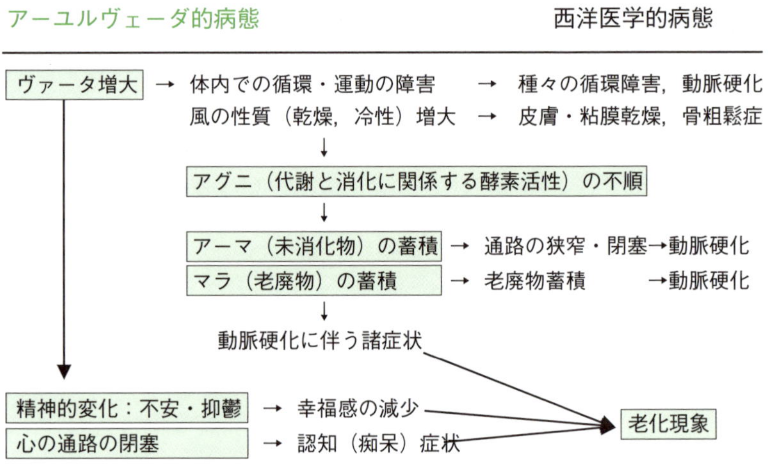

アーユルヴェーダ的病態		西洋医学的病態

```
┌─────────┐
│ ヴァータ増大 │ → 体内での循環・運動の障害    → 種々の循環障害，動脈硬化
└─────────┘   風の性質（乾燥，冷性）増大  → 皮膚・粘膜乾燥，骨粗鬆症
                        ↓
          ┌────────────────────────────┐
          │ アグニ（代謝と消化に関係する酵素活性）の不順 │
          └────────────────────────────┘
                        ↓
          ┌─────────────────┐
          │ アーマ（未消化物）の蓄積 │ → 通路の狭窄・閉塞→動脈硬化
          ├─────────────────┤
          │ マラ（老廃物）の蓄積   │ → 老廃物蓄積    →動脈硬化
          └─────────────────┘
                        ↓
             動脈硬化に伴う諸症状
 ┌──────────────┐
 │ 精神的変化：不安・抑鬱 │ → 幸福感の減少
 ├──────────────┤                    ┌──────┐
 │ 心の通路の閉塞      │ → 認知（痴呆）症状  │ 老化現象 │
 └──────────────┘                    └──────┘
```

図42　アーユルヴェーダの老化理論 [183]

❷ ラサーヤナのシステム：肉体のラサーヤナと行動の ラサーヤナ

　以上のような年齢による病的変化などを改善させる予防医学的方法がラサーヤナ（rasAyana）です。その目的は，肉体的に向上させるばかりではなく，精神的や道徳的性質をも向上させることです。そして，基本的な寿命である100歳（あるいは120歳）まで，健康と幸福を享受し（健幸長寿），記憶力や知性を維持して，死ぬまで他の人に役立つ人間を作ることがラサーヤナです [90, 183]。具体的には，表27のように分類されています。

　上記のような老化を促す過剰なドーシャ，アーマ，マラを体内から排泄させるパンチャカルマ（81頁）がラサーヤナの中心となります。その後に，種々の不老長寿薬を処方するのです。

　また，精神的あるいは行動医学的にライフスタイルの是正を行うことも，アーチャーラ・ラサーヤナ（行動のラサーヤナ）と呼ばれ，重要とされています。

表27　ラサーヤナの分類

ラサーヤナの分類	ラサーヤナの内容
カーミヤ・ラサーヤナ kamya rasayana	健康人の健康の増進を促す製剤 製剤の代表：チャヴァナ・プラーシュ，アムリット・カラーシュ ただし，パンチャカルマの後から服用
ナイミッティカ・ラサーヤナ naimittika rasayana	病人の強壮作用を促す製剤 治療薬と併用しても構わない
メドゥヤ・ラサーヤナ medhya rasayana	頭脳によい薬 製剤：ブラフミー，ヴァチャー，シャンカプシュピー
アーチャーラ・ラサーヤナ AcAra rasAyana	節制法を実践し，ライフスタイルを整えること 1．真実を語る 2．休息と活動のバランスのとれた規則的生活 3．気候や季節に従った生活 4．健全な食事法 5．貧窮者への施しの励行 6．霊的理解を持つ 7．暴力をふるわない 8．怒りや過緊張を避ける 9．酒，性行為をひかえる 10．他人を傷つけない

③　アーチャーラ・ラサーヤナ：行動のラサーヤナ

　アーチャーラ・ラサーヤナ（行動のラサーヤナ）とは，①真実を語る，②休息と活動のバランスのとれた規則正しい生活，③気候や季節にあった生活，④健全な食事，⑤貧窮者への施しを励行，⑥非暴力，⑦怒りや過緊張を避ける，⑧酒や性行為を控える，⑨他人を傷つけない，⑩霊的理解を持つなど10項目が挙げられています[90, 178]。アーチャーラ・ラサーヤナを実践する人には，ラサーヤナ薬は必要ないとまで言われており，極めて大切なものとなっています。

　これらの中の健全な食事法は，胃腸の働きを改善させて腸内細菌叢を整え，食後高血糖を防止し，その結果，アーマや糖化タンパクであるAGEsを増加させなくなると推定されます。その上，規則正しい生活が

加われば，生体リズムが整って副腎疲労や老化を予防してくれる可能性は十分に推定できます。

④ ラサーヤナ薬について

浄化療法後に，体内の組織（ダートゥ）の機能を活性化させて若返らせるため各種の薬草や製剤が，アーユルヴェーダのラサーヤナ薬です。これらのラサーヤナ薬を，いったん体を浄化させた後に内服することで健康を増進させることができるというわけです。代表的なラサーヤナ薬を表28に紹介しました。女性に最適なラサーヤナはシャータヴァリー

表28　ラサーヤナ薬の数々

組織・体質	ラサーヤナ薬（滋養強壮の薬草製剤）
血漿	シャータヴァリー，ナツメ
血液	アーマラキー，ブリンガラージュ
筋肉	アシュワガンダー，バラー
脂肪	グッグルー，シラジット，ハリータキー，ガーリック
骨	シュクティ・ラサーヤナ（真珠の母），珊瑚のバスマ
神経	菖蒲，ブラフミー，金のバスマ
生殖器	シャータヴァリー，アシュワガンダ，ギー，牛乳
呼吸器系	チャヴァナ・プラーシュ，長コショウ，黒コショウ
消化器系	長コショウ，ハリータキー
水分代謝系	生ショウガ，香附子，カルダモン
尿路系	ゴクシュラ
排泄系	ヴィダンガ，トリファラー
汗腺系	バジル，ナックス・ボニカ（馬珍子）
目	トリファラー，甘草，シャータヴァリー
鼻	アヌ・タイラ
脳	ブラフミー，菖蒲
心臓	金のバスマ，グッグルー
神経・筋肉系	バラー，ニンニク，グッグルー
ヴァータ体質	バラー，アシュワガンダー
ピッタ体質	アーマラキー，シャータヴァリー，グッディッティ
カパ体質	バラタカ，グッグルー，長コショウ，ニンニク

注）バスマとは焼灼剤のこと。

7　アーユルヴェーダの治療学

（Asparagus rasemosus L.），男性にはアシュワガンダー（Withania somnifera L.），小児にはバラー（Cordifolia sinensis L.）がよいと言われています[90]。ラサーヤナ薬に強い抗酸化作用があることも報告されています[32]。

また，ラサーヤナの代表薬であるハリータキーは，AGEsの血管内皮細胞障害作用を阻害することが報告されています[338]。今後の検討が必要ですが，抗酸化作用薬だけでなく抗AGEs作用薬は，ラサーヤナとして作用しえると推定されます。

5 現代的疾患のアーユルヴェーダ的治療：その考え方と治療方法

① 現代病をアーユルヴェーダの言葉に翻訳する

現代医学的診療にアーユルヴェーダを取り入れる場合，医学的な用語で表現されている種々の症状や病気を，アーユルヴェーダの言葉に翻訳することで，治療あるいは予防策がたてられると思われます。

主にどのドーシャがアンバランスになって病気が発症しているかによって，現代医学的疾病を分類するのです[13, 16]。それにより，アンバランスをきたしているドーシャや老廃物の治療を施すことで，現代医学的疾病も治療できると思われます。

その場合，ドーシャのアンバランスを是正する「鎮静療法」と，アンバランスの結果起こる病理過程で生成された毒素の「浄化療法」を行うことが必要です。疾患によってはこれらの2大治療原則以外に「外科療法」を勧めることもあります。

①ヴァータ性疾患：ヴァータのアンバランスが原因で起こった病気
　　　　　→　ヴァータをバランスさせるための鎮静療法と浄化療法
②ピッタ性疾患：ピッタのアンバランスが原因で起こった病気
　　　　　→ピッタをバランスさせるための鎮静療法と浄化療法

③カパ性疾患：カパのアンバランスが原因で起こった病気
　　　　　　→カパをバランスさせるための鎮静療法と浄化療法

　ただ，ここで注意しておくべきことは，1つのドーシャの乱れが起こりますと，そのドーシャの乱れを正そうとする反応性の変化が，健康であるほど強く起こってくるものです。たとえば，カパやアーマが増加すれば，それを消化しようとしてピッタが増加するものです。ですから，どのドーシャの異常がまず最初に起こってきたかを診断して，そのドーシャの異常を是正することが大切となります[16]。ここでは，最近メタボリックシンドロームの注目の中で問題視されることが多い肥満を具体例としてとりあげ，説明を加えていきましょう。最近増加している癌も肥満と類似してカパ性疾患を基礎として起こることから，肥満症と似た処方をすることになります。

2 肥満症

❖ 病気の原因 ❖

　最近メタボリックシンドロームが注目されていますが，アーユルヴェーダにおいても肥満は病気です。肥満は主にカパ異常やアーマ蓄積で起こります。これは，①肉体的要因として，重性で冷たい食物，食べ過ぎ，寝過ぎ，運動不足などでカパが増大することや，②心理的要因として執着，センチメンタルな気持ち，自信欠如などタマス的な心理的変化によるもの，③トリドーシャのアンバランスにより消化の火アグニが低下するために，アーマが蓄積したり，メーダ・ダートゥ・アグニの低下からメーダ（脂肪組織，図18：49頁）が蓄積したりすることで起こります。通常の痩せ薬は，ヴァータを悪化させて，アグニを低下させることで，ヴァータ性肥満をきたすことがあります。

❖ 一般的な治療 ❖

　カパ異常やアーマ蓄積を正すことが大切ですが，特に肥満症の治療に

おいては，ランガナと呼ばれる減量治療が，まず適応になります。これは，あたりまえのことですが，軽い食事あるいは絶食することです。とりわけ，夕食を減らして早い時間帯に終えることが最低限必要です。さらにスパイシーなハーブや緩下剤をとることです。ただし，冬に強いランガナをすることは控えます。冬に低下する体内の熱や抵抗力を弱めてヴァータを悪化させることになるからです。

減肥薬としてグッグルー（Commiphora mukul L.）1 g とシラジット 0.5 g をショウガと蜂蜜とともに1日2～3回とるとか，ショウガとターメリックをアロエ・ヴェラの葉肉ゼリーとともにとるという処方もあります。精神安定薬（ブラフミーなど）も，異常食欲を鎮めるために効果があると言われています。ここに紹介する薬草の作用などについては，拙書[192]を参考にしてください。

次にドーシャ別に肥満を分けて説明してみましょう。

カパ性肥満

カパ性肥満の仕組みは，代謝がゆっくりしていることです。さらに食欲はコンスタントに強く，料理や食事に夢中になりやすい人がなります。体重増加の主要な原因は水と油です。膵臓や腎臓の機能低下，エネルギーレベルの低下を伴っており，皮膚は湿って白い傾向にあります。カパ性肥満の遺伝子解析は，マトリックスダイエットでのリンゴ型肥満に類似しているはずですが，約100例の被験者を対象にした我々の予備的実験では，β_3, β_2 交感神経受容体 SNP 陽性で，UCP1 の SNP は陰性例にカパ体質が有意に多いようでした[162, 340]。

治療は浄化療法として，カパをバランスさせる絹布による皮膚のマッサージ（ガルシャナ）の後にウドヴァルタナ（薬草粉によるラビング；rubbing）を行い，中心処置として催吐法や経鼻法などを行います。

鎮静療法としては，大切なのは食事療法です。つまり，カパを減らす食事として，砂糖など炭水化物をできるだけ控える糖質制限（極端な断糖ダイエットなどは長期的には危険性があるが）が有効です。さらに塩，乳製品，甘い果実，肉，魚，油物をひかえ，キャベツなどの野菜を

よく噛んで多く摂取することによって消化を促します。食事は朝10時前や夕方6時以後はひかえます。さらにホットウォーター（白湯）をとったり減食をすることも勧められます。しかし果実ジュース断食は，リンゴのジュース以外は，体を冷やすため控えるべきでしょう。また，どんな時でも冷たい食物は禁止します。食事の量を変えるのが望ましいのですが，食物の質を変えることもよいでしょう。つまり野菜を多くして，塩を使わないとか，油を控えて料理することがよいでしょう。インドでは，ムングダールなどの豆類や玄米をとることを勧めています。

また，睡眠過多や昼寝を避けます。運動は特に勧められます。特にエアロビクス的な運動が好ましいでしょう。しかし汗をかきすぎたり，息がきれるほどの運動はひかえます。薬草処方としては，ホットスパイスをとり，代謝を促すようにします。トリマダやトリカトゥなどの代謝と消化の促進剤，トリファラーやアロエ・ヴェラなどの緩下剤もよいでしょう。

カパ性肥満の治療薬として有名なものは，トリマダ（trimada）とトリカトゥ（trikatu）です。トリマダは，肥満の定型的な薬草製剤で，①ムスター（Musta, Cyperus rotundus），和名：香附子，②チトラーカ（Citraka, Plumbago zeylanica），和名：インドマツリ，③ヴィダンガ（Vidanga, Embelia ribes），和名：エンベリア，の3つの薬草からなる製剤です。トリカトゥは，①シュンティー（Ginger, Zingiber officinale），和名：ショウガ，②マリチャ（Black pepper, Piper nigrum），和名：コショウ，③ピッパリー（Long pepper, Piper longum），和名：長コショウ，の3つの合剤です。トリカトゥは「三辛薬」として知られていますが，トリマダとともにアグニを刺激する作用を持っているため，アーマを消化したり，脂肪組織（メーダ）から骨組織（アスティー）への変換を促すのです。それによりカパ性肥満が改善すると考えます。漢方医学的には，防風通聖散あるいは防已黄耆湯の適応証です。

ヴァータ性肥満

このタイプの肥満の人は体重や食欲が大きく変動するのが特徴です。

ヴァータを鎮めるために砂糖や炭水化物をとりすぎることで肥満が起きてくると言われています。また心因として，恐怖，不安，心配，神経質などが原因して，そのストレスを，食べることで解消するために肥ってしまうのです。ところでヴァータ・カパ性肥満の場合は治療がむずかしいと言われています。なぜなら，ヴァータ（精神的要因）とカパ（代謝が低下）が同時にあるからです。ヴァータ性肥満の遺伝子解析は行われていませんが，概念的には，マトリックスダイエットでのバナナ型肥満に類似していると思われます。約100例の被験者を対象にした我々の予備的実験では，β_2交感神経受容体のSNP陰性で，UCP1のSNPも陰性例にヴァータ体質が有意に多いようでした[162, 340]。

　治療としては，浄化療法は，波剤法としてアビヤンガやシローダーラーで心と体のバランスの乱れを鎮め，浣腸でヴァータを出します。鎮静療法としては，まず，精神を鎮め，食事を制限することが大切です。精神的習慣と肉体の弱さが関与していますので難治性です。極端な糖質制限は危険で，逆にヴァータを増大させて，脱力感や痩せすぎを招く危険性があります。ヴァータを鎮める食事として，適当量（1日40〜130 g）の複合炭水化物（玄米や炭水化物を含む野菜）がよいでしょう。ただし，砂糖や白米，白パンなどの精製した炭水化物は，血糖値を急激に上昇させてインスリン分泌などを促すことになるのですすめられません。神経を鎮めて精神的な悪習慣を断つ薬草として，ブラフミー，ジャタマンシー，ナツメグ，ヴァレリアン，グッグルーが勧められています。またこのタイプではヨーガや瞑想をすれば，精神が安定して痩せます[14]。

　グッグルーは，カパ性とヴァータ性肥満の両方に効果があります。なぜなら，グッグルーの味は，辛，苦，渋，甘味を兼ね備えていますが，性質として熱性です。そしてグッグルーの消化後の味は辛味ですので，カパとヴァータをバランスさせるのです。しかし，過量ないし長期投与ではピッタを増悪させてしまうこともありますので注意しておきます。

ピッタ性肥満

　このタイプでは，食欲が旺盛なため大食してしまうことでアーマ蓄積

やカパ異常が起きて肥満になります。特に糖分や肉食をすることが多いためです。肥満といっても筋肉が主に増えるために起こるものです。

　ピッタ性肥満の遺伝子解析は，マトリックスダイエットでの洋ナシ型肥満に類似していると推定されますが，約100例の被験者を対象にした我々の予備的実験では，UCP1のSNP陽性でかつβ_3交感神経受容体のSNP陰性例に有意にピッタ体質が多いようでした[162, 340]。ただ，これらは今後の研究によらねばいけません。

　治療としては，ピッタを軽減させる食事にします。肉，魚，油性食，糖分をひかえ，緑野菜やクロロフィルを含む生野菜，苦味食物，苦味緩下剤を多くとります。薬草は，アロエ，カトゥカ，月桂果，ターメリックなどがよいと言われています[14]。

◀ ◀ ◀ ネートラ・タルパナと涙 ▶ ▶ ▶

　眼をオイルに浸す奇想天外な治療法として，アーユルヴェーダのネートラ・タルパナが日本で有名になっています。薬局にもいくつかの洗眼液が売られていますが，これらは普通水溶液を使いますので角膜に対して必ずしもよいものではありません。ネートラ・タルパナはオイル（ゴマ油は使いません！　精製バターであるギーを使います）で眼を浸すことから，眼には優しい治療だと考えられます。その理由は，角膜表面を常に保護している涙は，実は3層構造をしているからです。その3層とは，最外層を油層とし，漿液層，ムチン層となり角膜に続きます。水溶液で洗眼すると，油層を除去して角膜の乾燥を促す可能性があるのですが，オイルを使うネートラ・タルパナでは問題がありません。

　また，ネートラ・タルパナはリラックス効果があります。眼球表面を支配する三叉神経（眼神経）は，角膜表面の温度受容体，化学受容体，触圧受容体につながっており[28]，38～40℃前後の精製バターを角膜に当てることで，これらの受容体を介した体性自律神経反射により，交感神経抑制あるいは副交感神経優位状態になることが推定されます。

　このように，アーユルヴェーダの治療一つをとっても，現代医学の最先端の知見と結びつけることができるのです。ただし，眼に浸すオイルの温度を高くしすぎて，「目玉焼き」を作らないようにしてください！

トピックス

7　アーユルヴェーダの治療学　111

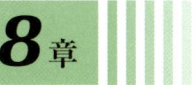

8章

アーユルヴェーダの薬物学

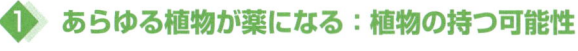

① あらゆる植物が薬になる：植物の持つ可能性

『チャラカ・サンヒター』第1巻26章12節には「世の中のどんな物質でも，それぞれの道理（yukti）と目的（artha）を知っておれば，薬物にならないものはない」と記載されています[222]。

アーユルヴェーダでは食物と同様にハーブも，味（ラサ；rasa）と潜在力（ヴィールヤ；vIrya），消化後の味（ヴィパーカ；vipAka）などを

表29 食物や薬草の持つドーシャへの作用

ラサ rasa（味）	ヴィールヤ vIrya（薬力源）	ヴィパーカ vipAka（消化後の味）	ドーシャへの作用			薬草や食物の例	
			V	P	k		
甘味	冷性	甘味	↓	↓	↑	大麦，ココナッツ，カボチャ種子	米，小麦，牛乳，砂糖
酸味	熱性	酸味	↓	↑	↑	ホーソーン，イバライチゴ	酢，梅干し，チーズ，ヨーグルト
塩味	熱性	甘味	↓	↑	↑	昆布	漬物，醤油，塩
辛味	熱性	辛味	↑	↑	↓	ショウガ，コショウ，ワサビ，唐辛子	香辛料
苦味	冷性	辛味	↑	↓	↓	貝母，宿根草，セントリー草	緑菜野菜，ニガウリ，ホウレンソウ
渋味	冷性	辛味	↑	↓	↓	アグリモニー，イラクサ，ウルシ	豆類，渋柿，緑茶

プラバーヴァ prabhAva（特異作用，例外）
① 岩塩はラサが塩味だが，ヴィールヤは熱性ではないのでピッタを増悪させない。
② アーマラキーはラサが酸味だが，ヴィールヤは熱でないのでピッタを増悪させない。
③ ライムはラサが酸味だが，ヴィールヤは熱性ではないのでピッタを増やさない。
④ 蜂蜜は甘味だが，ヴィールヤは熱性であるのでカパを減らす。

持っていると考えています。つまり，ハーブや食物の持つ味，潜在力，消化後の味がドーシャのバランスに影響を与えるのです。それにはある一定の法則があります。しかし例外もあり，それを特異作用（プラバーヴァ；prabhAva）と呼んでいます（表29）[192]。

五感すべてを介するハーブの作用

　味（rasa）とは味覚を介した知覚ですが，ハーブは他の五感を介する作用も持っています[192]。つまりハーブの香りや色などがドーシャに影響を与えます[137]。たとえば水色の花柄はピッタを，黄色い花びらはカパを，緑色の葉はヴァータを鎮めます。香りの作用としては，ユーカリなどのスパイシーな香りはカパを，サンダルウッドの甘い香りはヴァータとピッタを鎮めるという具合いです。往々にして，薬草の作用というと，薬理活性ばかりが注目されがちですが，アーユルヴェーダ的には，五感すべてを介して作用させるような治療薬の摂り方が大切なのです。

❸ 飲み方により異なる薬草の作用：アヌパーナム

　ハーブは，摂取の方法によって作用が異なってくることをアーユルヴェーダでは細かく指示しています[192]。実際，現代医学的に考えても，経口（内服）と経皮（マッサージ，湿布），点眼，点鼻，注腸（大腸から投与），喫煙，吸入，経腟投与などでは，血液に成分が入っていく時間的な過程が異なってきます。

　次に摂取する時間が，作用に影響してきます。つまり，食前30分に内服すると，大腸や下半身，下腹部のアパーナ・ヴァーユ（☞53頁，表9参照）に作用しますが，食事と一緒にとりますと，胃や小腸に効果を与えることになります。食後に内服すると，上半身，呼吸器系，プラーナ・ヴァーユに作用させることになります。ですから，下剤，利尿剤，通経剤，大腸や腎臓，生殖器官に作用させる薬は食前にとることを指示しています。一方，消化機能に作用させる薬（刺激剤，駆風剤，苦味健

胃剤，滋養強壮剤）は，食事と一緒にとるとよいと言います。発汗剤，去痰剤，向精神薬は食後に服することがよいと言われています[192]。

　次に，薬を服用する時に一緒にとる液体も，ハーブの効果に影響を与えます。あるいは，より精妙な組織に薬草の効果をいき渡らせることができると言うのです。このような液体を「アヌパーナム；anupAnum」（あるいはアヌパーナ）と呼んでいます。アヌパーナムには，お湯，牛乳，ギー，蜂蜜などがありますが，ショウガをとる時に蜂蜜で飲むと，ショウガの去痰作用が増強するとか，辛味のスパイスをとる時，牛乳でとると，ピッタを増悪させないですむなどの効能があります。またハーブを味わいやすくする作用もアヌパーナムは持っています[192]。

　具体的に言えば，同じハーブでもギーと一緒にとるとピッタを下げ，蜂蜜と一緒ではカパを鎮める作用が強調されます。お湯で飲むとカパとヴァータを鎮め，冷水と一緒に飲むとピッタを鎮めることになります。ただし，解熱剤はお湯で飲むべきで，発熱の時には冷水や冷たい食物は控えるべきだというのです。なぜなら，発熱はアーマの蓄積症状だからです。これらの事柄は，現代医学的には問題にされていませんが，将来科学的な研究が期待されます。

 ハーブの調剤原理

　アーユルヴェーダでは漢方と同様に，単一の生薬を処方することは実はあまりありません。実際のインドのハーブ製剤は3 〜 50種類のハーブを含有するものが多くあります。特にアーユルヴェーダでは，3，5，7種類の生薬を組み合わせた処方が多いようです。それらの組み合わせの仕方には一定の原理があり，以下のように1から7までのハーブを混ぜ合わせることが多いようです[97, 192]。

1. 代表的な作用を示す薬草：1種類—風邪に対する発汗作用薬
2. 同様な作用を示す薬草（相加作用薬）：1 〜 2種類
3. 補助作用薬（assistant herbs）：主作用を助ける作用（去痰作用薬）

4. 相反作用薬（作用の過剰や副作用を防ぐ）：1〜2種類，counter-assistant herbs
5. 体内での利用を促すための薬草（消化・吸収を促す薬草）
6. 排泄作用を持つ薬草（利尿作用や緩下作用薬）
7. アヌパーナム：薬草の作用をより深い組織に効かせる

漢方医学での「君臣佐使」という方剤原理に従った場合と比較しますと，表30のように，麻黄，桂枝，杏仁，甘草に加えて，トリカトゥやトリファラーなどをアーユルヴェーダでは，加えることになるのです[192, 196]。さらにアヌパーナムが加わることになります。

表30　漢方医学とアーユルヴェーダの方剤原理の比較

漢方医学の生薬と方剤原理		アーユルヴェーダの生薬と方剤原理
君薬：主薬	麻黄	代表的な作用を示す薬草　　　　：麻黄
臣薬：主薬の効能を増強	桂枝	相加作用薬　　　　　　　　　　：桂枝
佐薬：臣薬の補助薬	杏仁	補助作用薬　　　　　　　　　　：杏仁
使薬：君薬の偏りを正す	甘草	相反作用薬　　　　　　　　　　：甘草
		消化・吸収を促す薬　　　　　　：トリカトゥ
		排泄作用を持つ薬　　　　　　　：トリファラー
		薬草の作用をより深い組織に効かせる(アヌパーナム)
		：ハチミツ，ギー

 アーユルヴェーダの複合製剤

複合することで生物学的利用能が増大する，コショウのピペリンの例を図43に紹介します。

コショウ（ピペリン含有）とβカロテンなどを複合することで生物学的利用能（BA）が高くなることが報告されているのです[27]。

① トリカトゥ

アーユルヴェーダでは，消化の火を活性化させるために3つのスパイスを等量混合します。これらの3つのスパイスは，ありふれたもので，コショウ（黒コショウ），ショウガ，そして長コショウの等量混合です。

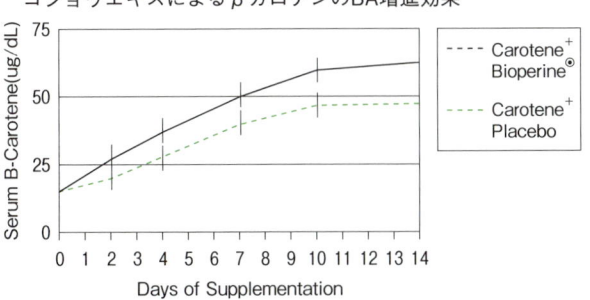

コショウエキスによる*β*カロテンのBA増進効果

Bioperine 20mg＝1000mgコショウ

図43　コショウエキスによる生物学的利用能（BA）増進

　それぞれ消化促進作用があります。3つの（トリ），辛い（カトゥ）食物からなる薬ということで，「トリカトゥ」と呼ばれています。

　トリカトゥが，高コレステロール食を与えたクマネズミで，コレステロールや中性脂肪を低下させ，HDLコレステロールを増加させることが報告されています[26]。長コショウは，それだけをとるとピッタを増大させすぎることがありますが，3つを混合すると，そのようなことが起きにくくなります。ちなみに，長コショウだけでも，浮腫や冷え症に有効であることが報告されていますが，その機序はTie2という受容体に作用することがわかってきました。日本では，フィファーチと呼ばれ，沖縄で栽培されています。

　②トリファラー

　トリ（3つ），ファラー（果実）という意味。トリファラーとは，ヴィビータキー（セイタカミロバラン；Terminalia belerica Roxb.），ハリータキー（ミロバラン；Terminalia chebula Retz.），アーマラキー（柚柑Emblica officinalis Gaertn.）の3種類の薬草の果実から作った滋養強壮，老化防止作用製剤のことです。現代医学的には，アーマラキーにはビタミンCやケルセチンが大量に含まれ，ハリータキーには抗酸化作用と抗AGEs作用を持つポリフェノール類としてケブリックアシドが多く含まれています[338]。ただ，ハリータキーは医薬品とされていますので，日

本への輸入は困難です。

③トリマダ（**Trimada**）については，109頁で既述しました。

⑥ ハーブとミネラルの複合製剤：ハーボミネラル

インドなどでは，薬草だけでなく，ミネラルつまり鉱物生薬を同時に含む処方を使うことが多くあります。これをハーボミネラル（Herbomineral）と呼びます。インドのハーボミネラルで糖尿病への効果と安全性が認められている製剤（Diabecon）をもとに，20種類以上のインド生薬と珊瑚カルシウムなどミネラルを含むハーボミネラルが創生されて，日本で健康食品として販売されています。その安全性と血糖低下作用ならびに抗酸化作用を，アロキサン誘発糖尿病モデルマウスを使った動物実験で我々は確認しました。実は漢方の防風通聖散という抗肥満薬もハーボミネラルに含まれるのです。

⑦ アーユルヴェーダの代表的機能性素材

アーユルヴェーダの素材には，日本の薬食区分で分類すると，薬草になるものばかりでなく，食品となるものも多くあります。特にスパイスは，世界中で食材として頻用されています。そのため，日本でサプリメントとして使用可能なものは，案外多くあります。ハーブとしては，シャータヴァリー，グッグルー，サラシア，ボスウェリア，アーマラキー，トゥルシー，ニーム[11]（小枝のみ），ブラフミー（ゴツコラとバコーパ）など，スパイスとしては，ターメリック，フェヌグリーク，コショウ，ゴクシュラなどです[26, 99]。

これらの食材には，多かれ少なかれ，ケルセチンやケンフェロールなどが含有されています。これらのポリフェノール類は，直接活性酸素を捕捉するだけでなく，むしろ，体内の抗酸化酵素を誘導することで作用を発揮するのではないかと推定されています。つまり生体の機能を向上させる作用を持つ可能性があるということです[26, 96]。

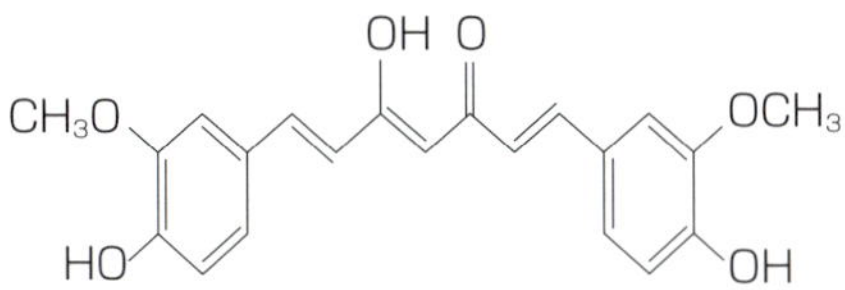

クルクミン（ターメリック） 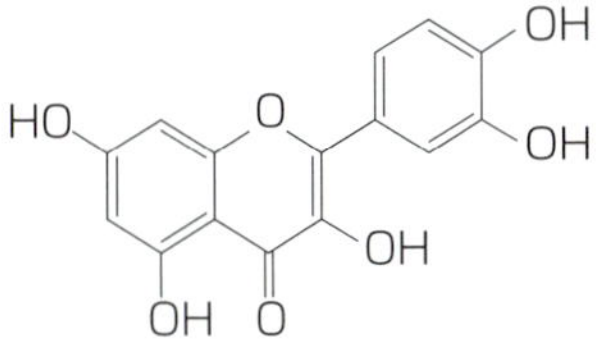　　　　　ケルセチン（アーマラキー）

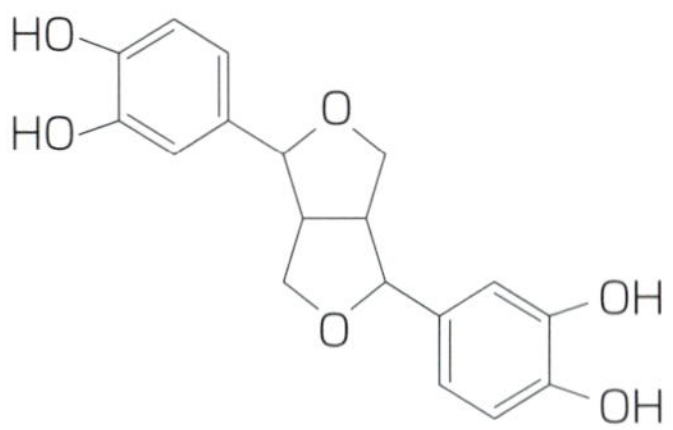

ゴマリグナン（ゴマ油） 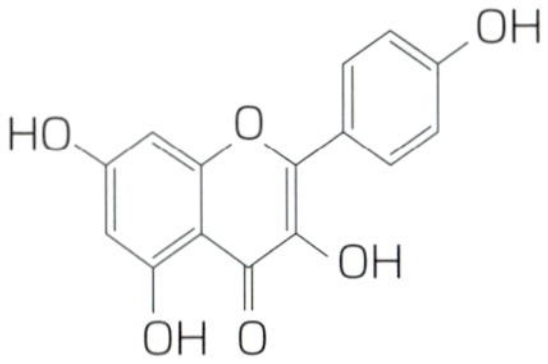　　　　　　ケンフェロール（アーマラキー）

図44　アーユルヴェーダのハーブに含まれれるポリフェノール

　これらのハーブやスパイスで新たな問題となることは，医薬品との相互作用です。薬物動態学的な相互作用の例としては，グッグルーが，核内PXR（Pregnane X-Receptor）受容体への作用を介してCYP3Aの活性を変えるのではと推定されるようになりました[5]。また，コショウにしても，グレープフルーツよりも高いCYP（cytochrome P450）酵素の阻害活性が言われてきました[35]。薬力学的相互作用についても，インド伝統医学の素材の機能性が明らかになるほど，その危険性は高くなっています。たとえば，ギムネマやフェヌグリークなどは，血糖降下薬と併用すれば低血糖が起きてしまう可能性があるのです。さらに新しくて古い問題として，作用や薬物動態の個体差，方剤薬理の問題があります。これらの問題が解決されないかぎり，インドの薬草製剤の価値を十分に発揮させることはできない可能性があります。

　前述のように，これらの薬草は，たいていは方剤薬理に従い複合されていますが，サプリメントとした場合，単一で用いられがちです。また，

インドなどの製剤の中には，特にミネラルと一緒にハーブを調合することが多いのですが，ここでは，代表的な単一の薬草に関して，インドのダブール社の出版しているデータベースなど[9, 23, 26]をもとに紹介してみましょう。

　なお，直接人間に使うものではないのですが，インドの代表的ハーブのニームの忌虫効果を使った天然の農薬については文献[113]を参照下さい。

■ アシュワガンダー ■ （図45）

　サンスクリット語で，アシュワガンダー ashwagandha．学名：Withania somnifera L．英名：Winter cherry．根，葉，全草を薬用に供します。中国医学の朝鮮人参と似た強壮作用を示すことから，インド人参と呼ばれることがあり，長寿と若さと活力，知性をもたらすとして頻用されています[134, 192]。アーユルヴェーダの代表的な強壮剤としてしばしば用いられていますが，富山大学和漢研のグループが，認知機能向上作用や神経細胞のシナプス伸長作用を報告しています。ただ，アシュワガンダーは，分画に細胞毒性があることが言われているため，平成24年から食品から薬品に分類されて自由に輸入できなくなりました。

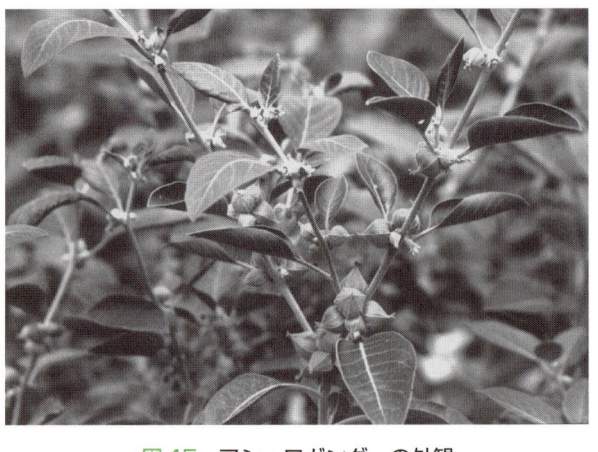

図45　アシュワガンダーの外観

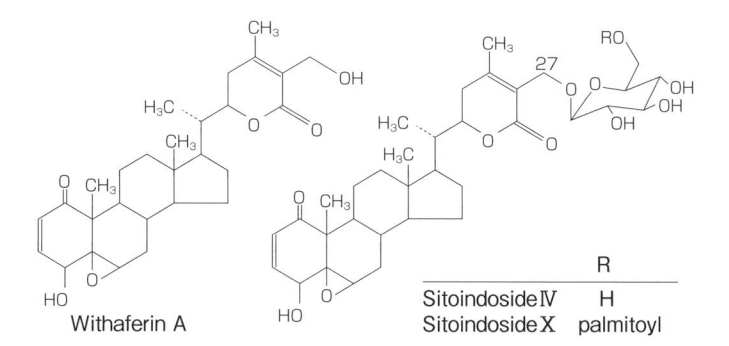

図46　各種ウイタノライド（withanolides）の構造式

主成分：

　①ステロイドラクトン（Withanolides A-Y, Withaferin A など）（図46），

　②フィトステロール（Sitoindosides Ⅶ - Ⅹ），β-sitosterol など），

　③アルカロイド（Ashwagandhine, Ashwagandhinine など）

薬理活性：

　①記憶力増強作用（Sitoindosides Ⅶ - Ⅹ や Withaferin A などが，認知障害や学習障害，アセチルコリン濃度の減少，コリンアセチルトランスフェラーゼ活性の減少などを抑制），②抗ストレス作用，③免疫調整作用，④抗菌活性，⑤抗酸化作用[6]，⑥解毒酵素誘導作用（アシュワガンダー 5 日間連続投与が，肝内酵素 GST（glutathione-s-transferase），catalase を誘導し，GSH（reduced glutathione）の減少，過酸化脂質濃度の上昇を抑制），⑦血管新生阻害作用[44]（Withaferin A に，血管新生抑制，癌予防作用[15]，NF-kB 抑制作用などが報告されています），⑧神経細胞のシナプス伸長作用（ソミノンというウイタノライドのアグリコンが活性本体）

摂取時の注意点：

　安全性試験においても，100 mg/kg を 30 日間投与しても毒性所見はありません。50％エタノール抽出エキス 1000 mg/kg が LD_{50} に相当します。

医薬品との相互作用：

　肝臓の薬物代謝酵素系へ影響することが考えられます。

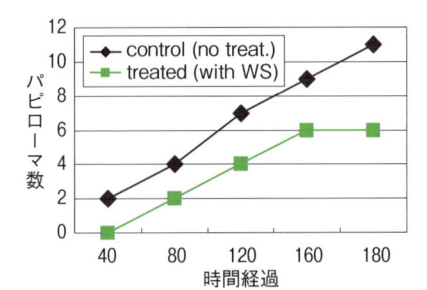

（Davis L. et al., J.Ethnopharmacol.2001 より）

図47　アシュワガンダーの癌予防作用[15]

表31　アシュワガンダーの抗酸化に関わる酵素活性化作用[6]

Treatment	Normal	Control	Treated
GSH（nmoles/mg protein）	6.33±0.15	3.13±23	6.05±0.14*
GST（nmoles of CDNB/min/mg Protein）	362±1	186±2	323±2*
グルタチオン（peroxide nmoles of NADPH/min/mg protein）	99.21±3.53	77.89±2.15	88.09±2.92**
カタラーゼ（nmoles H_2O_2 decomposed/min/mg/protein）	67.59±1.24	28.32±2.51	58.21±2.16*
過酸化脂質（nmoles MDA/mg protein）	144±0.9	282±0.9	168±0.9*

アシュワガンダーを5日間投与されたマウスでは，DMBAと10％グロトン油で皮膚を処理されていたマウスでも，処理なしのマウスと同様の変化を示している。

GSH：還元型グルタチオン　　GST：グルタチオンS−転移酵素

$*p < 0.001$　　$**p < 0.01$

〈文献6）より引用〉

薬理作用に関する研究：

　①記憶力増強作用：Sitoindosides VII - X や Withaferin A など，根の水性エキスに含まれる成分の2週間投与が，イボテン酸で惹起させた認知障害や学習障害，アセチルコリン濃度の減少，コリンアセチルトランスフェラーゼ活性やムスカリニックコリン受容体の減少などを抑制するこ

とが示唆されています。また，Withanolides誘導体がマウスやラットで抗ストレス作用と同時に，ヒト試験において，若年も老年も含めて学習記憶力の増強作用を発揮したと言われています。

②適合作用，抗ストレス作用：アシュワガンダーの根の抽出エキスや，等量のSitoindosides（Ⅶ-ⅩとWithaferin A）は，強制水浴誘発寡動状態の短縮，胃潰瘍の発生減少などから抗ストレス作用があることが示唆されています。ウイタノライドDが，βアミロイドなどにより障害された神経繊維の伸張を促し，脊髄損傷の回復を早めることも示唆されています。

③免疫調整作用：SitoindosidesⅨ，Ⅹにより，腹腔マクロファージの活性化と大食細胞，ライソゾーム酵素系の活性化などが起こることも報告されています。

④抗菌活性：Withaferin A,Wtihaferin 3-β-hydroxy-2,3,Dihydrowithanolidesは，毒性なしに，抗菌活性を有しています。

⑤抗酸化作用：SitoindosidesⅦ，Ⅹ，Withaferin Aを使って，ラットの脳内SOD（superoxide dismutase），CAT（catalase），GPX（glutathione peroxidase）の活性の強さをみたところ，前頭葉や線状体における上記酵素活性が高くなっていました。

⑥ソミノンを脊髄障害モデルラットの局所に投与することで，歩行障害が回復したといわれています。

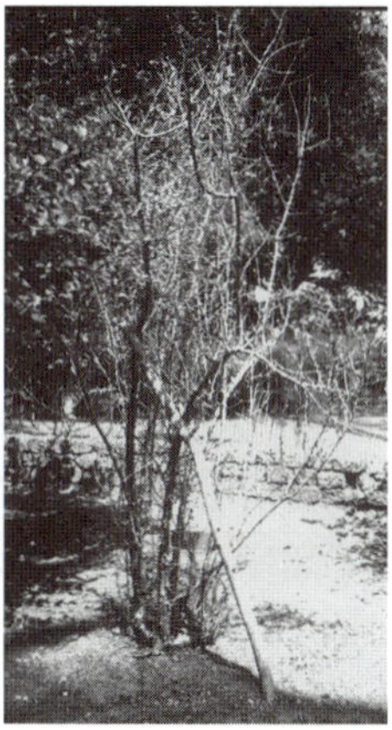

▌ グッグルー ▌

サンスクリット語でグッグルー（guggulu）。学名：Commiphora mukul Hook. 英名：Indian bdellium tree. 樹脂，幹や葉を薬用に供す。伝統的に，種々の関節障害に用いられてきました。

主要成分：

①ステロール（Guggulsterone Z, Guggulsterone

図48　グッグルーの外観

E, guggulsetrol Ⅰ, Ⅱ, Ⅲ, β-sitosterol), ②リグナン（Guggulignan-Ⅰ, Guggulignan-Ⅱ), ③脂質, ④テルペンやフェニールプラパノイド。

薬理活性：

①抗動脈硬化作用：エチルエーテル抽出物がラットの実験的な動脈硬化を予防。

②抗肥満作用：22名の肥満，虚血性心疾患，高血圧，糖尿病を持つ患者に，グッグルー 6.12 g を3分服，15日～1か月間の投与で，血清コレステロール，中性脂肪，体重が顕著に低下。

④脂質低下作用：グッグルステロンの混合物（Guggulsterone Z, E-isomers）が，ネズミの脳内では，ドーパミン β ハイドロキシラーゼを

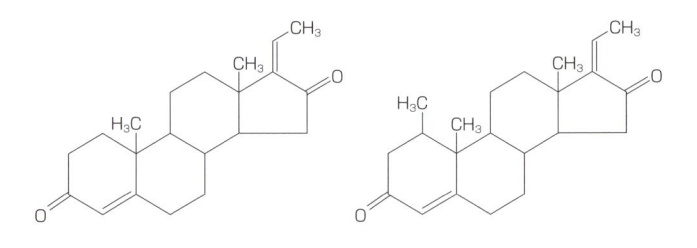

Guggulsterone E   Guggulsterone Z

図49　グッグルノステロン

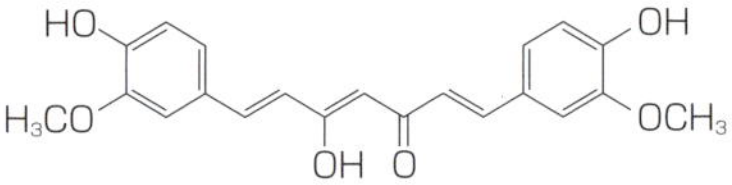

クルクミン

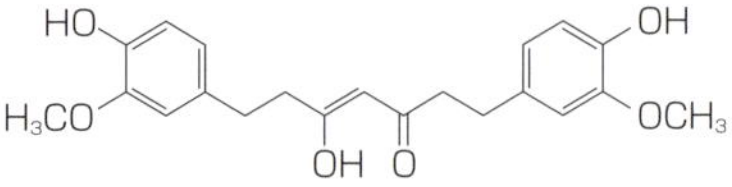

テトラハイドロクルクミン

図50　クルクミンのテトラハイドロクルクミンへの変化
クルクミンが腸管上皮，腸内細菌により還元される

8　アーユルヴェーダの薬物学

抑制する一方で，心臓では活性化します。カテコラミン濃度は，グッグルステロン投与により抑制される一方で，セロトニンやヒスタミン含量は脳で増加し，心臓では低下していました。これらの結果から，生体アミンやドーパミンβハイドロキシラーゼ活性の変化が，グッグルステロンの作用機序と推定されました。

　⑤線溶亢進作用：21名の虚血性心疾患患者にグッグルー樹脂を投与し，対照の27例と比較した研究では，樹脂1.2 g投与で，線溶活性が増大し，血漿フィブリノーゲン濃度は減少しました。

摂取時の注意：

　1日1.2 g投与では何ら副作用は報告されていません。しかし，妊娠中や内臓の炎症性疾患，甲状腺機能亢進症には使用を控えるべきで，時には胃腸障害，皮疹や下痢，生理痛，不正出血なども起こります。

医薬品との相互作用：

　グッグルステロンが，核内受容体を活性化させ，pregnane X receptor（PXR）に結合することで，CYP3Aの遺伝子発現に影響して，肝臓の薬物代謝酵素系を活性化し，他の薬物の代謝を替えることも報告されています[5]。特にスタチン系の薬，抗エイズ薬などとの併用には要注意です。

ターメリック

　サンスクリット語でハリドラー（haridra）．学名：Curcuma longa L. 英名：Turmeric．根茎や葉を薬用に供す。強壮剤や血液浄化作用剤，抗炎症，関節炎の抗炎症と鎮痛作用製剤，風邪薬として用いられてきたが，とりわけ肝機能障害や黄疸によく使われてきました。成分であるクルクミンは，8,000 mg/ヒトまで安全性は確認されており，米国では膵臓癌に対して有効性があることから，臨床第三相試験まで行われています。しかし，ターメリックの中には，土中のFeが含有されていることが多いため，ターメリック全体として多量を摂取していると，Feの酸化促進作用により，脂肪肝患者で発癌を促す危険性が指摘されています[123, 391]。

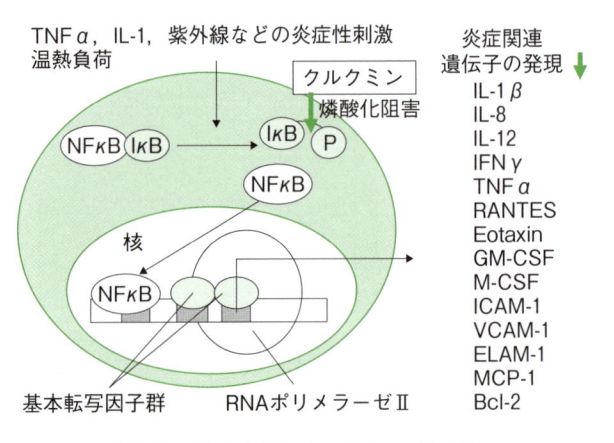

図51 クルクミンのNF-κBへの作用

成分：

①フェニールプロパノイド（クルクミン）2〜5%，②モノテルペン（α-phellandrene, 1,8-cineole, β-pinene など），③グリカン（Ukonans A, B, C, D），④セスキテルペン（Zingiberene など），⑤Isoprenoid（GGA：geranylgeranoic acid），⑥Fe（栽培している土壌により含有量が異なる）

薬理作用：

①抗炎症作用：抗炎症作用の機序として，クルクミンが，細胞内シグナル伝達を司るI-κBのリン酸化を阻害することで，NF-κBが生成を阻害され，NF-κBが関与して起こる遺伝子へのシグナル伝達が起きなくなって，炎症惹起サイトカインなどが細胞で作られなくなります[50, 96]。

②抗菌活性，③抗発癌作用（DMBA誘発遺伝子異常を，curcumin III が最も抑制。カプサイシン誘発突然変異も抑制），④抗癌作用（肝癌細胞にアポトーシスを起こすイソプレノイド化合物であるGGAを含有[60]），⑤抗アレルギー活性，⑥抗酸化作用（βアミロイド（1-24）による酸化ストレスに対しても，強い抗酸化作用），⑦抗潰瘍作用，⑧抗ウイルス作用，⑨肝臓庇護作用，⑩血糖低下作用，⑪免疫活性化作用（UkonansA, B, C, Dが，細胞内皮系を活性化），⑫抗喘息作用，⑬コレステロール低下作用，⑭クルクミンのCOX II 阻害の選択性：COX II の選

8 アーユルヴェーダの薬物学 125

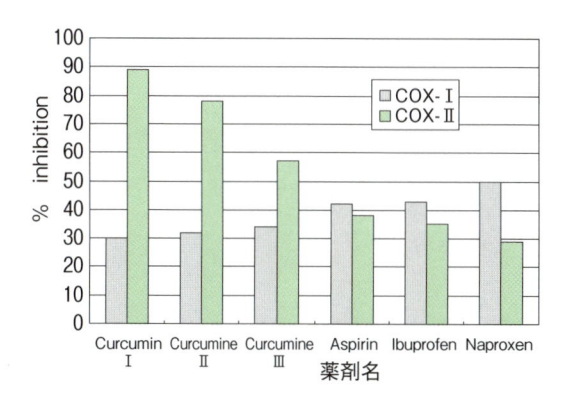

図52　COXⅡへのクルクミンの阻害作用
cox：cylooxygenase

択的阻害を示すことから，大腸癌などにクルクミンが有効性を示すことが示唆されると同時に，高血圧を惹起する危険性も考えられています[96]。⑮膵臓癌への有効性が確認されています。⑯抗認知作用：認知症患者のADL（activity of daily living）増進。

摂取時の注意：

日常的に用いられるスパイスですから安全性は確認されていますが，胆管閉塞，胃十二指腸潰瘍には禁忌です。また妊娠中にも注意が必要です。接触によるアレルギーを惹起することもありますが，この場合，48時間目に最大の反応を示します。また，クルクミンの摂取量が多すぎると，血圧の上昇などが起こり得ます。ちなみに経口投与でのLD 50（ネズミ）は2 g/kgですが，ヒトでは8,000 mg/ヒトまでの経口投与の安全性は確認されています。ただ，肝機能障害（脂肪肝など）がある例が摂取すると，Feの含有量が多いターメリックであると肝機能が悪化し，肝硬変から肝癌にまで移行する危険性が報告されています[123]。

他の医薬品との相互作用：不明

アーユルヴェーダの魔法のアルカリ糸：クシャーラ・スートラ

　現代医学を凌ぐアーユルヴェーダの特徴的な治療の1つがクシャーラ・スートラです。アルカリ（クシャーラあるいはシャーラ）の糸（スートラ）は，簡単で効果的，後遺症や痛み・出血などの副作用が極めて少ない痔瘻の治療法なのです[202]。通常現代医学的には，痔瘻の治療は，瘻孔をえぐり取る手術をするために，肛門括約筋を切断して術後の後遺症が残り，痛みも強いことが言われています。しかし，ウコン，スヌーヒー（Euphorbia autiquarum L.）の樹液，アパーマールガ（Achyranthes aspera L.）の灰という3種類の薬草を木綿糸に塗りつけたアルカリの糸

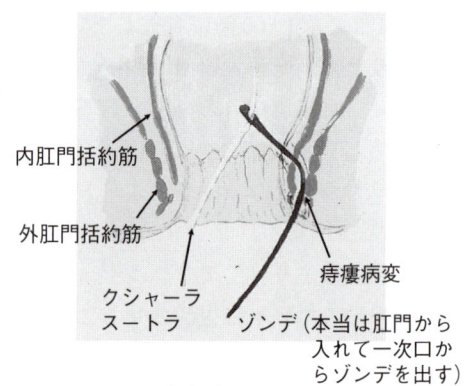

図53　クシャーラ・スートラの手術方法

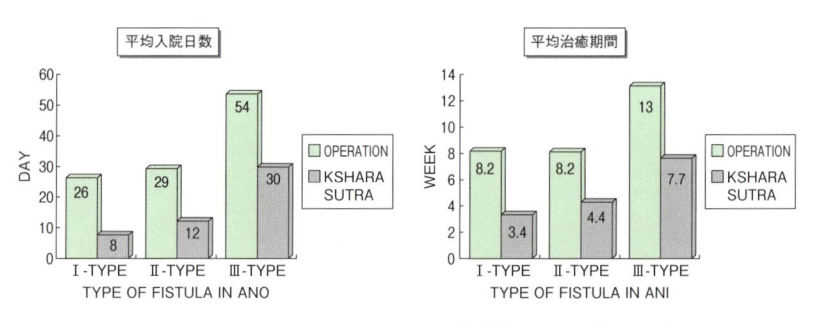

図54　クシャーラ・スートラによる治癒期間と入院期間の短縮

8　アーユルヴェーダの薬物学　127

表32　1週間手術糸に順を追って塗りつける薬草とその成分

クシャーラ・スートラ（アルカリの糸）	日本での代用品
①ウコンの粉（抗菌活性，治癒促進） ②スヌーヒーの乳液（創傷治癒促進） ③アパーマールガの焼いた灰（組織腐食，催炎症）	ウコン いちじく 唐辛子＋ ヒナタイノコヅチ

を瘻孔に通して，週1回入れ替えるだけで，4，5週間で瘻孔が，皮膚の
ほうに浮いてきて消失してしまいます。入院も本来必要なく，医療経済
的にも有用な治療法です。田澤らを中心にして1988年頃からクシャー
ラ・スートラの臨床が開始され，治癒期間や入院期間が従来の手術と比
較して半分であることも実証されました[29, 66, 67, 201, 213]。治療例は2015
年4月で約1,500例にも達しています。2005年からは，金沢大学の御影
教授と富山医薬大の田澤教授，富山の不二越病院の山本らのグループに
より，日本で採れる薬草（表32）を使って，クシャーラ・スートラを
試作し（金沢糸1号），実際それを使った痔瘻の手術により，従来のス
リランカ産クシャーラ・スートラとほぼ同じ効力を持つことも実証され
ています[214]。

　以上のように，アーユルヴェーダという最も「古い知識」を，温故知
新の理念で日本に復活させることで，現代医学をも凌ぐ「最も新しい知
識」として確立できる可能性があるのです。他のアーユルヴェーダの治
療法についても，同じコンセプトに従って研究されることが勧められま
す。

9章

アーユルヴェーダの日常と季節の過ごし方
（アーユルヴェーダの行動医学的治療法　その1）

① 健康を左右する日常生活：生活処方箋の意義

　現代医学では，四大死因（がん，心臓病，肺炎，脳血管疾患）はほとんどが，ライフスタイル病であると認められています。アーユルヴェーダにおいても，特に日常生活の仕方が健康に大きな影響を与えることが強調されています。なぜなら，日常生活の一挙手一投足が，ドーシャのバランスや消化の火であるアグニに影響するからです。そして，ドーシャのアンバランスやアーマの蓄積をきたして病気が起こると考えるのです（☞48頁，図17）。そのような理論に基づいて病気の治療や健康の維持増進のためにどのように過ごしたらよいかなどの，正しい毎日の生活の仕方と，季節の過ごし方を体質毎に指示してくれるのがアーユルヴェーダの行動医学的治療法です。

② 「健幸長寿」：健幸寿命の延伸を目指すアーユルヴェーダ

　『スシュルタ・サンヒター』（Sutra15：38）の健康の定義によりますと [8, 178]，
　①ドーシャのバランスがとれている
　②アグニ（消化の力）が正しい
　③マラ（老廃物）のバランスがとれている
　④ダートゥ（組織）の生成がバランスよく行われている
　⑤自我，五感，意識が至福に満ちている
　日常生活においてこれらの条件を満足させることが，アーユルヴェー

ダの健康的な生活の目標です。この中で特に，ドーシャのバランスとアグニの正しさ，さらには至福の体験が健康にとって大切となります。幸福感は近年重視されるようになってきました。京都大学の佐藤らは，（H27.11.22日経）幸福感が強い人ほど，脳の楔前部がMRIで大きく映ることを報告しているように，大脳の構造にまで幸福感は影響するのです。そのように幸福感を重視して，健幸長寿を目指すアーユルヴェーダの妥当性が支持されているのです。

 ドーシャをバランスさせる生活

最近のビジネスマンのように，忙しさで生活が不規則になったり，心身のストレスが過重になりますと，ヴァータが増悪してきます。特にヴァータ体質の人では，寒さと乾燥が強くなる晩秋から冬にヴァータが悪化してきます。そうすると，疲労感やイライラやストレスが強くなり，手足が冷たくなったり関節や腰が痛むなどのヴァータ過剰症状が出てきます。そのため，創造的でこまめに動くヴァータ体質の人の長所が出せなくなります。このような時にヴァータをバランスさせるには，ヴァータの質と相反する質を持った生活を心がけるとよいのです[110, 188]。

また，ピッタ体質の人が，怒りや不満を抑圧したり，辛い食物をとり

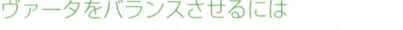

calming

ヴァータをバランスさせるには
①心身の休息を十分にとり，規則的な生活（食事や睡眠）を心がけます。
②香りや音楽でリラックスすることを励行します。
③クヨクヨと沈みがちな心を，楽しいことで和らげるようにします。
④食事は温かいものや，油をある程度含んでいる消化のよい食物をとります。
⑤入浴などを励行し，体を温かく保ちます。
⑥雨や雪で体を冷やしたり風が当たらないよう注意します。
⑦マッサージ，特にゴマ油のオイルマッサージを励行します（触覚を楽しませる）。

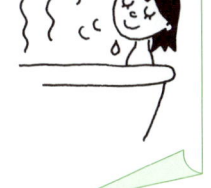

_____ cooling _____

ピッタをバランスさせるには
①休息を十分にとり，日中の活動は特に暑い時間には控えます。
②ピッタを鎮める冷性の性質で（ただし氷で冷やした物は，アグニを減弱させるのでアーユルヴェーダでは禁じている）消化のよい水分の多くて甘い液状の食物，たとえばメロンやスイカなどをとるようにします。
③辛くて刺激のある食物を避けます。
④闘争的な事柄（ホラー映画，討論，競技）を避け，穏やかさに触れます。
⑤満月を鑑賞したり，野山の自然に触れます（視覚を楽しませる）。
⑥水泳などで熱した体を冷ますこともよいでしょう。

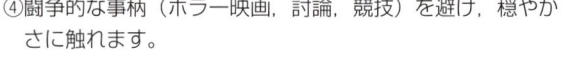

すぎますと，ピッタが増悪してきます。季節でいえば夏の昼間はピッタが増悪しやすく，夏ばてや皮疹，胃腸障害が起きてきます。そうすると情熱的で知性に富んだピッタ体質の人の長所が発揮できなくなります。この場合もピッタの質と相反する生活を心がけることが大切だと考えます[110, 188]。

　カパ体質の人は，運動不足や食事で油っぽい物をとり過ぎたりしますと，カパが増悪してきます。特に春の朝がたはカパ体質の人はカパのバランスを崩しやすくなります。そうすると「春眠暁を覚えず」と言われ

_____ stimulating _____

カパをバランスさせるには
①寝すぎや昼寝をしないで日中は活動的になるよう心がけます。
②特に朝日を眺めながらの散歩や，その他の運動をする習慣を身につけます。
③食事には冷たいものや脂っぽいものは避け，特に食べ過ぎは戒めます。
④カパを鎮めるスパイシーで温かい食物，りんごや加熱していない蜂蜜をとります。
⑤夕食を軽くして早々に終えます。
⑥朝食も軽くするか抜いて，朝は熱めのシャワーか入浴をします。
⑦洗髪後はよく乾燥させるか，朝の洗髪がすすめられます。
⑧入浴などを心がけて，体を冷やさないようにします。
⑨香りを楽しみます。特に朝は刺激性のアロマオイルで芳香浴を楽しみます。

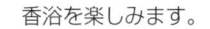

るように，朝の倦怠感や抑うつ感などが強くなったり，花粉症やアレルギー性鼻炎などの水分分泌過剰の症状に悩まされるようになります。カパの人の力強くて優しく落ち着いた表情が見られなくなります。このような時は，カパを鎮静させる，カパと相反する質を持つ生活を心がけるのです[110, 188]。

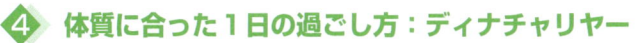

④ 体質に合った1日の過ごし方：ディナチャリヤー

アーユルヴェーダでは，以上のような指示を毎日の生活の中で実践し

表33　毎日のディナチャリヤー（dina-charyA，Daily Routine）

体質と体調	ヴァータ増大時 ヴァータ体質	ピッタ増大時 ピッタ体質	カパ増大時 カパ体質
望ましい睡眠時間	8時間前後	7時間前後	6時間前後
起床：5:30～6:00（ヴァータの時間帯，日出約1時間半前，ブラフマ・ムフールタ）			
歯，口腔のケア，お湯や水を飲んで排泄を促す，鼻のケア			
オイルマッサージ	必要	油を選び適時	オイルなし（絹布）
沐浴やシャワー	温い湯	冷たい水でも可	温い湯
運動，散歩，アーサナ	適時	適時	必須
瞑想	必要	必要	必要
朝食（8時までに）	必要	必要	抜いても可
仕事，勉学			
昼食	主な食事	主な食事	主な食事
軽い運動	必要	必要	必要
仕事，勉学　　昼寝は禁（特にカパ体質）			
アーサナ，瞑想	望ましい	望ましい	望ましい
入浴	好ましい	適時	必要
夕食	軽く	軽く	軽く
軽い散歩，家族との団らん			
入眠	10時前（カパ［安定］の時間帯）		

注）アーサナ：ヨーガのポーズのこと

ていくための体質毎の1日の過ごし方（ディナチャリヤー；dina-charyA）を指示しています[90, 110, 188]。

ディナチャリヤーで大切なことは，早寝早起きです。起床はヴァータ（活動）の時間帯に，就眠はカパ（安定）の時間帯にすることです。つまり夜10時前に床につき，季節や体質によって若干異なりますが，夏は5時半頃，冬は6時頃に起床することです。特に朝の日の出前96分間は「宇宙の英知の時：ブラフマ・ムフールタ」と呼ばれ，環境にエネルギーが満ち溢れている時間帯です。日本でも「早起きは三文の得」と言われてきました。6時前に起きて，ヴァータの質である朝の空気の爽やかさの中で，朝日を浴びながら散歩し，その後，沐浴や体操，ヨーガのポーズ，呼吸法，瞑想などを行うというのが理想的な生活です。特に瞑想は純粋な静寂の中で至福を体験できる簡単で安価な健康法です。また，舌掃除により舌苔を除去する口腔のケアもアーユルヴェーダでは勧めています。岡山大学のグループが，舌苔に発癌物質であるアセトアルデヒドが多く含まれていることを平成27年に発表していますので，朝の舌掃除という些細な生活習慣が発がんを予防する可能性があるでしょう。その場合，銀や竹の舌掃除機（タングスクレーパー）がよいと言われています。

体質によって異なることは，朝食の是非です。カパ体質やカパが増大している時は，朝食は抜くことをアーユルヴェーダでは勧めています。しかし，ピッタ体質やヴァータ体質では，きちんと朝食をとることが必要です。朝食について，現代医学では相反した説がありますが，アーユルヴェーダでは，双方とも正しいということになるのです。

また体質にかかわらずアーユルヴェーダの勧める習慣として，白湯を飲むことの励行（朝や特に夜），朝の沐浴や舌掃除，ゴマ油によるうがい，オイルマッサージなどがあります。これらのささいな事柄を守ることにより浄化を助けることができるのです。ところで日本人の入浴習慣は，実は，ヴァータを減らし老化を予防する非常に効果的な方法なのです。それが日本人の長寿に貢献していると推定できます。しかし，ライフスタイルを変更する場合，『チャラカ・サンヒター』には，1〜2週

9 アーユルヴェーダの日常と季節の過ごし方

間をかけて是正することを勧めています[222]。

　3か月間のディナチャリヤーの実践が，気分を有意に向上させることを，POMSを使った計量心理学的研究によって石井らが報告しています[301]。対照群がなく，期待をしている被験者での実験ではありますが，生活習慣を規則正しくするきっかけになるという意味でも，アーユルヴェーダの有用性が支持されます。

❺ アーユルヴェーダの季節の過ごし方：リトゥチャリヤー

　アーユルヴェーダは1日の過ごし方ばかりでなく，体質にあった季節の生活の仕方も教えています。これはリトゥチャリヤー（ritu-charyA）と呼ばれています[90, 110, 188]。

①晩秋から冬，梅雨：ヴァータの増悪に気をつける

　寒さと乾燥が強くなる晩秋から冬には，特にヴァータ体質の人では，ヴァータが増大してきます。そうすると，手足が冷たくなったり関節や腰が痛むなどの身体症状や疲労感，イライラなどの精神症状が出やすくなります。ヴァータをバランスさせる前述の生活を心がけます。また梅雨期や台風時期には，ヴァータをはじめ他のドーシャも増悪してきますので，特に注意が必要です。

②夏：ピッタの増悪に気をつける

　特にピッタ体質の人では夏の昼間はピッタが増加しやすく，夏ばてなどが起きてきます。この時にピッタを溜めると初秋になってピッタの増悪した症状が出現します。また，この季節にはアグニ（消化の火）が乱れて食欲が低下してくるものです。スパイスの中で，コリアンダーなどのピッタを緩和させながらアグニを高める食材（カレーが代表的）を摂取することで，暑さで夏ばてにならずに，夏の活発さを維持できると考えられています。

③春：カパの増悪に気をつける

　特に春の朝がたはカパ体質の人にとってカパのバランスを崩しやすくなります。そうすると「春眠暁を覚えず」と言われるように，倦怠感が強くなったり，さらには花粉症やアレルギー性鼻炎などの分泌過剰症状に悩まされるようになります。このような時は，カパを鎮める生活，あるいは冬からカパを蓄積しない生活を心がけるのです。特に冬の間から食事や運動に気をつけておくことが大切です。

　以上のようなアーユルヴェーダの季節の過ごし方の注意は，結局は日本人が古くから行ってきたことや現代医学的な常識に一致することが多いようです。そのことは逆にアーユルヴェーダの理論の普遍性を示しています。

　季節に合った食材の調理方法などは拙書「アーユルヴェーダ・カフェ」などの参考図書[109, 191, 358, 360, 361]を参照して下さい。

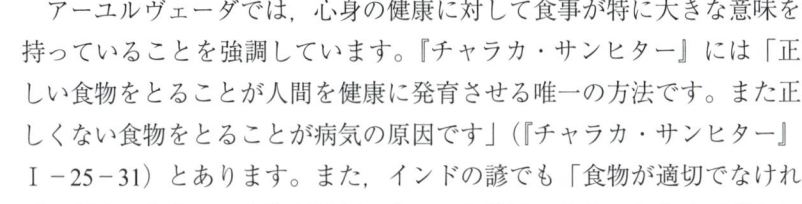

10章 アーユルヴェーダの医食同源

① アーユルヴェーダにおける食物の重要性

　アーユルヴェーダでは，心身の健康に対して食事が特に大きな意味を持っていることを強調しています。『チャラカ・サンヒター』には「正しい食物をとることが人間を健康に発育させる唯一の方法です。また正しくない食物をとることが病気の原因です」（『チャラカ・サンヒター』Ⅰ−25−31）とあります。また，インドの諺でも「食物が適切でなければ，薬はいらない。食物が適切であっても薬はいらない」とまで言われています[127]。さらに，『ターイッティリーヤ・ウパニシャッド』第2章ブラフマン歓喜編には「大地に身を托する生類は，いずれを問わず皆食より生まる。さて，生きるも食の力にて，死してはまたも食に帰す。げに，食は万物の長者なれば，万能薬と呼ばれるもことわりなれ。食より万生は生まれ，食によって万生は生長す。食われて，かつは万生を食う。故に食はアンナ（annam）と呼ばれる」[103]というように，食物が健康にとって非常に大切であることが古代インドから説かれているのです。

② 食物の心身への作用

　食物の持つ体や心への作用は，表34のように纏めることができます。いくらよい食品でも，消化されないほど摂りすぎれば，アーマを生み，逆に病気を起こしてくることさえあるのです。また，薬と食物は，作用ばかりでなく副作用も持つという意味でも，「医食同源」なのです[188, 191]。

表34 食物の持つ作用

トリドーシャ（tridosha）への作用	体への作用
トリグナ（triguna三徳）への作用	心への作用，チャクラへの作用
ダートゥ（dhatu組織要素）の産生	組織要素を作る（体への作用）
オージャス（Ojas活力素）の産生	体と心への作用
アーマ（未消化物）の生成	病気を引き起こす

表35 食物の味と性質のドーシャへの作用

食物の味とドーシャ					食物の性質とドーシャ				
味	食物の例	V	P	K	性質	食物の例	V	P	K
甘味	砂糖，ミルク，バター，パン，米	↓	↓	↑	重性	チーズ，ヨーグルト小麦	↓	↓	↑
酸味	ヨーグルト，レモンチーズ	↓	↑	↑	軽性	大麦，ホウレンソウコーン，リンゴ	↑	↑	↓
塩味	塩，昆布	↓	↑	↑	油性	乳製品，油油っぽい食品	↓	↓	↑
辛味	ピリッとした食物コショウ，ショウガ	↑	↑	↓	乾性	大麦，コーンジャガイモ，豆類	↑	↑	↓
苦味	ホウレンソウ他の緑葉野菜	↑	↓	↓	熱性	温度の高い飲食物	↓	↑	↓
渋味	豆類	↑	↓	↓	冷性	冷たい飲食物	↑	↓	↑

↓：低下させる（バランスさせる）

↑：増大させる（アンバランスにさせる）

❸ 食物のドーシャへの作用

　薬草と同じく，食物の味はドーシャに作用します。さらに，食物の持つ性質もドーシャに影響します（表35）[83, 191]。それは，似たものが似たものを増やす法則に従っています。以上のような食物の味や性質がドーシャに影響することは，現代医学的にも証明されています。たとえば酸味と塩味の作用で血圧の上昇や心拍数の増加が起こることがわかっ

表36　食物の心（トリグナ）への作用

食物の分類	食物の性質
サットヴァに富む食物 sattva（純粋性，純質）	生命力，勇気，力，健康，幸福，喜びを増大させ，美味，油質で，腹持ちがよい，心地よい食物
ラジャスに富む食物 rajas（動性，激質）	過度に苦く，酸っぱく，塩辛く，口などを焼く，刺激性，油気がない，ひりひりした，苦痛と災いと病気をもたらす食物
タマスに富む食物 tamas（惰性，闇質）	新鮮でなく，味を失い，悪臭あり，前日調理された，また食べ残しの，不浄の食物

ていますし，甘味や油物は，胃からの排出を遅くする（カパを増やす）こともよく言われています。

 ④ 食物のトリグナへの作用

　また，食物は，心の性質（トリグナ：サットヴァ：純質，ラジャス：動性，タマス：惰性）にも影響します。つまり，サットヴァを高める食物，ラジャスを高める食物，タマスを高める食物というふうに分類できるのです（表36）[191]。最近の激辛食品は，まさにラジャスを高めます。ですから，攻撃的な性格の子供ができてしまうのかもしれません。また，保存食品やレトルト食品はタマスを増やしますので，怠惰でやる気のない子供を増やします。逆に，活動的でない人に少しラジャスを増やす食物を与えますと，元気になります。けれどもアーユルヴェーダが勧めるのは，サットヴァを高める食物です。サットヴァを高める食物は，すべてのドーシャのバランスを促し，オージャスを高めます。

 ⑤ 活力素オージャスをもたらす食物

　食物は現代医学的にも言われているように，吸収されると血や肉になります。アーユルヴェーダの言葉では，血や肉とは，ダートゥのことです。そのダートゥの生成の過程の最終段階では，オージャスと呼ばれる活力素（一種の精妙な生体エネルギー：精気）ができます。食物が，体

内の組織要素ダートゥに変遷していく過程は図18（☞49頁）に示されています。図18のように食物が順番に代謝されて各ダートゥへと変換される過程で，蜜蜂が各花から蜜を集めるように，各組織からオージャスが作られると言うのです。そのためには完全に消化が進むことが必要です。ところで，最近のバイオの研究成果により，脂肪細胞から肝臓など各種臓器ができることがわかってきましたが，アーユルヴェーダでは，脂肪から骨組織ができると教えていたのです（図18）。

⑥ アーユルヴェーダの食事に関する誤解と対処法

①牛乳は，必ずしも良い飲み物でもない。

　アーユルヴェーダでは，牛乳がオージャスを高めるものとして摂取を勧めています。しかし，古代インドの牛と現代の牛とは食餌がことなります。現代でも牧草で牛を生育したグラスフェッドの牛肉の脂肪には$\omega 3$が多く含まれることが知られていますが，穀物を含む飼料で生育したグレインフェッドミートには，飽和脂肪酸が多く含まれます。もちろん，牛乳中の成分も異なると思われます。最近の牛乳には，遺伝子組み換え牛成長ホルモンを使って乳牛の乳量を増やそうとしているため，牛乳中にIGF-1（Insulin like growth factor-1）が増加しています。もともとの牛乳中のエストロジェンと相まって，IGF-1受容体をもつ乳がんや前立腺がんなどの細胞増殖を促進させる作用が発揮されるのです。通常IGF-1は，経口投与で分解されるはずなのですが，牛乳中のカゼイン蛋白質や乳脂のために，IGF－1が消化酵素から防護され腸管から吸収されてしまうのです。こうして，タバコが肺がんの発生を促すのと類似して，牛乳は乳がんや前立腺癌の増殖を促すというのです。

　また，日本人成人の85％が，乳糖不耐症により下痢をしてしまうことも知られています。そのため，乳糖不耐症でなければ，小児期から授産期までは牛乳やバターを摂ってもよいでしょうが，男性も含めて40代後半からは摂取を控えたほうがよいでしょう。代わりに，豆乳など大豆製品を摂取することは，イソフラボンが含まれて，乳がんや前立腺が

10 アーユルヴェーダの医食同源　139

んを抑制することが知られていますのでよいでしょう。また，カルシウムの吸収についても，牛乳中のカルシウムの利用性は案外低く，牛乳は豆乳や小魚に及ばないと言われています。

ただ，ギーやヨーグルト（無糖）は，加熱や発酵の過程でIGF-1が分解されていると思われますので大丈夫でしょう。

②アーユルヴェーダでは発酵食品を禁じてはいない！

「アーユルヴェーダでは，発酵食品を禁じている」と教えられ，納豆などを1年以上食べないでいる方がおられました。我々も古典などを詳細に調査しました。『チャラカ・サンヒター』に「悪くなった食べ物は，アグニを障害するので食してはならない（Ca. 治療論，15/42 〜 44）」とあります。冷蔵庫のない時代，熱いインドでは，食品が腐敗して下痢や食中毒を起こしていたと推定されます。そのため，このような記述が残されたものと思われます。しかし現代日本においては，冷蔵庫があり，温帯の日本では，腐敗よりも，発酵をする適温状態になっています。その結果日本の発酵文化が発達し，食物を，腐敗ではなく発酵させて発酵菌のアグニを作用させ，むしろ食物を消化されやすくする技術が普及したと推定されます。それにより，納豆を含めた発酵食品が，日本では健康的な食品となっており，日常的に食されているのではないでしょうか。

インドでも実は，常食されているヨーグルトなどは，発酵食品であり，アーユルヴェーダの薬用酒であるアリシュタやアーサバなども，発酵食品です。インドの有名な病院の外来で一番多く処方されているのは，実はアリシュタだというのです。インドの患者さんも，実は発酵食品を常食し，お酒もしばしば飲んでいるのです。

ただ，発酵食品は，発酵菌の酵素（アグニ）が作用して消化されやすくなった食品であり，積極的に食してもよいのですが，ヴァータ体質では，納豆を食すと，お腹にガスがたまったりしますので，辛子やヒングアシュタカなどのスパイスを添加して食べるとよいでしょう。

③蜂蜜は，生でないといけないのか？　生蜂蜜の呪縛からの解放

『スシュルタ・サンヒター』総論45章には，「蜂蜜は，加熱により積極的に毒になる」とあります。その毒性の機序は不明ですが，確かに毒性物質と言われるAGEs（糖化タンパク）が，100℃30分間で25℃の8倍程度生成され，ビタミン類が減少することを我々は報告しました[356]。しかし，50〜60℃（かなり熱い温度）では，30分間でもせいぜい2倍程度しか増加しません。また，ウコンなどのスパイスと一緒に摂取すると生成はさらに抑制されます。

ですから，紅茶などを飲む直前に蜂蜜を落とすのは，熱くてもほとんど問題ないのではと思われます。また，スパイスと一緒に摂取したり，短時間の調理をするのも構わないのではないかと思われます。それよりも，味を楽しみ，満足感を感じることのほうが大切かもしれません。

むしろ，生の蜂蜜では，乳児が生蜂蜜をたべてボツリヌス中毒死を起こしたことが報告されています。これは，ボツリヌス菌の芽胞が付着した花粉をミツバチが運ぶことで，蜂蜜に芽胞が混入し，その蜂蜜を乳児が摂取すると，腸管内で芽胞からボツリヌス菌が増殖して，産生されたボツリヌス毒素により乳児の筋麻痺が起こり，便秘，哺乳力低下，泣き声が弱い，筋緊張低下，眼球運動麻痺から無呼吸で死亡する例もあります（乳児ボツリヌス症）。潜伏期間は，3〜30日です。そのため，世界的に蜂蜜は加熱処理がなされるようになりました。また乳児（1歳未満）には蜂蜜は与えないようにいわれているのです。

さらには，生蜂蜜でも，黒海周辺の地域特にトルコ産の蜂蜜で，ツツジ科のレンゲツツジ，モチツツジ，アセビなどの花から採取された蜜は「グラヤノトキシン」という毒素を含み，その毒素が房室ブロック（Ⅰ〜Ⅲ度）や洞性除脈を誘発して悪心嘔吐，意識障害などを来たすことが報告されています。このように蜂蜜が毒で汚染されている可能性については，すでに『チャラカ・サンヒター』にも記載があります。

一方，漢方医学では，蜂蜜で八味丸や桂枝茯苓丸という丸剤を作る時，ぐつぐつと加熱した蜂蜜を使います。しかし，漢方医学のこれらの丸剤を飲んでも病気になっていないのはなぜか不明です。

10　アーユルヴェーダの医食同源

以上を考えると，生蜂蜜に拘る必要性はないのではないかと推定されます。

④ココナッツオイルは万能か？

最近，ココナッツオイルは，中鎖脂肪酸を摂取することになり，ケトン体も発生させることで，認知症や能力向上によいとして万人にすすめられています。しかし，あるスクールの人達が，ココナッツオイルを内服あるいは外用したところ，20％の人達に湿疹が出現したという話を聞きました。アーユルヴェーダの原則では，ココナッツオイルは冷性で，ピッタやヴァータ過剰状態にはよいのですが，カパが増加している状態では，逆にカパを増やして痒みなどを引き起こすことが推定されるのです。アーユルヴェーダの理論のほうが，現実に合っていることを示唆した出来事でした。

また，ヨーグルトと野菜を一緒に摂ると，腸内細菌叢が整うということで，一日500gのヨーグルトを食べる人がおられますが，アーユルヴェーダでは，消化力の強弱を考えないと，いくら良いものでも，消化しきれない量では，むしろ未消化物を発生させることになると考えます。実際，ヨーグルトを夜に摂取するとお腹の調子が悪くなる人もおられます。

つまり，個個人の体質/体調を考えながら健康的と言われるライフスタイルを取り込まないと，逆効果になる可能性があるというアーユルヴェーダの原則は，極めて合理的で普遍的なものだと思われます。

アーユルヴェーダの食事療法のポイント

①正しい食事の仕方をする

食事による満足感と軽快感を重視する，食べることに集中する，規則正しい食事，アグニに応じた食事をする，適量の食事をとるなどの注意が述べられています。適量の食事とは，アグニ消化の火に応じた食事量ということです[188]。具体的には，腹四分の三から三分の二で，胃内に

空気の部分を残して食物が完全燃焼することが大切なのです。このように正しい食事をした場合は，食後に体が軽くなります。食後に体が軽快になり，幸福感に満たされるのが，アーユルヴェーダ的に正しい食事のポイントです。

②正しい食物を選ぶ

食物のバランスに留意する，消化促進剤（お湯や各種スパイスなど）を摂取する，身土不二に従う（住んでいる土地の食物をとる）ことなどが指示されています。また，体質や体調別の食物があります。さらにアーユルヴェーダでは，食物同士の食べ合わせに留意することが指示されています（表37-1）。

一方，食べ合わせることで，毒性を除去できる組み合わせというのもあります。たとえばコーヒーなどの体にあまりよくないものでもカルダモンと一緒にとるとその毒性を中和できると言われています（表37-2）。

アーユルヴェーダに限らず健康的な食事に関する話は，たいてい，あれはいけない，これもいけないという，禁忌条項が増えてしまいます。アーユルヴェーダの食事についても，そのような禁忌事項が多すぎて嫌悪感を感じる人もおられます。我々は，アーユルヴェーダは，あれはいけないこれはいけないという禁忌だけでなく，このようにすれば，体によくないものでも，安全に食すことができる！　という法律の抜け道のような法則（表37-1，2）を教えてくれるものだと説明しています。

③食習慣を変える場合，時間をかける

アーユルヴェーダの食事がよいからということで，いままで肉食の人がすぐその日から菜食に変えることは，アーユルヴェーダでは逆に禁じています。それまでの食習慣を変えるには，1～2週間をかけて徐々にするよう指示されています[188, 222]。これは，他のライフスタイルに関しても言えることです。実際，腸内細菌叢が変化するにも1～2週間かかります。

表37-1　アーユルヴェーダの食べ合わせ[81, 83]

対象食品	左の食品と一緒に食べ併せてはいけない食品
牛乳	バナナ，魚，肉，メロン，カード，酸っぱいフルーツ，酵母を含むパン，さくらんぼ，ヨーグルト，アムラ
メロン	穀物，でんぷん，揚げ物，乳製品
でんぷん；蜂蜜	卵，チャイ，乳製品，バナナ，なつめ，柿，大抵のフルーツ 等量のギーと混ぜる，煮沸するか調理すること
だいこん	牛乳，バナナ，干しぶどう
茄科植物（ジャガイモなど）	ヨーグルト，牛乳，メロン，きゅうり
ヨーグルト	牛乳，酸っぱいフルーツ，メロン
熱い飲物	肉，魚，マンゴー，チーズ，でんぷん
卵	牛乳，肉，ヨーグルト，メロン，チーズ，魚，バナナ
マンゴー	ヨーグルト，チーズ，きゅうり
コーン	なつめ，干しブドウ，バナナ
レモン	ヨーグルト，牛乳，きゅうり，トマト
フルーツ	他のあらゆる食物

表37-2　食物の毒性を中和する食物[83]

食物	副作用	毒性を中和する食物
チーズ，アイスクリーム，ヨーグルト	カパ増大（粘液分泌↑）	コショウ，唐辛子
魚	ピッタ増大（炎症惹起）	ココナッツ，ライム
肉	消化されにくい	唐辛子，クローブ
米，小麦	カパ増大	クローブ，コショウ
豆類	ヴァータ増大（腹満）	にんにく，クローブ，岩塩，ショウガ，ヒングアシュタカ
スイカ，メロン	水分貯留	コリアンダー，チリコショウ，岩塩
ナッツ	ピッタを増大	ゴマ油，チリコショウ
アルコール	刺激作用と抑制作用	カルダモン，クミン
コーヒー	刺激作用と抑制作用	ナツメグの粉とカルダモンを混ぜたもの

----- column -----

アーユルヴェーダで言うアーマに対応する現代医学的概念：AGEs

　蜂蜜を100℃30分間加熱すると，AGEsが8倍程度生成されることから，アーユルヴェーダでいう「アーマ」あるいは毒素に酷似した物質だと我々は推定しています。AGEs（advanced glycation end products 終末糖化産物）は，ブドウ糖や果糖がタンパク質に非酵素的に結合することで体内に発生し，コラーゲンなどのタンパク質を凝集させたり，血管内皮細胞を障害します。それにより老化を促す物質であることは既知となっています。

　食品中のAGEsの約1割が体内に入りますが，それ以上にAGEs体内蓄積の主因は，食後高血糖だとされています。AGEsを蓄積させないためには，①砂糖，米，小麦粉など糖質の多い食品を摂り過ぎて食後高血糖を起こさせない。②週末プチ断食をする。③糖化を防ぐ生野菜を取り入れる。特にビタミンB群，A, C，Eを多く含む食品。④糖化を防ぐ抗酸化作用の強いスパイス（ターメリックなど）を使う。⑤高温調理したものや焦げたものを多く含む食品はサプリメントでも摂らない。⑥70℃を中心とした低温調理をする。AGEs量は，生＜蒸す＜ゆでる＜焼く＜炒める＜揚げる，の順に増えていきます。

　アーマの対応成分であるAGEsを増やさない食事は，糖質制限食になります。しかし，アーユルヴェーダでは，糖質，脂質，タンパク質など，必要ないものはないし，どんな物でも摂りすぎは毒になると考えます。

　糖質の摂りすぎは，カパ増悪やアーマの蓄積を，脂質の過剰摂取もカパ増悪，タンパク質の過剰摂取もピッタ増悪を起こすことが考えられます。カパ増悪やアーマ蓄積が起こると，癌やリウマチ，痛風，高血圧などが発症すると推定されていますので，これらの疾病には，糖質制限がよいでしょう。

　しかし，ヴァータ体質が糖質を極端に制限すると，ヴァータが増悪して便秘，不眠，痩せと脱力感，低血糖などがでる人がいます。また，同化作用をになうカパが減少して，筋肉がつかないで，がりがりにやせてしまったり，力が入らなくなる方がいます。また，カロリー制限は必要ないとばかりに，肉やオイルを沢山食べると，消化力が低下している場合はアーマが蓄積することになります。実際，ココナッツオイルを摂取して，嘔気がでてきた人や湿疹がでた人達もおられます。

　腹七分目がアーユルヴェーダの真意に沿っていると思われます。特に糖質を制限するよりも，AGEsを増やさない食事が現代医学的にも合理的だと思われます。ですから，焼酎などアルコールもアルデヒドからAGEsを生成しますので加減したほうがよいと思われますし，過加熱食品も制限したほうがよいでしょう。

　自分の体質や体調にあった食事をするには，ゆっくりと良く噛んで（最低30回），自分の体に聴きながら，自分にあった糖質量を含む食事をすることで，「食後の満足感と軽快感」が同時に得られれば，それがその人にあった食事だとアーユルヴェーダでは教えています。

10　アーユルヴェーダの医食同源　145

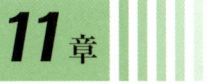

ヨーガ
（アーユルヴェーダの行動医学的治療法　その２）

1 ヨーガとは

アーユルヴェーダの古典『チャラカ・サンヒター』では，健康増進や解脱を目指すためにヨーガを勧めています[222]。ヨーガとアーユルヴェーダとは，ヴェーダを起源とする同じヴェーダ科学として，類似した生命観を持っているのですが，どちらかというとヨーガのほうが，より精妙な生命のレベル（精神や我：意識）に関する知識や方法に長けています。

一般にヨーガは，8部門（パタンジャリによる分類）に分けられます。これらは，ヤマ（禁戒），ニヤマ（勧戒），アーサナ（座法），プラーナーヤーマ（調気法），プラティアハーラ（制感），ダーラナ（凝念），ディヤーナ（静慮），サマーディ（三昧）の8つです。この8つを，ヤマから最終的な段階であるサマーディまで段階的に実践していくのがヨーガの修行法です。しかし，現代にあったものは，アーサナ，プラーナーヤーマ，ディヤーナの組み合わせが最適でしょう。そして日常生活の中で，ヤマ，ニヤマという倫理的な生活を履行するのがよいと思われます[69, 106, 116, 118, 165]。

ヨーガの原義は，「ユジュナ，くびきを繋ぐ」の意味で，「心を繋いで，止める（止滅させる）ことがヨーガである（パタンジャリ）[163]」と言われていますので，心を止滅させて，無念無想になることで，本来の自分に気づき，アートマンたる自己が，ブラフマンでもあることに気づくことが，ヨーガの最終的な目標なのです。

そこまでの生命に関する認識ができれば，不安や過緊張などストレス

に関連した疾病を，根こそぎ改善させることができるとしています。た
とえば，ストレスは，まさに自身の意識の問題で発生しているので，意
識を変革すれば，それまで気になっていたストレス要因が，一挙に，ス
トレス要因でなくなるのです。そのような目標を目指すためには，ポー
ズや体操をすることだけではなく，世界最古の行動哲学の書である『バ
ガヴァッド・ギーター』によりますと，表38に示す種々のヨーガの方
法が示されています[156, 166]。

表38

ハタヨーガ（肉体のヨーガ）	アーサナなど体操のヨーガ。最近のパワー・ヨーガ，ホット・ヨーガなども含まれる。
ラージャヨーガ（瞑想のヨーガ）	瞑想を行うことで，自身の存在と宇宙とが同一であることを悟る行法。
カルマヨーガ（行為のヨーガ）	何の見返りや結果も期待することなく，ひたすら奉仕に身を捧げ，人に対して心から能力の限りを尽くし，社会的義務を果たす方法。
バクティヨーガ（信愛のヨーガ）	最大の謙遜と献身をもって全能の神に絶対的に帰依し，完全に自己を滅すること。
ジュニャーナヨーガ（思索のヨーガ）	知的体系を骨格として，自己の真実の本体が宇宙の原理と同一であることを明らかに知ること。

　これらの方法を組み合わせて，独自の名称をつけたヨーガを普及させ
ている人達がいます。アイアンガヨーガ，インテグラルヨーガ，アシュ
ターンガヨーガ，マタニティヨーガ[101, 220]，ベビーヨーガ[131]などと呼
ばれています。日本で最も必要なものは，母と子のヨーガでしょう[221, 223]。

2　ヨーガと気功の共通点：三調法（調身・調息・調心）

　ヨーガと気功は，極めて類似しています。双方とも，基本的に3つの
要素からなります。つまり調身・調息・調心の3つによって，静寂を体
験し，自分自身への気づきを高めるのです。気功で「入静」と呼ぶ状態が，

ヨーガでは「純粋意識」あるいは「純粋な静寂」と呼ばれています[120]。

アーユルヴェーダだけでなく自然療法一般において強調されていることは，病気を癒したり健康を維持する力は，自身に既に内在しているということです[115]。つまり最終的に癒すのは自分自身の内なる自然治癒力だという考えです。では，なぜ人間は自然治癒力を持っているのでしょう。これを，ヨーガの生命観に基づいて考えてみましょう。

『ターイッティーリヤ・ウパニシャッド』の人体五層論では，食物鞘（アンナマヤ・コーシャ），生気鞘（プラーナーマヤ・コーシャ），意思鞘（マノーマヤ・コーシャ），理知鞘（ヴィジュナーナマヤ・コーシャ），歓喜鞘（アーナンダマヤ・コーシャ）の5つから，生命が成っています（☞19頁，図5）[118]。食物鞘とは肉体であり，生気鞘はプラーナ，テージャス，オージャスなど，ドーシャのより精妙なレベルの生命エネルギーが支配している鞘です。意思鞘，理知鞘と歓喜鞘とは，肉体に作用する心の鞘です。肉体と心の鞘を結合させているのが，プラーナの鞘つまり生命エネルギーの鞘ということです。ここで病気や健康の諸問題をきたすのは，食物鞘から歓喜鞘におけるストレスや汚れであると言われています。

しかし歓喜の鞘の最奥にある真我は，病気をすることのない完全なる健康の本質なのです。この真我のレベルには，純粋な静寂，病気と健康を超越した至福の場，完全なる健康の場があるのです[17]。つまりこれが，宇宙の知性（ブラフマン＝ブラフマ神）と同質であるところの内なる知性の場，アーユルヴェーダの知恵，自然治癒力の源なのです（☞203頁，図76）。そして全ての人間は，その真我を有しています[138]。

そして，この最奥の真我のレベルにある自然治癒力を開放させることで，自ずと健康が得られると考えます。つまり，最も内なる純粋な静寂を体験すれば，内なるアーユルヴェーダの智慧の囁き声を聞くことができて，治癒力が高まり病気が癒えていくと考えるのです。これが，第12章で紹介する生命の第一法則：純粋潜在力の法則（☞175頁）です。

3　調身：アーサナの原理と方法，作用機序

　アーサナは，原義は座法という意味です。これは，座ってポーズをとることもあるからだと思われます。気功と同じように，特に呼吸と体の動きを合わせて，ゆっくりと動かします。気功と異なる点は，ヨーガのポーズでは，立位だけでなく，座位や臥位，さらには倒立位をすることでしょう。非常にゆっくりと体を動かし，呼吸もゆっくりと行うことで，自分自身の体と心を観察することができますし，深層筋（脊柱起立筋や大腰筋など）を効率的に使うことができます。ゆっくりと呼吸することで一回換気量は増加しますが，分時換気量は，むしろ低下し，代謝の増加はむしろ起きません。特に呼気を長くして体を動かします。呼気時には，人体の生理的機能の変化として，副交感神経が優位になり，交感神経が抑制されますので，筋肉の緊張が低下し関節も柔軟になります。ヨーガの熟練者では脳血流や筋肉血流も増加します（図61）。エアロビクスなどの速くて激しい運動とは異なった生理状態になるために，身体への負荷が少なく，心のリラックス効果も高くなると我々は推定しています[63, 64]。

　このようなアーサナの主体とするハタヨーガの効果の仕組みについて，緊張反射と相動反射のバランスが中枢神経機能と運動神経機能を活性化させるためと推定されています[102, 103, 117]。

❶　アーサナに関するヒト実験と動物実験

　典型的なアーサナのポーズとして，頭立位が有名です。これは気功にはない体位ですが，ヒトの実験で8名の被験者に3か月間，倒立位を実習させたところ，血圧が116/75 → 110/74と低下し，尿中のノルアドレナリン含有量，尿中17 OHCSも低下したことが報告されています[102]。肩立ちの体位でも同じような効果が得られたということです。シャヴァ・アーサナ（屍のポーズ）も，血圧を低下させることで知られています。一方，普通の肉体運動では，むしろカテコラミンは増加しますので，ヨー

11　ヨーガ　149

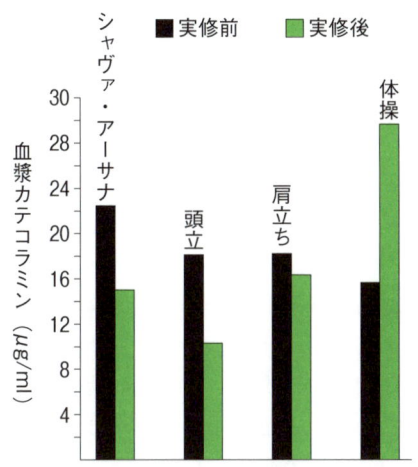

図55 ヨーガと肉体運動の血漿カテコラミンの比較

3か月間，1つのポーズを実践した被験者における血漿カテコラミン量を示す。ヨーガでは低下するのに，肉体運動ではカテコラミンが増加する。

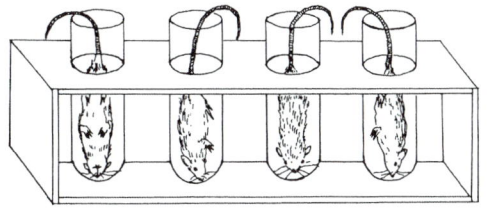

図56 ラットの逆立ちの実験方法[102]

ラットは，毎日1時間逆立ちを保ち，8週間継続。

ガが運動とは異なることが示唆されます（図55）。

　ヒトの実験だけでなく，ラットで頭立の体位の実験をウドゥパらは報告しています[102]。その実験では，ラットを図56のように毎日1時間8週間，頭立を保持しました。

　対照群は拘束ストレスラットですが，実験群では最初の4週間は，大脳皮質，視床・視床下部領域のカテコラミン分泌量は増えますが，その後8週目までに正常化しました。一方対照の拘束ストレスラットでは高

いままでした。心臓のカテコラミン含量も，頭立ラットでは低下しました。拘束ストレスラットでは高値を維持したままです。血漿カテコラミンも，実験群で低値を維持し，血漿コルチゾールは高値を維持していました[102]。

T型迷路を使った実験でも，頭立ラットでは，ジアゼパムを投与した群と同じ精神安定効果を示しました。また，頭立ラットを，－10℃寒冷刺激に曝しましたが，対照ラットよりも，ストレス反応が低かったということでした。頭立ラットでは，ストレス適応力が高くなっていることが示唆され，頭立するポーズが，ストレス適応力向上，精神安定作用増進効果を持つことが，動物実験でも示されたのです。

患者での研究においても，400人の高血圧患者を対象にして，座法・調気法・瞑想法を3か月間実習させたところ，血漿カテコラミン↓，血漿ヒスタミナーゼ↓，血漿コルチゾール↑が得られたと報告されています（図57）。また，気管支喘息患者でもヨーガの実習前と後の尿中アドレナリン，ノルアドレナリンが正常化したことが報告されています（図58）[102]。これらの他にも，ヨーガのポーズの自律神経機能への影

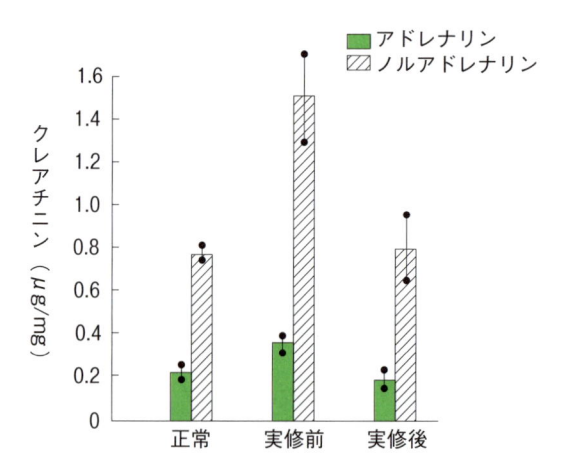

図57　高血圧患者におけるヨーガ3か月後の尿中カテコラミン
3か月間のヨーガにより正常化した。

11　ヨーガ　151

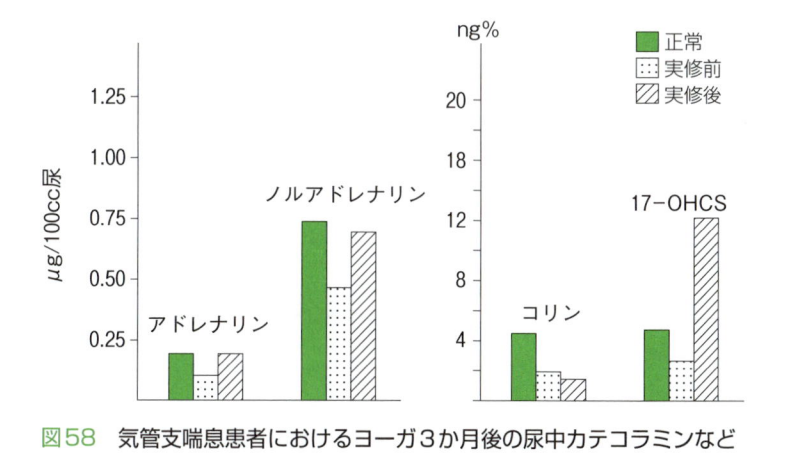

図58 気管支喘息患者におけるヨーガ3か月後の尿中カテコラミンなど
3か月間のヨーガにより正常化した。

響などに関する研究が，数多く報告されています[245, 252-265]。

　このように科学的研究においても，ヨーガのポーズが，人体の自律神経機能や内分泌機能に影響をあたえ，ストレス耐性を高めることが示唆されているのです。

　実際我々は，ハタヨーガの1時間半のセッションを3〜5名程度の人数で行っていますが，前後で血圧は，ほとんどの例とりわけ高血圧の例で低下を示し，心拍数も減少します。顕著な例では，180/110 mmHgが週1日3回のセッションで，124/88 mmHgに低下した例がありました。単なる運動では，血圧が上昇しますので，運動とは異なる血圧の変化です。

❷ アーサナの体質別処方

　アーユルヴェーダの概念を取り入れて，ヨーガ・アーサナを個人別に処方することが勧められています。これは，アーサナの血漿カテコラミンなどへの作用から演繹されています。ウドゥパらによると，以下のように体質別処方を行っています[102]。

ヴァータ体質：ハタヨーガの頭立などのアーサナにより，脈拍や血圧
　　　　　　　の降下，保息時間の延長，体重の標準化がもたらされ
　　　　　　　ます。
ピッタ体質：瞑想は，カテコラミンを増やさないので，もともとカテ
　　　　　　コラミンの高いピッタ体質には勧められます。
カパ体質：調気法と瞑想が勧められます。

　また，ヴァサント・ラッド氏らは，それぞれのポーズや呼吸法の性質
を考慮し，各ドーシャの性質と対応させることで，体質別ヨーガを提唱
しています[83]。日本でも工藤晴美氏らが，似た概念を提唱していま
す[157]。

4　調息：プラーナーヤーマ（調気法；じょうきほう）

　ヨーガは，呼吸法の科学と呼べるほど数多くの呼吸法，つまり調気法
があります[164]。ヨーガの生命観によりますと，生気の鞘は，食物鞘つ
まり肉体と，意思鞘つまり心との中間に位置していますので，調気法に
よりプラーナ生気を操れば，心（意思鞘）を操ることができるのです。
このことは，心が不穏状態では，呼吸も不穏になり，逆に呼吸をゆっく
りとさせると，心もゆっくりと落ち着いてくるという，誰もが経験でき
る体験から理解できます[132]。
　しかし，一般的に，呼吸法は，たくさん酸素を摂取して，たくさん二
酸化炭素を排泄するための呼吸筋のトレーニング（breathing exercise）
だと考えられています。特に完全呼吸と呼ばれるヨーガの一般的な呼吸
法では，腹式呼吸だけでなく，胸式呼吸も肩式呼吸も行っており，あら
ゆる呼吸筋を鍛えているという意味でも，breathing exercise と言えるで
しょう。しかし，ゆっくりしたヨーガの呼吸法では，酸素摂取量と二酸
化炭素排泄量はむしろ減少しているのです。ゆっくり呼吸することは心
を鎮静化させるのが目的なのです。これが，ヨーガの呼吸法が，調気法
（気を調える方法）と呼ばれる所以でしょう。ただ，調気法の中には，

11　ヨーガ　153

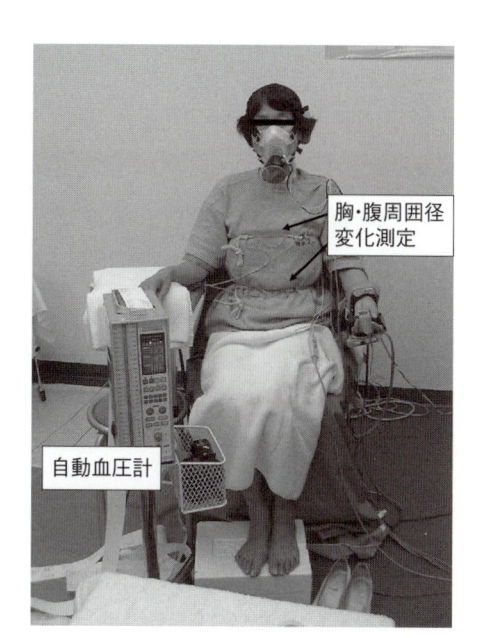

図59　ヨーガの呼吸法の実験
呼気ガス，血圧，胸腹部の動きを測定する機器（伸展センサー）
を装着させ，3種類の呼吸法を実践。

呼吸をゆっくり行う方法もあれば，速く行う方法もあります。また，呼気と吸気を2：1に行う方法もよく行われますが，呼気：吸気＝1:2の方法もあります[103, 116, 118, 132]。

① ヨーガの調気法の生理機能への影響に関する研究

　これらヨーガの呼吸法に関する研究はいくつか報告されていますが，我々がヨーガの熟練者10名を対象にして行った3種類（アヌローマ・ヴィローマ，シータリー，カパーラバーティ）の呼吸法の生理的変化に関する研究では，カパーラバーティ以外のヨーガの呼吸法では，分時換気量や酸素摂取量はむしろ低下しました。これは，呼吸数が少ない（1分あたり2〜4回）ためです（図61）。ただ1回換気量のほうは大きく

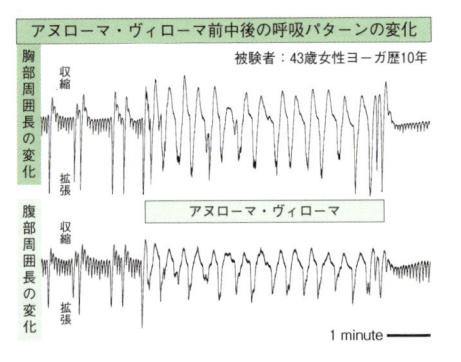

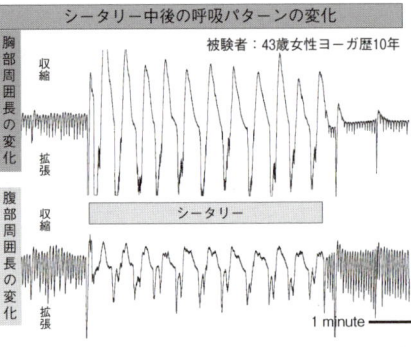

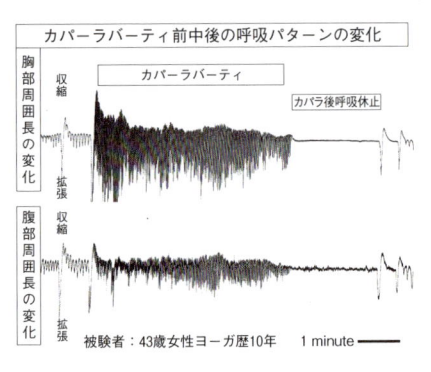

図60　３種類の呼吸法における胸部と腹部の動き

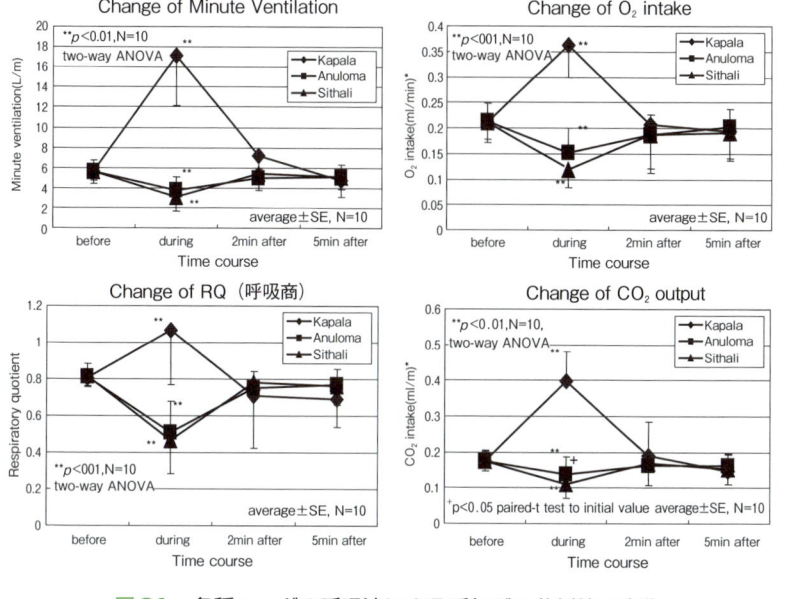

図61　各種ヨーガの呼吸法による呼気ガス分析値の変化

なっています。

　一方，カパーラバーティでは，呼吸数が30回/分程度に増加するため，過換気状態になります。その結果，二酸化炭素分圧が低下するため，血管が収縮して血圧が上昇します。被験者の平均年令は47歳でしたが，約30 mmHg程度の収縮期血圧の上昇を認めました（図62）[104]。

　古来から，呼吸法は正しい指導を受けないと危険であることが言われていますが，その理由の1つは，カパーラバーティなどのように，血圧上昇をきたす呼吸法の実習中に，脳血管障害を発症したりすることがあったためではなかろうかと推定できます。

　また，呼吸法にしてもヨーガの方法は，継続することが必要とされています。ヨーガの初心者9名（男5名，女4名：31 〜 48歳：41 ± 5）と熟練者11名（男6名，女5名：34 〜 63歳：48 ± 11，ヨーガ歴2 〜 18年：10 ± 5年）の呼吸法中の脳や筋肉循環を比較したところ，3種類の呼吸

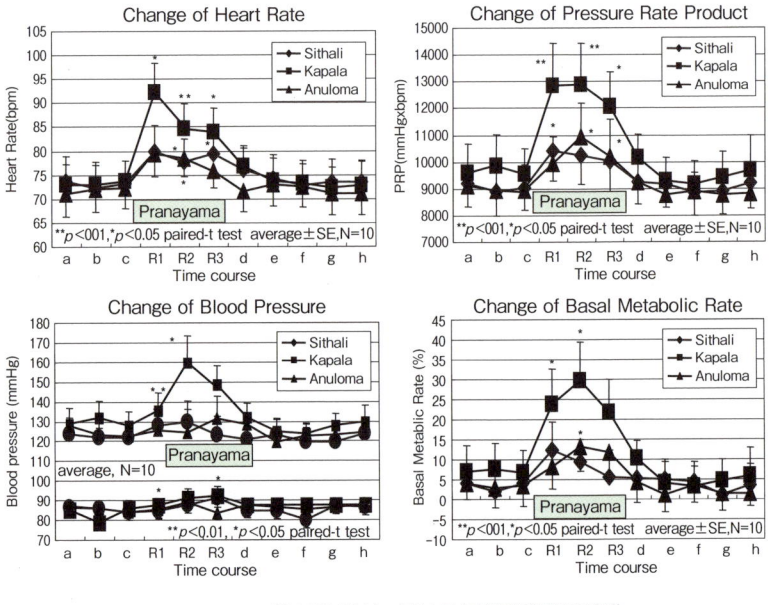

図62　ヨーガの呼吸法における循環動態値の変化

法での生理的変化には差を認めましたが，初心者と熟練者での差も顕著に認められ，近赤外分光光度計NIRSを使い測定した前頭葉の基底部の脳血流などは，アヌローマ・ヴィローマにより熟練者では増加するのに，初心者では逆に減少を認めました（☞図63）。呼吸法中に前頭葉の血流が増加する機序として，呼吸法が胸腔内圧を変化させることで，椎骨静脈叢（バトソン静脈叢）の血流を増加させて（224頁，15章図88参照），脳内静脈洞の血流に影響し，脳内の動脈血流も増加すると推定されます[310]。

　さらに，3種類の呼吸法中の経頭蓋ドップラー法，全身血圧，近赤外分光光度法，圧受容体反射（BRS）などを測定した結果では，ヨーガの熟練者は，BRSが初心者と比較して低値でした。これは，血圧の変動に対して，心拍の変化が少ないという意味で，生理機能の安定性を示唆するものです。Lancet誌に報告されたSpicuzzaらの報告でも，ヨーガ実践

11　ヨーガ　157

者では，二酸化炭素への反応性が落ちていることがわかっています[277]。それ以外にも，ヨーガの呼吸法の自律神経機能への影響に関する研究などが報告されていますが，ヨーガを長期に実践することで，脳幹の呼吸中枢などが作り替えられ，呼吸の調節機能自体が変化することが推定されます。ヨーガの呼吸法の効果や安全性に関する研究は，数多くなされるようになりました[268, 273, 277, 280]が，海外では，気胸を起こす危険性も指摘されています[269]。九州大学の岡らはヨーガクラス参加者の27.8％が特に軽い筋骨格系の不調を訴えることを報告していますが，軽微なものであったとしています[383]。

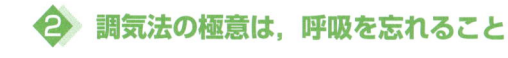 ## 調気法の極意は，呼吸を忘れること

　呼吸法は，前述のように，サンスクリット語でプラーナーヤーマと呼ばれます。プラーナーヤーマのもともとの定義は，実は，プラーナ（息）のアーヤーマ（休止）＝息の休止を意味しているのです。プラーナーヤーマの構成は，①プーラカ：コントロールされた吸息，②クンバカ：コントロールされた止息，③レーチャカ：コントロールされた呼息，④シューンヤカ：息を吐ききった後の止息，からなっていますが，その中で，息を休止した状態（クンバカ）が，プラーナーヤーマの目標になっているのです[117]。息（プラーナ）は本来，体と心を結ぶ架け橋ですので，クンバカにより息プラーナが止まると，心も止まることになるのです。それがヨーガの定義，「ヨーガとは，心を止滅させることである」を実践していることになるわけです。

　ただ，クンバカも，やり方によっては，息むことで血圧の上昇をきたします。クンバカにも3種類あり，特にケーヴァラ・クンバカ（自然な止息）が最終的なものと言われています。ハタヨーガ・プラーディーピカーには，「レーチャカ（呼息）もプーラカ（吸息）もなく，ただ息が止まるケーヴァラ・クンバカによって楽に止息できるものにとっては，三界において得られないものは何一つない。ケーヴァラ・クンバカこそは，真の調気であるといわれる（『ハタヨーガ・プラーディーピカー』2

アヌローマ・ヴィローマ（交互型）

交互片鼻呼吸，長息，通路を浄化。
鎮静作用（腹式＋胸式＋肩式呼吸）

左鼻孔を
右手の薬指でふさぐ

右鼻孔を
右手の親指でふさぐ

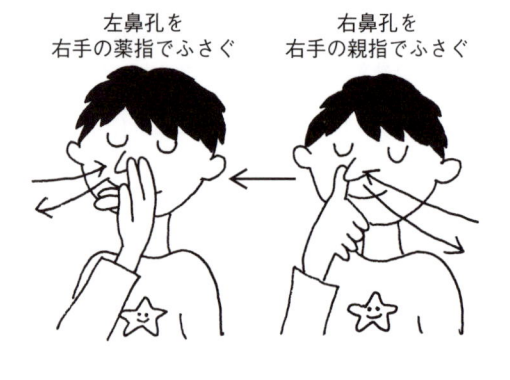

アヌローマ・ヴィローマにおける脳・筋肉末梢循環

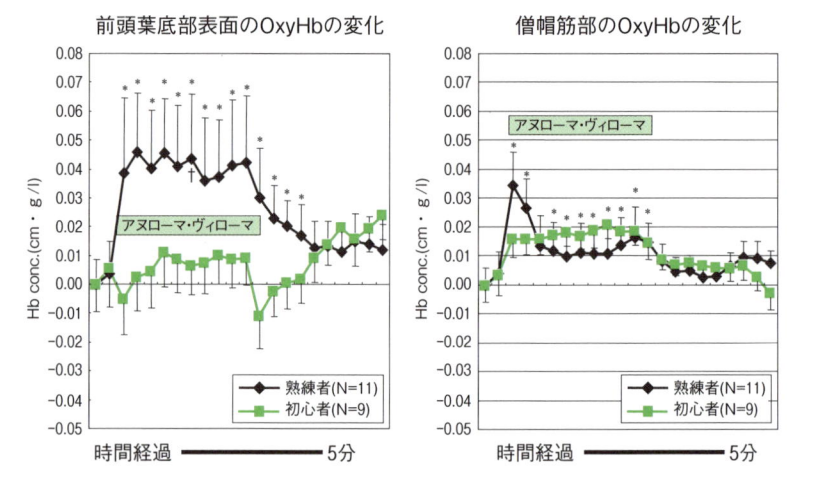

* $p < 0.05$, paired t-test against initiallevel, mean±SE　　　† $p < 0.05$, student's t-test against another group

図63　初心者と熟練者のアヌローマ・ヴィローマによる脳と筋肉循環の変化

11　ヨーガ

シータリー
舌を折り畳んで呼吸。長息。冷却作用。
（腹式＋胸式＋肩式呼吸）

鼻から息を吐き出し，

舌を丸めて管のようにして
空気をすすり込む。

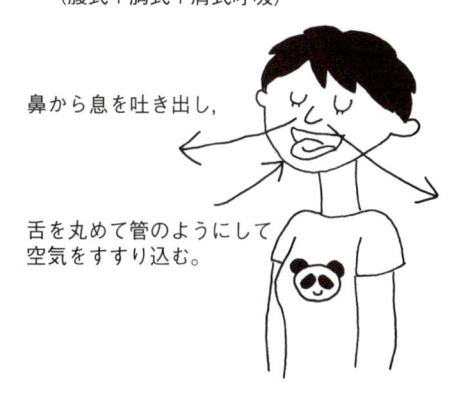

シータリーにおける脳・筋肉末梢循環

前頭葉底部表面のOxyHbの変化 　　　　　僧帽筋部のOxyHbの変化

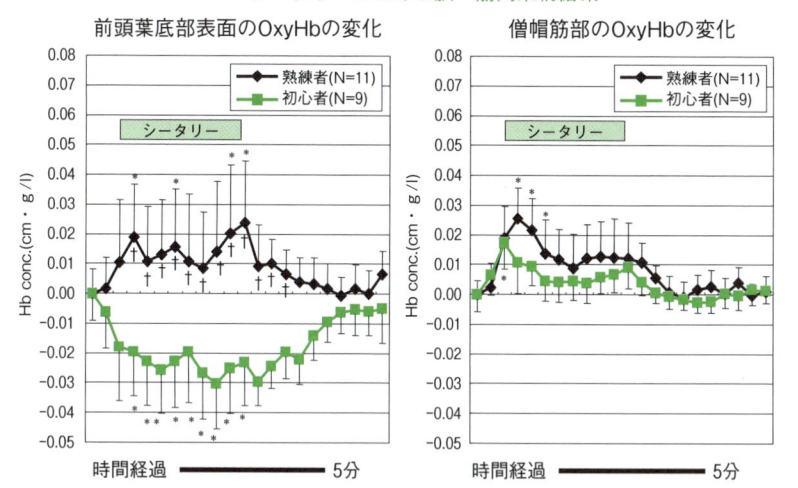

* 　$p < 0.05$, paired t-test against initial level, mean±SE　　　† $p < 0.05$, student's t-test against another group

図64　初心者と熟練者のシータリーによる脳と筋肉循環の変化

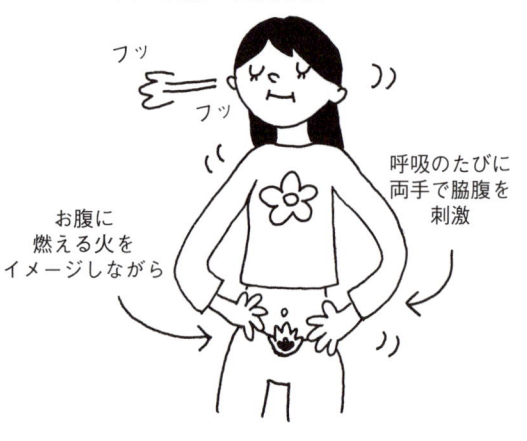

カパーラバーティ

腹部を絞め，同時に，胸から吐息。速息。
火の呼吸。（腹式呼吸）

フッ
フッ

お腹に
燃える火を
イメージしながら

呼吸のたびに
両手で脇腹を
刺激

カパーラバーティにおける脳・筋肉末梢循環

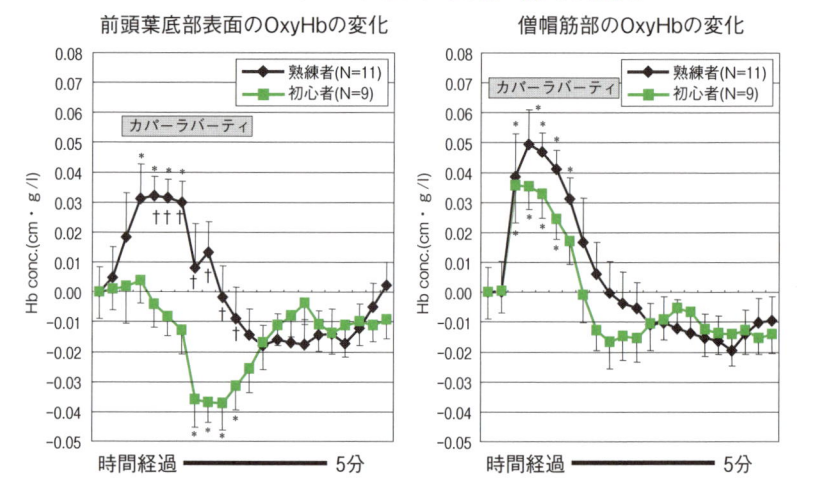

前頭葉底部表面のOxyHbの変化

僧帽筋部のOxyHbの変化

＊$p<0.05$，paired t-test against initiallevel,mean±SE　　† $p<0.05$，student's t-test against another group

図65　初心者と熟練者のカパーラバーティによる脳と筋肉循環の変化

11　ヨーガ　161

−74)」とあるのです[164]。実際アーチェリーの金メダリストでは，的を射る直前の呼吸曲線で，息が自然にとまっています。

一般的に誰もが実践できる呼吸法は，完全呼吸（腹式＋胸式＋肩式呼吸）と言われる方法ですが，この方法では腹式，胸式，肩式の呼吸法を行い，あらゆる呼吸筋を使ってbreathing exerciseを行いながら，かつ理想的な呼吸の割合も，吸気：止息：呼気：止息＝1：4：2：4という具合に，ケーヴァラ・クンバカになることが勧められています。これは，まさに呼吸を忘れてしまった状態になるのです。

5 調心：瞑想（ディヤーナ）

瞑想を主体とするラージャヨーガは，ヨーガの王様とも言われ，ヨーガが目指す境地（心の止滅，無念無想，三昧，純粋意識，純粋な静寂）を得るには，直接的な方法として重視されてきました。ただ，日本では，瞑想についてのイメージが良いものでないことや，瞑想を普及する団体の問題があることなどから普及が十分に進んでいません。本来，瞑想（dhyAna；ディヤーナ）は，インドから日本に伝わった座禅の起源となったものです。ただ，方法も数多く存在し，宗教臭さがあって，研究もあまりなされていませんでした。

しかし，1970年代に入り，インド人のマハリシ・マヘーシュ・ヨーギーが，マントラを使った簡単な瞑想法（TM瞑想；止［サマタ］瞑想の一つ）を，アメリカを始め世界中に普及し始めました。TMは，誰もが簡単にできる効率的な方法であったのと，ビートルズが実践したこともあって，瞬く間に全世界に普及しました。また，TMの方法は標準化されていますので，研究がしやすいため，瞑想の短期的長期的な効果や安全性の研究が数多くなされました[85, 139]。21世紀に入ると，観［ヴィパッサナー］瞑想の研究も進んでいます[370]。

キース・ワレスらによりますと[85]，まず1回のTM瞑想により生理的変化としては，①二酸化炭素排泄量の減少と酸素摂取量の減少，②呼吸数，分時換気量，心拍数の低下，③皮膚電気抵抗の増大（発汗の減少），

④血漿乳酸濃度の低下，⑤脳波の前頭部と頭頂部でα波とシータ波が増大する，などの変化が確認されています。これらの生理的変化は深くくつろいでいながら，目覚めた機敏な状態でもあり，restful alertness（≒マインドフルネス[370]）と呼ばれています。特に酸素消費量から代謝率を推定すると，6時間半の睡眠と同じ程度の代謝の低下を，たった15分間の瞑想で得られると報告されています（165頁，図66）。さらに図67には，長期瞑想者の典型的な瞑想前中後の，呼吸曲線を示していますが，時々息が止まるのは，まさに止息の状態ケーヴァラ・クンバカを体験しているのです。

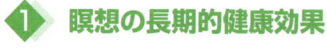 **瞑想の長期的健康効果**

　このようなTM瞑想を長年繰り返すことで，種々の疾病の治療だけでなく，予防効果もあることが期待できます。たとえば，高血圧の改善，高脂血症，喘息など，ストレス関連疾病を軽減させることが報告されています[139]。また，能力の向上としては，高校生の瞑想者では，創造性の向上が得られ，左右の脳波の同期度の増大と相関することなどが報告されています[21, 22]。さらに約20万人を対象としたオームジョンソンなどの疫学的研究では，長期瞑想者で医療利用率が低下することがいわれています[231]。また，瞑想歴5年以上の長期瞑想者では，非瞑想者や5年未満の短期瞑想者と比較して，最高血圧，近点視力，聴覚閾値から推定できる生物学的年齢が若く，12歳以上暦年齢より低いことが報告されるなど，瞑想により，疾病の治療から予防，若返りまでが得られる可能性が示唆されています（図68）[85, 139]。近年では，うつ病への効果とその大脳生理学的機序も報告されています[375]。

　瞑想だけに限らず，ポーズや呼吸法，さらには食事など生活様式をヨーガ的に変更することなど，他のヨーガの方法も含めて実践することで，動脈硬化が逆転できることまでわかってきました。ディーン・オールニッシュらによる，ヨーガを主体として食事などに留意した生活様式（10%脂肪含有の低脂肪菜食，エアロビック運動，ヨーガなどによるス

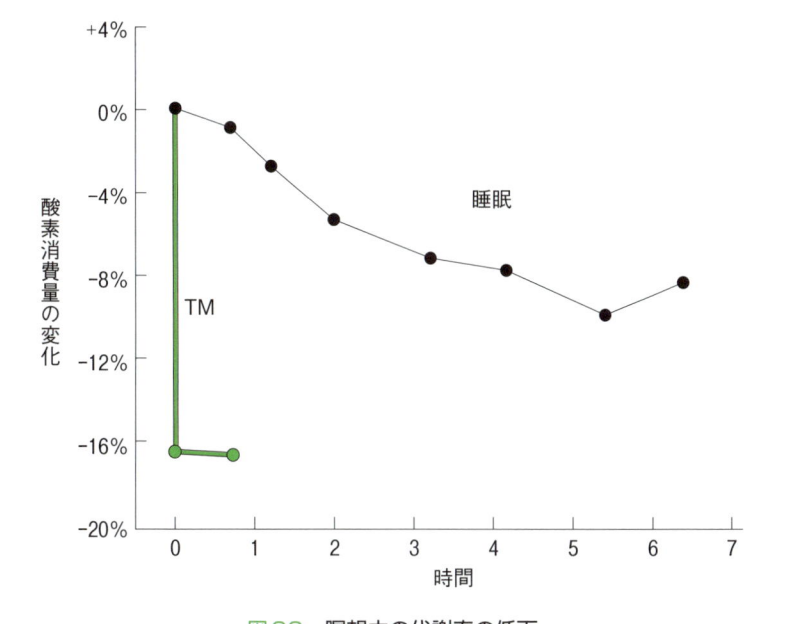

図66　瞑想中の代謝率の低下

20人の被験者のTM中の酸素消費量から代謝率が測定された。TM中には酸素消費量が顕著に減少した。TM中の最初の10分間で，平均16％も酸素消費量が減少した。酸素分圧と二酸化炭素分圧には変化はなかった。TM中の代謝の低下は睡眠よりも深く急速に生じた。

瞑想中に現れる呼吸休止（ケーヴァラ・クンバカ：無息）

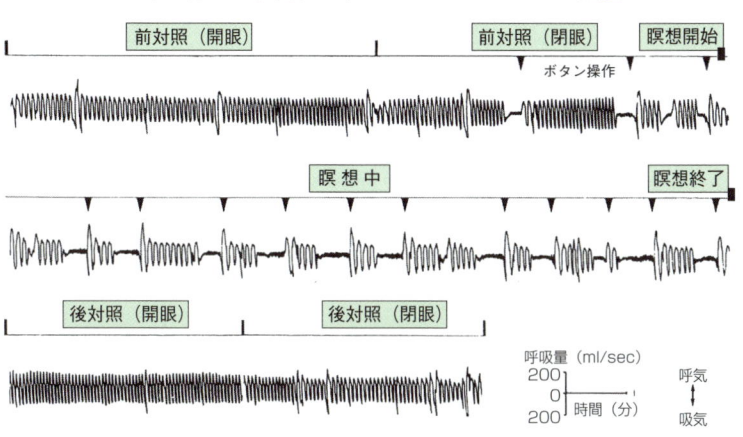

図67　瞑想中に現れるケーヴァラ・クンバカ

▼下向き印は，恍惚体験をしたと感じた時に押しボタンを押したことを示す。

瞑想中の頂上体験は，呼吸が休止（ケーヴァラ・クンバカ）している時に出現する。その呼吸休止は，気功の「止息」さらには「無息」と呼ばれる状態であろうと推測される[139]。

トレスマネジメント，禁煙，集団心理サポート）を，48名（28名実験群と20名対照群）に行い，1年後（図69）と5年後の冠動脈の狭窄度を比較しています。5年後には，それぞれ20名と15名が生活様式を維持しており，解析されました。その結果，1年後，5年後に，実験群で，それぞれ平均4.5％，7.9％冠動脈の狭窄度が改善し，対照群では逆に，1年後に2.3％，5年後には5.4％狭窄が悪化していたのです[234]。さらに彼らは，同じような生活様式が前立腺癌の発症も予防できることを報告しています[232]。

　そのようにヨーガを生活全般に取り入れることで，生活習慣病とりわけ虚血性心疾患への効果，糖尿病への効果，精神疾患への効果，抗ストレス作用，QOL向上，抗不安効果，潰瘍性大腸炎，喘息や呼吸器疾患などへ有効であることが，近年，補完統合医療の研究の中で明らかになってきました[105, 225–250]。さらには，腰痛など筋骨格系疾患や，慢性疲労症候群[384, 385]にもヨーガが有効であることが，ランダム化比較試験により実証されています[291, 293]。また，妊婦や乳癌患者，後期高齢者など，特別の状態の人々への緩和ケアとしての有効性も示唆されています[3, 49, 283–285, 287]。

② 瞑想の効果の仕組み

　瞑想により純粋な静寂（第四の意識状態：トゥリーヤ）で，くつろぎの機敏さ（restful alertness ≒ マインドフルネス）を体験することは，想念と想念の間，呼気と吸気の間（ギャップ）を体験することだと言われています[119, 139]。前述のように呼吸休止期（ケーヴァラ・クンバカ）でも出現するのですが，実はこれはヨーガの瞑想だけでなく，パンチャカルマのシローダーラー，アビヤンガなどにおいて体験するサンヒター（samhitA；自他一如の状態）における意識の変容状態でもあります。また生きがい療法や時を忘れて趣味に没頭している時にも体験できるものと類似しているかもしれません。なぜなら，「純粋な静寂の場」とは，時間と空間の観念がない場（timeless and spaceless）だからです[18, 19]。

11　ヨーガ

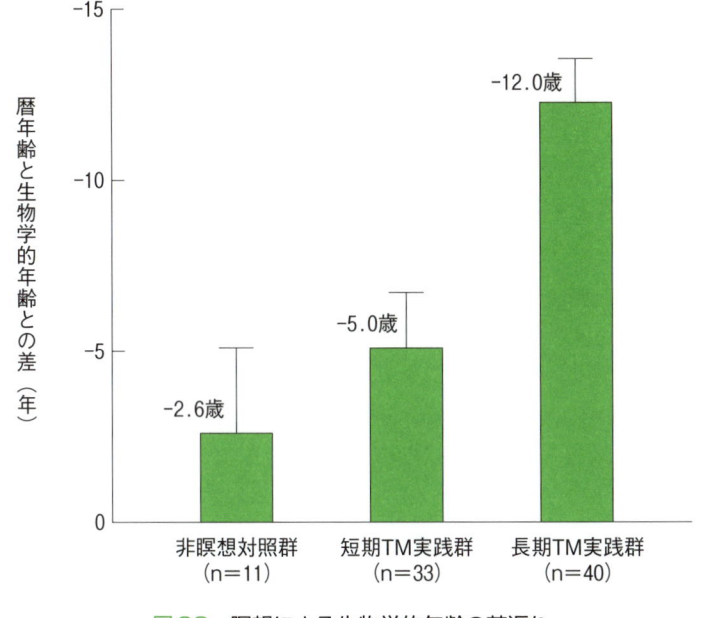

図68　瞑想による生物学的年齢の若返り

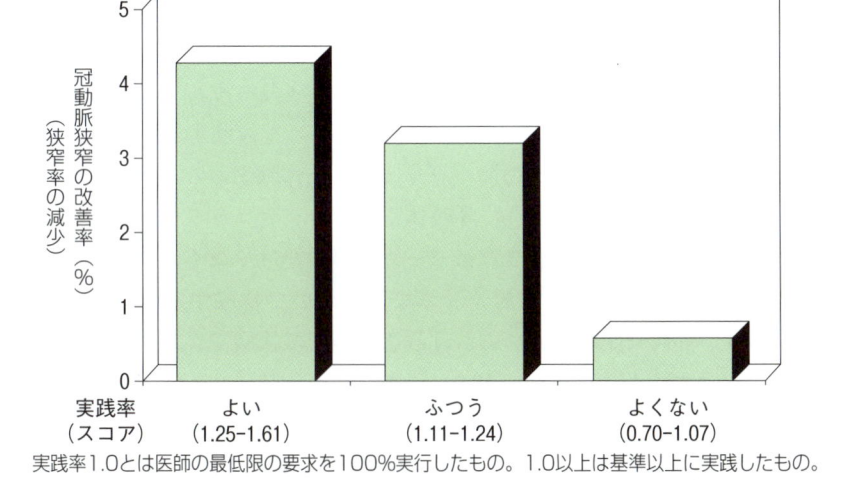

非薬物療法の実践率と冠動脈狭窄改善率（オールニッシュらの研究）[233]

実践率1.0とは医師の最低限の要求を100％実行したもの。1.0以上は基準以上に実践したもの。

図69　ヨーガ的ライフスタイルの冠動脈硬化への効果（1年後）
実践率が高いほど，冠動脈硬化が改善

このように時間の観念を忘れるということは，その「純粋な静寂の場」を体験している証拠と考えられるのです。

　つまり，これらの純粋な静寂の体験は，変性意識状態なのです。それを体験することにより心身の深い休息を得て，ストレス解消，深いリラックスが可能となり，内なるアーユルヴェーダの知恵の声を聞くことで，自然治癒力が増進するものと推論できます（174頁）。その結果，何が自分にとって必要か有害かが理解でき，それに従って行動することで，心身も生活も自然と健康的になっていくのです。また，ストレス要因も，考え方次第でストレスになりません。そのような意識の変化とそれに伴う行動様式の変化が瞑想による持続的な効果の仕組みの一つと考えられます。最近，笑いの効果が言われています[45]。結局は笑うこと自体ではなく，笑うことで考え方が変化してくることが効果の仕組みと言われるようになってきました[136]。これは認知が是正されると行動が正されるという，認知行動療法と同じような仕組みです。ちなみに瞑想やヨーガさらには内観療法，慈悲の瞑想[375]なども，認知行動療法としての効果を持つと考えられます[130]。

6　ヨーガを使った治療：ヨーガ療法の発展

　前述のようなヨーガの調身・調息・調心の方法により，病気を癒したり，健康を増進することができます。特に，体質や体調別にヨーガを処方すれば，その効果も高いことでしょう。本来ヨーガは病気治療のための方法やダイエットのためだけの手法ではなく，自身の体や心の動きを意識化することで，自身の内側の知恵に気づく方法なのですが，結果的に人間本来備わった自然治癒力や適応力を高めることができるのです。現代医学的病名とヨーガの方法を対応させて，疾病の治療をしようとする活動が1970年代からインドで始まりました。このような方法は，ヨーガ・セラピー（ヨーガ療法）と呼ばれています。2002年には日本ヨーガ療法学会が設立され，日本でのヨーガを使った療法が盛んになってきています[133]。

11　ヨーガ　167

このようにヨーガのポーズや呼吸法，瞑想などは疾病の治療，予防から若返りに効果を持つ可能性があります。そして，不安神経症，心臓病，高血圧，気管支喘息，消化性潰瘍，甲状腺機能亢進症，糖尿病，関節炎，腰痛などの疾病に効果があることや安全性が，有名医学誌にも取り上げられるようになりました 102, 103, 117, 118, 225−295, 383−385)。しかし，最終的には，ヨーガでは，肉体的な動きや呼吸運動による自律神経系の調整のみでなく，個々人の意識つまり考え方に対して，ヨーガ・カウンセリングと呼ばれるアプローチを行います。それにより，意識化による自己への気づきが深まり，結果的に個々人の生活習慣の改善やストレスの軽減効果が得られるものと推定されます。まさに，通常の自然療法とヨーガの違いは，ヨーガでは意識化により，本来の自分の状態を認識できるようになるということです。最終的には，ヨーガ，つまり宇宙と1つにつながること，本来の自分（＝アートマン）が，ブラフマン（宇宙）と同じであることに気づくことで，生老病死の呪縛から完全に自由（解脱；モークシャ）になることを目指すものです。このような総合的なヨーガによる療法は，高齢者の健康増進や障害者のケアだけでなく，緩和ケアにも応用できることでしょう。

7 ヨーガの身体浄化法

ヨーガはアーユルヴェーダと同じく浄化ということを重視します。特に身体浄化法については，アーユルヴェーダのパンチャカルマに酷似した浄化法があります 65, 117)。

①鼻や喉の浄化法：ジャラ・ネーティ（直接鼻腔を，塩水などで洗浄する方法）などです。スートラ・ネーティ（管で鼻と喉を通す方法）も含めて，鼻腔から上咽頭の炎症などを改善させる効果が期待できます。最近，上咽頭炎が腎炎などの原因として認識されてきました 59)。その治療法として，上咽頭の擦過療法（Bスポット療法 320)）がなされることがあります。実は，それに似た効果が期待できるのです。

②喉の浄化法：シンハ・ムドラー（舌を提出して下方にむけると同時に目も見開いて上をみる体勢）などです。

③胃の浄化法：ダンダ・ドーティ（管を用いて胃を浄化する方法）は，胃だけでなく，慢性呼吸器疾患にもよいとされていますが，これは，アーユルヴェーダでいうカパを浄化する方法に相当するためだと思われます。

④腸の浄化法：腸を洗浄して分泌や排泄機能を刺激する方法です。アグニサーラと呼ばれる，消化の火アグニを刺激する方法が有名です。

⑤結腸の浄化法：ヴァータ・バスティ（空気で結腸を洗浄する）や，ヴァーリ・バスティ（水で結腸を洗浄する）方法などがあります。これらの浣腸は，腸内細菌叢を乱すことで副作用がでることがありますので，あまり勧められませんが，アーユルヴェーダのバスティと類似しています。

　以上の方法は，ヨーガにおいて，治療目的で行われる浄化法です。早朝の空腹時に行われます。アーユルヴェーダの浄化療法も，老人や10歳以下は行うことは禁じられていますが，ヨーガの浄化法は，特に体力がないと負担が大きいと思われます。アーユルヴェーダでも，浄化療法を行うことが，逆に病気の一因にもなっておりますので，ヨーガを長年実践して体力が備わった人に限って行うべきでしょう。

8 ヨーガの食事法

　ヨーガを実践する場合に，食事にも注意します。にんにくや唐辛子などの刺激物，酸っぱいもの，塩分をひかえ，肉類やアルコールも禁止されます[117, 118]。一般的には，乳汁，野菜，多めの穀類，適量のマメ類が勧められています。カロリーやタンパク質を少なく，低脂肪の菜食主義を実践することになります。ディーン・オールニッシュらが研究で患者に処方したのは，10％の低脂肪食でした[234]。しかし，カルシウムやビタミンについては，乳製品を通して多く摂取しています。これらの食事

11　ヨーガ　**169**

は，米国におけるディーン・オールニッシュらの研究成果では，本来高カロリー高脂肪，高タンパクを摂取している米国人には適したものでした。また，カロリー摂取量を少なくすることは，多くの動物実験で，長寿遺伝子と言われているサーチュイン遺伝子を活性化して寿命を延長させることや，疾病を予防できることが報告されていますが，ヒトでの場合，長期的に低カロリーにすると，骨や関節の異常などが発生する危険性が危惧されています。また，日本で実践する場合，しばしば菜食主義ということから，桜沢如一氏の提唱する「正食」（玄米菜食）と混同されることが多くあります。ヨーガの菜食では，乳製品は十分に摂取していますので，カルシウムなどが不足することはありませんが，「正食」を実践する場合は，その危険性がないとも言えません。そのため骨粗鬆症を早く発症してしまわないように留意する必要があります。

　インドでは，ヒンズー教の観点から毎月2回（満月と新月），断食を行う人が多くいます。ヨーガの実践者の中にも多くいますが，これはアーユルヴェーダ的には，アーマ・パーチャナ（アーマを消化しきる方法：83頁）を実践していることになりますので勧められる習慣です。ただ，インドでは，厳密に水も飲まないなどという断食がなされ，季節によっては脱水により男性さえも腎盂腎炎などをきたした例がありますので，十分水分をとりながらの断食が勧められます。

　お釈迦様が勧めたというウポアズという短期間の断食を実践しているヨーガの実践者もおられますが，頻度も適当で，長期間でなければ，アーユルヴェーダ的には，アーマ・パーチャナに相当しますので勧められます。ただ，生野菜に偏った食事が体質や体調によっては合わない人がいることを留意しなくてはいけないでしょう。とにかく空腹を楽しむという体験は，まさに頭もクリアになり，食事への感謝の気持ちも湧いてきますので，時々必要です。

　ただアーユルヴェーダ的には，断食は体質や体調を考慮しながら数日間（1〜5日間）で済ませることがよいでしょう[83, 178]。なぜなら，断食をするとヴァータとピッタが増大してきます。ですからヴァータ体質やピッタ体質には，アーユルヴェーダでは断食を勧めません。実際，

ヴァータ体質の人では断食をしたために便秘になって，それ以来お腹の調子が悪いという方もおられます。また，若い男性でピッタ体質の人では，胃十二指腸潰瘍が穿孔することもあります。ウポアズでは，梅エキスなどを摂取して排泄を促すことを行っていますが，梅エキスはピッタを増大させますので，胃十二指腸潰瘍などを悪化させて穿孔をきたす可能性もあります。このように断食は，安易には行わないで，専門家の指導のもとで行うべきでしょう。これは毎日の食事にもあてはまることです。

　しばしば「健康のためには朝食を抜きなさい」という本と，「健康のためには朝食をとらなくてはいけません」という相反する意見があります。前述しましたが，アーユルヴェーダでは，これら双方とも正しいと考えます。つまり，体質や体調にしたがって朝食に臨むということなのです。カパが増大している時には，やはり朝食は抜いたほうが体は楽です。しかし，ヴァータやピッタが多い人が，朝食を抜くと，イライラやふらつきが出るのです。

　ヨーガを実践する人たちの中には，断食や浄化法など無理な修行法を行い体調を壊す方々がおられますが，アーユルヴェーダ的な知識を持っていれば，体質や体調を無視した無理な行法を防ぐことができると期待できます。そういう意味で，アーユルヴェーダとヨーガの双方に関する知識を持つことが，幸福で有益な長寿（健幸長寿）につながると推定されます。

11　ヨーガ　171

12章

病気の根本原因と対処法

　アーユルヴェーダでは，トリドーシャやトリグナの乱れが病気の原因
として重視されています。しかし，これらは本当の根本原因ではないこ
ともアーユルヴェーダでは教えています。つまり，トリドーシャやトリ
グナのバランスを乱す，そのまた原因があるのです[127, 205, 206]。それが
以下の3つです。

　　①感覚器官と対象との接触のまちがい　（asAtmyendriyArtha-samyoga）
　　②知性の誤り（理知の誤り）　　　　　（pragya-aparAdh）
　　③自然の変化　　　　　　　　　　　　（kAla, parinAma）

　これらのうち，①感覚器官と対象との接触のまちがいは，知性の誤り
の結果，感覚器官の制御ができないために起こることですから，②に含
めることができます。この知性の誤りは，現在の自分の意思でどうにか
なるものですが，人間の意思や欲望ではどうしようもできない病気の根
本原因が，③自然の変化：パリナーマ（変化；parinAma）あるいはカー
ラ（時間；kAla）と言われているものです。カーラにも，また3種類が
あります。

　1つが，季節や時による変化です。3つのドーシャのバランスが常に1
日，1年の季節に変化します。さらに，天候の不順，干ばつなどは，避
けることのできない異常な変化です。これらもカーラに含まれます。現
代的には気象病のことです。

　2つめは，加齢に伴う生体の変化で，老化や死などです。これもカー
ラです。ですからアーユルヴェーダでは老化や死も病気に入れているの
です。

3つめが，前世の行為つまりカルマによるものです。つまり前世の善行と悪行による因果律によるものです。これにより起こるのは，不慮の死，災難，両親に遺伝要素のない先天異常などです。これらの難病や災難を通じて，生命についてより深く学ぶことができると，アーユルヴェーダ的には考えられます。

1 根本原因のさらに本当の原因を探る

　知性の誤りと，感覚器官と対象との誤った接触を同じ原因としてみなせば，自然の変化と知性の誤りという2つの原因がアーユルヴェーダの言う病気の根本原因となります。

　しかし，ここでさらに，この知性の誤りや自然の変化の，そのまた原因とは何であろうかと考えてみましょう。『ターイッティリーヤ・ウパニシャッド』の人体五層論では，歓喜鞘に包まれた最奥に真我（アートマン）があります。それは，宇宙の知性であるブラフマンと同質です。ここは，完全なる健康の場であり，純粋潜在力の場，自然治癒力の源です[17]（☞17頁，図4と203頁，図76）。アートマンは永遠，不老不死，無限なる実在とアーユルヴェーダやヨーガでは考えています。真我である我々の最奥の宇宙の森羅万象を動かす叡知が誤ることはありません。

　つまり知性の誤りとか，さらには自然の変化さえも，その根元をたどれば宇宙の叡知から生起したものなのです。宇宙の森羅万象は，その宇宙の知性により生起させられています。特に自然の変化というのは，宇宙の知性のしわざであることは明らかです。ではなぜ宇宙の知性が，自然の病気をきたすようにしたのでしょうか？　あるいは，知性の誤りがあると病気が起こる，という法則を作ったのでしょうか。

　それが宇宙の意志だからです。しかし，その宇宙の意志とは愛情そのものだと個人的には思います。それは生命を進化させ，幸福にしようとする愛情の故なのではないでしょうか。完全なる叡知から造られた生命に，病気が起き，不幸がある理由は，幸福と不幸，病気と健康という二元を示すことで，本来の幸福や健康に気づくためであると思うのです[18, 111]。

12　病気の根本原因と対処法

2 マーヤ（幻）を払い，真の知性に気づく

　私達は，病気や不幸があると思うことで，自分の内にそのような完全なる健康の場，自然治癒力の源があるということを信じられなくなっています。これはヴェーダ科学で言えば，マーヤ（幻）なのです。たとえば，いくら重い病気で大手術をした人でも，皮膚を切開して糸で結んでおけば，皮膚の細胞が増殖してきて皮膚がくっつきます。確かに医者が糸で縫い合わせるのですが，皮膚の傷口をつけるのはあなたの体自身です。当然普通に過ごしている私達でも，引っかき傷にはかさぶたができてきます。それは誰がしているのでしょう。それは私達の内なる歓喜鞘に包まれた真我，自然治癒力の源に記憶された情報が伝わってきたものです。

　そのように内なる自己の本質が，宇宙の意識（ブラフマン）と同じであると気づくことだけで，知性の誤りは正されることになるのです。ヴェーダンタ哲学を唱える16世紀の聖者シャンカラ・チャーリヤは，宇宙と自己とは1つであることを説きました[112]。これは，実体のない自分は，実は永遠なる実在とは異なった存在であるという二元論でなく，自分自身も本来は，宇宙と1つであるという一元論です。これが本来の不二一元論ですが，その不二一元論を拡大解釈しますと，幸福と不幸，健康と病気という二元は，本来幸福で健康である自己に気づくためのものなのです。そのような気づきを促して解脱するために，アーユルヴェーダの行動医学的治療としてヨーガを実践することが必要であると思われます。

　スワミ・サッティダナーンダ氏によると，ヨーガの真の意味とは，「宇宙と一体になる」ことではなく，「自分が既に宇宙と一体であったことに気づくことである」と述べています[111]。純粋な静寂を体験して，内なる真我の存在に気づくことは，ヨーガの調身・調息・調心を実践することで得られるものです。

　通常，アーユルヴェーダの基礎概念は，サーンキャ哲学に準拠していますので，二元論に基づいています。つまり，幸福な人生は有意義だが，

不幸な人生は意義がないと考えます。しかし，アーユルヴェーダやヨーガが最終的に教えてくれることは，実はそのような幸福と不幸，病気と健康とが実は2つではなく一元だという「不二一元論」なのです。

3 アーユルヴェーダの説く9つの生命の法則： 不二一元論

　アーユルヴェーダを現代医学の医師の立場から学び，その普遍的な価値を世界中に紹介しているディーパック・チョプラ氏が提唱している7つの法則を，我々は，2つ追記して9つの法則にしました。9つ目が不二一元論を強調しています。以下に概略を説明してみましょう。

第1の法則：純粋潜在力の法則

　「純粋な静寂」を体験することで，幸福になり，万物を意のままに創造できるということ。

　「あなたは何かをすることによって幸せを得ることはできない。いわゆる霊的な修行や祈りつまり，神の探求をも含めて，何かを達成することによっては，神でさえ，あなたの幸福を与えることはできない．もし，神にそれができるとすれば，神はそれを奪うこともするであろう．何であれ，来るものは去っていく．幸福は，外に求められるべきではない．それは外から，あるいは内からでも，来ることはできない．それは，決して，"来る"ことはできない．なぜなら，それはただ在るのだから．それは常に在る．どこにだろう？　どこにでもだ．それは，ただ幸福なのだ．あなたが自分のことを幸福だと思えないのは，それを忘れているからである．目標は，あなたの本性を悟ることだ．あなたの平安，あなたの幸福，あなたの神性，あなたの神の似姿を，如実に知ることだ。そうでなければ，あなたは決して100％幸福であることはできない．幸福になっても，また不幸になる。自分が幸福なのだ（注：あるいは，本源的に健康なのだ）ということを知らなかったら，誰も完全な幸福になることはできない』（ヨガ行者：スワミ・サヲチダナンダ）

12　病気の根本原因と対処法

●純粋潜在力の法則を生活に取り入れるには

⑴ 「ただある」というマインドフルネスの状態，純粋な静寂，純粋潜在力の場と触れてみます。少なくとも朝夕2回，30分は行います．

⑵ 無判断を実行します。毎日「今回，すべての出来事を判断しない」という言葉から始めます．

⑶ 毎日自然と親しみ，すべての生き物の内なる知性に親しみます．静かに座って夕日を眺めてみます．そして海や小川のせせらぎに，耳を傾け，ただ花のにおいを感じるのもよいでしょう．

　この法則は，第15章で紹介する「Spiritual Biotechnology」(図78) という，非具象の意識レベルから，肉体的レベルに具象化させるシステムを使った健康法と，同じ仕組みによって駆動されているものです。

第2法則：与える法則

　ギブ アンド テイク，感謝し，お金などとしてお返しするということです。

　お金は，私達が社会に与えるサービスの結果として得られる生命エネルギーの象徴です。ですから，お金の循環を止める，たとえばお金を貯めこもうとすると，お金は生命エネルギーですから，私達と社会の生命を循環するエネルギーをも止まってしまうことになるのです。

●与える法則を生活に取り入れるには

⑴ 自分の一生あるいは今日一日を振り返り，していただいたことを思いだしてみます。次に今度は自分が，してあげたことを思いだしてください。いかに自分がしていただいていることが多いかが理解できれば，人に与えるというより，お返しする気持ちが持てます。そして，「お返しする」「与える」ことを心がけます。

⑵ どこに行く時も誰に会う時も，与えることを思い，いつでも贈り物を持っていきましょう。贈り物は，ほめ言葉でも，花でも祈りでもよいのです。

(3) 今日一日，頂ける贈り物はすべて喜んで受けとります。自然からの贈り物も受け取ります。日の光，鳥のさえずり，春雨，初雪を，また他人からの贈り物も素直にいただきます。

(4) 形を持たない贈り物であっても，配慮，親愛の情，賞賛，慈悲の心を与え，そして受け取りましょう。誰かに会う時は，いつも，心の中でその人に幸せ，喜び，そして笑いを与えましょう（顔施）。

(5) 慈悲の瞑想[370]や内観療法を実践しましょう。実際，うつ病などに良いと言われています[375]。

第3の法則：原因と結果の法則

蒔いた種は，自分で刈り取らなければならないということです。

●原因と結果の法則を生活に取り入れるには

(1) 一瞬一瞬行う選択を観察するようにします。食事中でさえ，食べることを意識しながら食事をします。「今」に気づくようにします。

(2) 常に自分自身に尋ね，快と不快のメッセージから判断します。もしも，快適であったら躊躇せずに進みます。もしも，不快であったら，ちょっと一息入れて静寂の中で聞いてみるのです。

第4の法則：最少努力の法則

自然体において，最少の努力で最大の効果をだせるというものです。自然界では，たとえば地球の自転から飛ぶ鳥など，無理をしようとしないで，膨大な現象が，自然に努力を感じさせないで起こっています。

●最少努力の法則を生活に取り入れるには

(1) 他の人々，状況，環境などすべて起こることを受け入れます。「今」は有るべくしてあることを認めましょう。なぜなら，全宇宙はあるべくしてあるからです。

(2) 物事を今あるように受け入れて，今の状況や問題すべてに対して責任をとりましょう。

12　病気の根本原因と対処法

(3)　自分の見方を理解させようと，他の人を説得したり信じさせる必要はありません。すべての見方を受け入れ，どれか一つの考え方に固執しないようにします。

第5の法則：意図と願望の法則
　人は自分の深い願望のごとくになるというもの。
　　　　願望は，意図のごとくになる。意図は，行いのようになる。
　　　　行いは，宿命のごとくになる。

　　　　　　　　　　　　　　（ブリハッドアーラーニャキャウパニシャッド）

●意図と願望の法則を生活に取り入れるには
(1)　「願望」をリストアップし，瞑想前，夜寝る前，朝起きた時に見ます。
(2)　「願望」のリストを瞑想中の純粋な静寂の場からでる時に解放してみます。そして私達の思うようにならなくとも，私達が思ったこと以上の崇高な目的のために宇宙がもくろんでいるから，そのようになるのだと信じます。
　この「願望」や「意図」も，まさに第15章で紹介する「Spiritual Biotechnology」（図78）という，非具象の意識レベルから，肉体的レベルに具象化させるシステムにおいて，瞑想のトランス状態で蒔く種子が，まさに「願望」や「意図」に相当します。「願望」と「意図」を，静かな湖面で落とすことが重要なのです。

第6の法則：放棄の法則
　結果に執着しないということ。
　バガヴァッド・ギーターには，「あなたの職務は行為そのものにあり，決して結果にはない」とあります。

●放棄の法則を生活に取り入れるには
(1)　今日一日，無執着を守りましょう。自分自身や自分のまわりの人達に，あるがままに自由にさせましょう。こうあるべきだという自分の考

え方を押しつけません。

(2) 今日一日，確定的なものは何もないことを理解しましょう。思うようにならない不意の出来事があっても，それを受け入れます。

第7の法則：人生における目的の法則

それぞれの人は，それぞれの個性と適性を実践するために生まれてきたということ。

●人生における目的の法則を生活に取り入れるには

(1) 瞑想により，自分の自我を超越した高位の「自己」の存在に気づきます。

(2) 自分の才能を探り発見しましょう。時間を忘れるほど無心になって，自分自身を楽しませてくれる事柄を見つけます。

(3) 人に奉仕するにはどうしたらよいか，何が最も自分にあっているかを自分に問いかけます。そして，その自分の才能を隣人のために利用します。

第8の法則：自己相似性の法則

部分は全体で，全体は部分と同じということ。「将来や過去は，今現在にある」というもの。

●自己相似性の法則を生活に取り入れるには

(1) 「今」がすべての基本です。「今」における意識，心，体の状態が将来なのです。ですから「今」を意識的に生きることが大切なのです。アーユルヴェーダの生活処方箋を守って，一日一日を生きることです。

(2) 我々の人間関係において，ある領域での関係性は，他の領域での関係性と相似です。たとえば，動物を虐める人は，人間にも優しくなれません。ですから，人生において，些細な局面での行いを正すことから始めましょう。そうすることで，すべての局面において，関係性を正すことができるでしょう。

12 病気の根本原因と対処法

第9の法則：ゆらぎの法則

　善と悪，健康と病気，不幸と幸福，生と死，あらゆる二元は本来は，一元である（不二一元論）というもの。

●ゆらぎの法則を生活に取り入れるには

(1)　宇宙万物が揺らいでいることを認識することで，あなたは，揺らぎのないレベルを体験できます。

(2)　揺らぎの法則を知ることで，人生において，常に変遷し入れ替わる具象の世界を楽しむことができます。二元の間を常に揺らいでいる自分を，楽しませてください。その揺らぎこそが進化のために必要なものなのですから。揺らぐことのない一元を感じて下さい。揺らぎの波の中で神のリラー（Lila遊び）をするのが，我々の人生なのです。それが宇宙の意志なのです。

◀ ◀ ◀ 発汗法など温熱療法が，血管を若返らせ，デトックス効果も持つ ▶ ▶ ▶

アーユルヴェーダでは，発汗法をしばしば行います。汗が出るまで加温することは，深部体温を上昇させる温熱療法と言えます。最近の温熱療法の進歩により，深部温上昇が1℃程度のマイルドハイパーサーミアでも，免疫機能が増進して癌への効果が得られることや，スポーツ時の疲労の予防[100]，さらには，心不全や動脈硬化の改善効果[39, 40, 68] などがあることがわかってきました。日本人が長寿であるのも，入浴の習慣による可能性もあります。なぜなら入浴は，ヴァータを鎮静化しますので，オイルマッサージが容易に行えない日本では，その代用となるアーユルヴェーダ的生活習慣とも言えるからです。

マイルドハイパーサーミアの作用機序として，HSP（Heat shock protein）の生成促進や血管内皮細胞のeNOS（endothelial NO synthase）の発現促進などが推定されています[39]。

HSPsは，細胞内の異常タンパクの是正や分解[212] に関わっており，さらにTLR（Toll like receptor）を活性化させて自然免疫機能を向上させる機能もあります。薬草を使うアーユルヴェーダの発汗法では，薬草内のゲラニルゲラニオール（GGOH）などHSPsの誘導促進物質[224] が体内に吸収されますので，HSPsがさらに増加することが推定されます。また温熱ストレスは細胞内浄化システムであるユビキチン・プロテアソーム系やオートファジー・リソゾーム系を活性化させます。このように，アーユルヴェーダの治療法は，温熱効果を薬草により増感させ，細胞からのデトックスも促す最先端の治療方法であるかもしれません。我々はこれをアーユルヴェーダの細胞健康科学と呼んでいます。

トピックス

12 病気の根本原因と対処法

13章

アーユルヴェーダの死生観

特に生と死の問題に対しては，インドは深淵なものを持っています。たとえば，ガンジス川の中流にあるベナレスには「死者の家（解脱の館）」と呼ばれる建物があります。この家は死期が間近な人が家族とともに住んで，火葬をしてもらうまで待つためのものです。火葬された死体は聖なるガンジスに葬られることになります。そのように死を受容する哲学がインドにあるのです。このように古代インドの英知を紐解くことは，我々日本人の死生観の変革を促してくれる可能性があります。

特に最近は医療において死生観の問題が重要視されてきました。癌やエイズなどの致死的疾患の増加や，脳死や尊厳死，末期患者における人工呼吸器の取り外しの問題，不意の災害死などがクローズアップされてきたためです。人が死ぬ存在だということを考えないで闇雲に延命治療をすることを，患者の方が拒絶するようになったのです。そして平穏死や自然死などという言葉も知られてきました。病気にならないための予防医学的知識という面からばかりでなく，生や死という深淵な問題を扱う場合でも，古代インドの英知は我々に大きな示唆を与えてくれるのです。

1 アーユルヴェーダにおける生と死

生命の科学アーユルヴェーダでは，生命を単に肉体だけではなく，精神，五感，我アートマンからなるものとしています[222]。そしてアートマン以外は常に変化しますが，アートマンは永遠不滅のものと考えています。このアートマンこそ，本来の自己であり，さらには宇宙意識（ブラフマン）とも同質のものなのです。このような生命観に基づいた「あ

の世とこの世の2つの世界で有用な生命に関する知識が，アーユルヴェーダ」（『チャラカ・サンヒター』第1巻第1章43節）[222]なのです。

さらに『チャラカ・サンヒター』には「死が訪れると，個我は，これら快の対象となるものから離れる。このように個我は動性（ラジャス）と暗性（タマス）とに影響されて未顕現の状態から顕現し，再び未顕現の状態に戻るというように，丁度車輪のごとくに絶えず移ろいゆくのである。二極のものに甚だしく執着し，我執に被われているものは生と滅とに翻弄されるが，そうでないものはその逆である」（『チャラカ・サンヒター』第4巻第1章67～69節）。「このアートマン（真我）が身体から離れると，その身体は空き家のごとく生命なきものとなり，"五つのもの"となると言われる。それというのも，そこには五大（マハーブータ五元素）があるのみであるからである」（『チャラカ・サンヒター』第4巻第1章70～74節）と述べています[55,59]。

アートマンが我々の内に内在するというこのような考え方は，哲学あるいは宗教とも言えるものです。実は生命科学たるアーユルヴェーダは，単に医学だけでなく宗教や哲学をも包含した，健幸長寿のための壮大な医哲学大系なのです。さらには生と死，健康と病気，幸と不幸を超越した「生命の科学」なのです。

2 ホスピス緩和ケアを支持するアーユルヴェーダ

老化を遅らせ長寿を促す方法を指示しているアーユルヴェーダではありますが，このように死の存在を受け入れ，生と死の二極に執着すべきでないことを示唆しています。

つまりアーユルヴェーダの長寿科学は，「幸福で有益な長寿」つまり寿命いっぱいまで高いクオリティ・オブ・ライフを維持し，クオリティ・オブ・デスも重視した方法を示しているのです。これを我々は，「健幸長寿」と呼んでいます。ですからアーユルヴェーダでは，無駄な延命治療を勧めていません。死に行く人を含めた患者のケアについて，「患者は，その（快適な）ベッドの中で，ユーモアに富んだ，楽しい話

をする親しい人にケアされながら，意のままの状態で安らぐべきである。ユーモアに富んだ，楽しい話をする人々は，繰り返し繰り返し（病める人を）慰めながら（楽しい）話によって，腫瘍の痛みを速やかに鎮静すべきである」（『スシュルタ・サンヒター』1.19.7-8，25-26）[141, 208] とあります。このようにアーユルヴェーダは，癌末期での緩和ケアや在宅ホスピスなどにおけるクオリティ・オブ・デスの大切さをも既に3500年前から指示しているのです。

　最終的に，死とは，輪廻の中で次の生で進化するためのプロセスの一つなのです。ですから，忌み嫌うものではなく，むしろ必要なものだとアーユルヴェーダ的見地からは考えられるのです。しかし，良く死ぬためには，良く生きることが必要です。そのための生き方の智慧がアーユルヴェーダとヨーガなのです。その智慧により宇宙とつながっている自己が認識できれば，究極的には生も死もなくなるのです[370]。

◀ ◀ ◀ 皮膚の各種感覚センサー（TRP-Vシリーズ，ASICs，ENaCなど）▶ ▶ ▶

　伝統医学の治療には，製剤を内服する内治法と，皮膚からアプローチする外治法があり，たいていは，それらを併用します。しかし日本の漢方医学などでは，保険の問題もあってか，薬草製剤を内服することが主体となり，鍼灸やマッサージ，薬浴，薬用オイルマッサージ，薬草サウナなどの外治法を併用することはまれです。アーユルヴェーダでは，薬用オイルや薬草サウナ，薬浴などと，薬草の内服薬を併用することがほとんどです。

　外から治療する外治法は，薬草成分の経皮吸収による作用もさることながら，薬草成分が，皮膚の温度受容体（TRPV受容体シリーズ：transient receptor potential-vanilloid receptors）と化学受容体（ASICs：acid-sensing ion channels），触圧受容体（epithelial Na channelなど）などに作用することで，体性自律神経反射を介して内臓の自律神経に影響を与えることが推定されます[61, 348]。また，角質細胞からのサイトカインの放出，皮膚のランゲルハンス細胞（樹状細胞の一種）への作用により全身的に免疫系などの変化が起こることが推定されます。実際，TRPV受容体シリーズの研究には，カプサイシン，メントール，シナムアルデヒドなど薬草成分や熱，H^+がアゴニストとして使われているのです[61, 348]。

トピックス

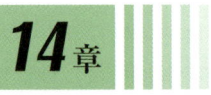

14章

東西医学を統合した生命の科学による健幸寿命の延伸

1 統合医療から生命の科学への道

『チャラカ・サンヒター』にあるアーユルヴェーダ（生命の科学）の定義（☞15頁）に従えば，現代医学や各種伝統医療，補完代替医療さえも，実はアーユルヴェーダなのです。ただそれらは不完全で，生命全体を対象にしたものではないため，前書きに述べましたように，古代インドからのアーユルヴェーダを幹にしながら統合され，広義の「生命の科学」に近づいていかなければいけないと筆者は思います。しかし「アー

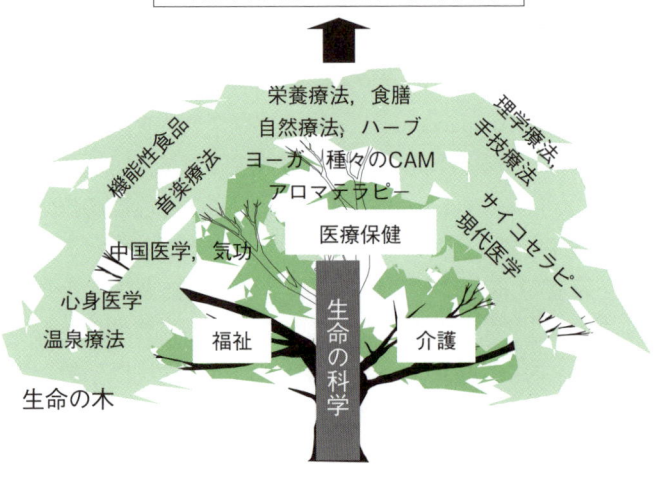

図70 「生命の木」の幹となる生命の科学による健幸寿命の延伸

ユルヴェーダの古典がすべて」という考え方には危険性があります。な
ぜなら本当の意味のアーユルヴェーダ（生命の科学）とは，西洋医学と
東洋医学とが融合したもの，あるいはCAMと現代医療とが統合された
統合医療，エビデンス・ベイスト・メディスンとナラティブ・ベイス
ト・メディスンとが融合したものであると思われます。それは，一部の
人しか知らないというのではなく，万人の内なる知恵として実在してお
り，これから我々人類は，それを言語化しようとしているものなのでは
ないでしょうか。そして「病気を治し，かつ人を癒し，誰もが有意義で
幸福な長寿（健幸長寿）を享受できる」ための広義の生命の科学アーユ
ルヴェーダを創造していくことが我々人類の使命であり，それは統合医
療の更にその先の道と考えます（図70）。

2　アーユルヴェーダ診療のあり方への提言

　以上のような考えに基づいて，日本における包括的な医療の実践のた
め，アーユルヴェーダを中心とした東西医学の融合を試みてきましたの
で，一案として紹介します[178]。

　その過程で，アーユルヴェーダの理論を幹にしながら，中国医学的方
法（刺絡＝ラクタ・モークシャナ）や各種伝統医学的方法も取り入れた
統合的治療プログラム「インテグラル鍼灸（インテグラル・アキュパン
クチャー：Integral Acupuncture)」というプログラムを創生しました。

　それらの基礎となる現代解剖生理学の仮説として，①「静脈の循環系
ハブ仮説」，②「アーマとAGEsの対応仮説」，③慢性疼痛の原因として
の「静脈鬱滞性疼痛仮説」を提唱することができました。これらの新た
な仮説は，筆者が38年にわたる東西医学融合の結果たどりついたもの
ではありますが，すでに現代医学でも十分に認識されてきたものです。
ただ，東洋医学的な臨床的効果を，現代医学的（西洋医学的）概念で説
明して，東西医学を融合しようとする人がいなかったために，ほとんど
興味を示されてこなかった説です。これらの仮説によれば，東洋医学の
不可思議な現象の中には，実は，現代医学的に既知の事実で説明できる

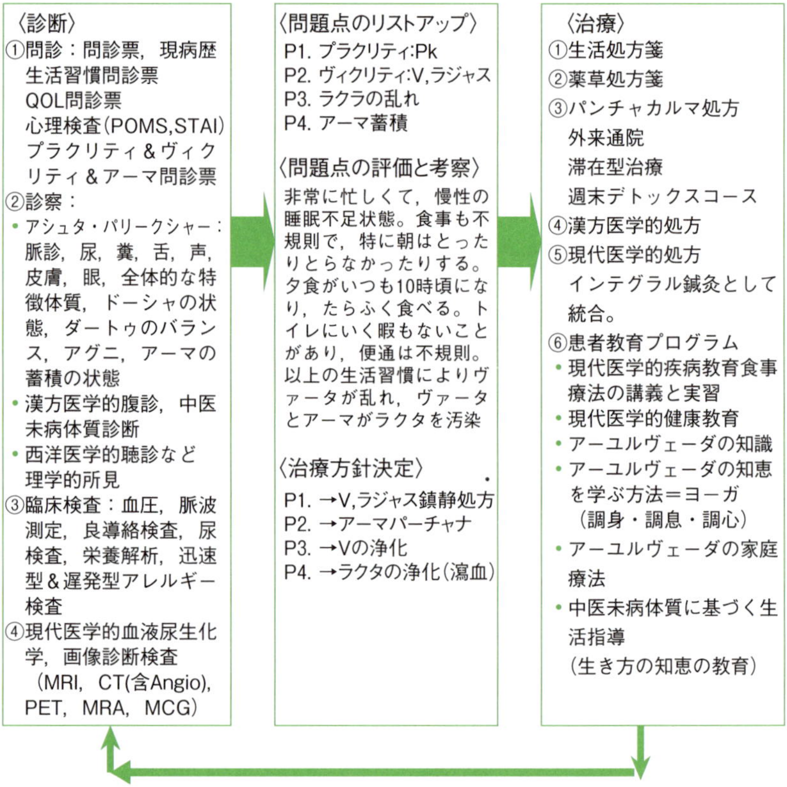

〈診断〉
①問診：問診票，現病歴
　生活習慣問診票
　QOL問診票
　心理検査（POMS,STAI）
　プラクリティ＆ヴィク
　リティ＆アーマ問診票
②診察：
・アシュタ・パリークシャー：
　脈診，尿，糞，舌，声，
　皮膚，眼，全体的な特
　徴体質，ドーシャの状
　態，ダートゥのバラン
　ス，アグニ，アーマの
　蓄積の状態
・漢方医学的腹診，中医
　未病体質診断
・西洋医学的聴診など
　理学的所見
③臨床検査：血圧，脈波
　測定，良導絡検査，尿
　検査，栄養解析，迅速
　型＆遅発型アレルギー
　検査
④現代医学的血液尿生化
　学，画像診断検査
　（MRI，CT(含Angio)，
　PET，MRA，MCG）

〈問題点のリストアップ〉
P1．プラクリティ:Pk
P2．ヴィクリティ:V,ラジャス
P3．ラクラの乱れ
P4．アーマ蓄積

〈問題点の評価と考察〉
非常に忙しくて，慢性の
睡眠不足状態。食事も不
規則で，特に朝はとった
りとらなかったりする。
夕食がいつも10時頃にな
り，たらふく食べる。ト
イレにいく暇もないこと
があり，便通は不規則。
以上の生活習慣によりヴ
ァータが乱れ，ヴァータ
とアーマがラクタを汚染

〈治療方針決定〉
P1．→V,ラジャス鎮静処方
P2．→アーマパーチャナ
P3．→Vの浄化
P4．→ラクタの浄化（瀉血）

〈治療〉
①生活処方箋
②薬草処方箋
③パンチャカルマ処方
　外来通院
　滞在型治療
　週末デトックスコース
④漢方医学的処方
⑤現代医学的処方
　インテグラル鍼灸として
　統合。
⑥患者教育プログラム
・現代医学的疾病教育食事
　療法の講義と実習
・現代医学的健康教育
・アーユルヴェーダの知識
・アーユルヴェーダの知恵
　を学ぶ方法＝ヨーガ
　（調身・調息・調心）
・アーユルヴェーダの家庭
　療法
・中医未病体質に基づく生
　活指導
　（生き方の知恵の教育）

図71　アーユルヴェーダのPOS（problem oriented system）（仮案）

ものがあると筆者自身は考えています。

　ただ，現代医学がまったく無視しているあるいは無知であることは，「意識」を含めた生命観の問題です。アーユルヴェーダやヨーガは「肉体（五感も含め）・心・意識」の3つからなる生命を，しっかりと考察した上で，肉体的問題から人生の出来事まで，あらゆる面の問題の原因と解消法を指示してくれています。と同時に，人間としてさらには人類として，どのように生きれば，健幸寿命を延伸することができるかということも教えてくれていると思われます。

14　東西医学を統合した生命の科学による健幸寿命の延伸

▌ 外来診療と滞在型保養施設におけるアーユルヴェーダ ▌

図71のごとく，アーユルヴェーダだけでなく，現代医学や日本で認知されている伝統医学である漢方医学も駆使して診断を行います。プラクリティ（体質）とヴィクリティ（病気の状態）の診断，さらには，中医未病体質についても，それぞれの質問紙票[359]を使って判定します。さらに，アグニ，アーマ，オージャスの状態やダートゥのバランスについて，自覚症状や他覚的所見（舌診，視診，脈診，腹診）から診断し，現代医学的所見をも見逃さないようにします。問題点をリストした後は，それの評価と考察を行い，その後に治療となります。

アーユルヴェーダ的な治療方針はまず，ヴィクリティを対象にして方針を立てます（☞234頁資料および38頁参照）。プラクリティは予後を予測するのに役立てます。たとえば，ヴァータ体質にヴァータの乱れが起きていれば難治です。しかし，同じヴァータの乱れが，カパ体質に起きていれば，治療は難しくありません。

またアグニ，オージャスの状態は，浄化治療において使用するギー（精製バター）やヒマシ油の量などを決めるのに参考にします。さらに，心のドーシャについても問診表などからつかみます[188]。

中医未病体質[359]の判定結果のほうが，漢字圏の日本人にはわかりやすい場合があります。平和質は，健康状態ですが，陰虚質・陽虚質・痰湿質・湿熱質・気虚質・気鬱質・瘀血質・特稟質（とくひんしつ：特異アレルギー体質）の8つが，それぞれ漢字の意味から推定できる未病体質です。平和質を高め，未病体質を是正するべく生活様式を指導することも患者によっては行います[359]。

3 アーユルヴェーダを幹にした統合医療的治療の原則

我々が日本で勧めている治療の順序は，①生活処方箋（含家庭でのセルフケア）→②薬草処方箋→③パンチャカルマあるいはラクタ・モークシャナを主とする統合的治療プログラムという順で行っています。

パンチャカルマは，前，中心，後処置とありますので，順に処方して

いきます。まず前処置は，アーマ・パーチャナを1〜10日間行います。これは消化の火であるアグニを立て直す方法で，①ショウガのスライスを煎じてショウガ湯をつくって飲む，②ショウガの千切りに塩少々，レモン絞り汁をかけてとるとか，ショウガの絞り汁に蜂蜜，レモン汁，コショウを入れてとる，③トリカトゥを牛乳やお湯に入れて飲む，④食事をお粥にし，甘い物や脂肪分をひかえる，⑤白湯を積極的に飲む（1〜2 L/日）といった注意を実践してもらうものです。

　次にスネーハ・パーナ（油剤飲用法）としてギーを飲用してもらいます。ギーの量はアグニの強さに応じて20〜100 mLの範囲で漸増します。ギーを飲む期間は3〜5あるいは7日間というのが古典的な方法です。スネーハ・パーナが終了するとヴィレーチャナを加えます。ヴィレーチャナでは，ひまし油やアロエ，漢方薬などで下痢を起こしますので体力が消耗します。そこでヴィレーチャナ終了後，数日から14日間たってから，スネーハナ（アビヤンガ，シローダーラーなどオイルセラピー），スウェーダナ（発汗法：薬草サウナ），バスティ（浣腸）などを行います。アビヤンガとシローダーラー，中心処置であるバスティやラクタモークシャナは同日に行いますが，中心処置については同じ日には1つの処置しか行わないほうがよいでしょう。その場合，体質や体調別の以下のような処方が必要となります。

• **ヴァータ増悪時**：アビヤンガ，シローダーラーは必須ですが，ヴァータを鎮静化するオイルを使用します。油の温度は十分温かくして（アビヤンガでは約45℃，シローダーラーでも40℃前後），時間も長いほうがヴァータを鎮静化する効果が高くなります（双方とも30〜60分間）。その後，温かめの温度で発汗法を行います。発汗法は温熱（蒸気の熱）がヴァータの増悪している人には特によいでしょう。その後の中心処置はバスティです。また治療室や治療後の浴室にはヴァータを鎮めるアロマを香らせたり，浴剤として入れます[137]。

• **ピッタ増悪時**：スネーハ・パーナの後に，ひまし油やアロエ，漢方薬などでヴィレーチャナを行います。その後ピッタを鎮める油（オリーブ

油やチャンダナディー・タイラなど）で，アビヤンガやシローダーラーを行います。シローダーラーには牛乳や薬草の煎液と牛乳の混合物や，タクラと呼ばれるヨーグルトを使うこともあります（タクラ・ダーラー）。ピッタの乱れた人では目が疲れている場合が多いので，ネートラ・タルパナ（目のギー浴）なども加えるとよいでしょう。スウェーダナは低めの温度で短い時間（15分程度）にしておきます。室内にはピッタを鎮めるアロマを香らせます[137]。また，ピッタを浄化する中心処置はヴィレーチャナ以外にラクタ・モークシャナ（瀉血療法）が有効です。ラクタ・モークシャナの方法は，「インテグラル鍼灸」（214頁）に従って行います。バスティが必要となる場合も多くあります。

• カパ増悪時：できればアビヤンガの時ガルシャナ（絹の布による皮膚のラビング・マッサージ）を行って，その後にカパを鎮める油を使ったアビヤンガを行います。スウェーダナは熱めの温度で十分時間（20〜25分）をかけて行います。ヴィレーチャナやバスティという中心処置以外に，中心処置として経鼻法（2〜16滴ナスヤ）が適当です。ナスヤの後半では，薬用喫煙も行うことがあります。室内にはカパを鎮めるアロマを香らせます[137]。

　第四のドーシャと言われるラクタの乱れがある人では，ラクタ・モークシャナを行います。日本ではヒルよりも，カッピングや刺絡[161, 207]が衛生的で簡単です。ヒルを使う場合は[332, 333]，安全性の問題から医療用ヒル（チスイビルを無菌状態で繁殖させたもので医療機関でのみ入手可能）を使うべきでしょう。基本的にピッタやカパの増大時には排泄させることが必要となりますので，その場合ラクタ・モークシャナが必須になると思われます。

　後処置としては，パンチャカルマと同じか2倍の日数をかけて食事を戻し，社会生活や性生活もしばらくは無理をしないよう指示します。

4 アーユルヴェーダを幹にした統合医療的治療の流れ

生活処方箋

　診断の結果，明らかとなった問題に対して，西洋医学と東洋医学の両者の観点から追加検査，治療，指導を行うわけですが，とりわけ日常生活の指導は重要ですので，最初に行います。患者のそれまでのライフスタイルを考慮しながら，アーユルヴェーダや中医未病体質[359]に合った生活処方箋を患者に説明して渡します。

　生活処方箋の内容は，体質や体調にあった就眠時間，起床時間，睡眠時間を指示します[358]。午前中の食事前の浄化法，白湯の飲水，オイル・マッサージ，乾布摩擦（絹の手袋などによる），ゴマ油やターメリック塩湯によるうがい，沐浴（日本では熱めのシャワーや入浴）や舌のケア，散歩やヨーガを勧めます。オイルマッサージの油は，ピッタ体質やピッタ増大時にはオリーブ油を勧め，カパとヴァータにはゴマ油です。ヨーガが合わない人には気功や，呼吸を意識しながら行う体操でもよいでしょう。

　インドはベビーマッサージの発祥の地とされていますが，家庭では，お母さんというよりもお祖母ちゃんが中心となって行っています[77]。使うオイルも，ゴマ油に限らず，刺激が少ないとか，入手しやすいということでスウィートアーモンドオイルやココナッツオイルをよく使います。しかし，オイルを畳の部屋で使うと，「油地獄」になると嫌がられることが多くあります。そのため，家族のタッチ・コミュニケーションとして，オイルは小児や老人のマッサージのみに使い，成人同士では，オイルなしの足圧マッサージ（ステッピングマッサージ）やチャンピサージなどのヘッドケアが勧められます。

　次に食事に関しては詳しく指導します[360, 361]。食事時間を含めた正しい食事法と体質に合った食事の内容，食事の毒を消す解毒処方や食べ合わせなど（☞144頁，表37-1, 2）について，それまでの食習慣を考慮しながら説明を行います。たいていのアーユルヴェーダの食事指導で

は，「何々がいけない！」という禁忌事項が多くなり，継続が困難な場合が多くあります。また現在のインドで食べられている食品が勧められることがありますが，日本人としての「慣れ（サートミヤ）」と考慮しながら，「食後の満足感と軽快感」を指標にして，個々人にあった指導をしています。糖質制限も個々人の体質や体調に応じて，適正な糖質量を指導するとよいでしょう。ギーやゴマ油を使いますので，ギーとゴマ油さらには，ヒマシ油に関する説明も行うことがあります。アーユルヴェーダには台所薬局という考えがあり，種々の家庭療法が示されています[82, 83, 358]。

　さらに，家庭でできるアーマ・パーチャナ（週1回小食健康法などでもよい）や，家庭でできる瀉下療法などの浄化療法を説明したり，オイルマッサージなどの指導，体質に合った運動の指示，作用に従ったアロマやハーブティーの利用法[193, 358]，心の持ち方などについても時間が許す限り指導を行います[188, 358]。

　生活処方箋の中でも一番大切なことは，ヨーガの調身・調息・調心（方法は147 〜 167頁参照）を実践することです。それ以外についても，できるだけ日本の気候などの環境や住居，生活習慣にあった心地よい生活法（「健康の十快」）を指導するように心がけます。

健康の十快

　調身を指導する時には，特に自身の内側（アーユルヴェーダの知恵が内在している場）に聞きながら，特に脊柱の捻じりを気持ちよく行うことを勧めています。それは，脊柱管の中のバトソン静脈叢の流れを促すことを目的としているからです。また，呼吸は呼気で心地よい方向に体を動かすことを優先させます。このような心地よさを重視する健康法は，アーユルヴェーダの理念に沿うものです。生活全般に関して心地よさを重視する生活法を「健康の十快」と我々は呼んでいます。

　現代医学は，往々にして病気の恐怖感による「モーゼの十戒」を説いて，健康的生活をさせようとします。しかし，内なるアーユルヴェーダの知恵に聞き「心地よい」かどうかに従って生活する方が安全で効果的

です。特に以下の10項目について，快適な生活を勧めています。

①快食：「腹八分目に医者いらず」です。食後は体が軽くなって心地よいかどうかで判断します。食後の満足感と軽快感が重要です。

②快便：水と食物繊維を十分にとります。適度の運動。内臓の体操（ねじりストレッチ，呼吸法，按腹）をします。

③快眠：規則的な睡眠と早寝早起き。香りを使う工夫。瞑想，呼吸法，足や頭のマッサージで快眠を目指します。

④快歩：適度の早足の散歩（6,000 〜 10,000歩），水中歩行もお勧めです。ただ，1日20分間は1〜3分毎の速足をするとよいでしょう。

⑤快息：呼吸法（ゆっくり大きく，長息呼吸）。気功やヨーガの呼吸法を毎日継続して行います。1で吸気，5の長さで呼気をする方法もいいでしょう。

⑥快歯：食後3分以内に3分間の歯磨き。一口30回以上咀嚼します。

⑦快性：夫婦やパートナーとのよい関係。仲間やペットと十分な触れ合いを持ちます。ヘッドケアや足圧マッサージなどはお互いに楽です。

⑧快談：社会の中に出て行って談笑するように心がけます。カラオケもお勧めです。

⑨快笑：笑いが免疫力を高めます。「一怒一老」。病気があっても快笑し，「一病息災」です。笑いで，NK活性が向上することが知られています。笑いヨーガもよいでしょう。

⑩快聞：社会の出来事に興味を持ちます。ボランティア活動，社会参加を心がけます。

家族のタッチ・コミュニケーション（External Tx：外治）

　最近の子供達の心身の問題に対して，家族のコミュニケーション不足が一因と言われています。家族の愛情交流不足で，子供達が愛情飢餓に陥っていると，心身の疾病のみならず凶悪犯罪などの社会的疾病さえも起こってくると推定されます[382]。それを防ぐために，我々は，「年代別の家族のタッチ・コミュニケーション法」の普及を推進しています。

14　東西医学を統合した生命の科学による健幸寿命の延伸

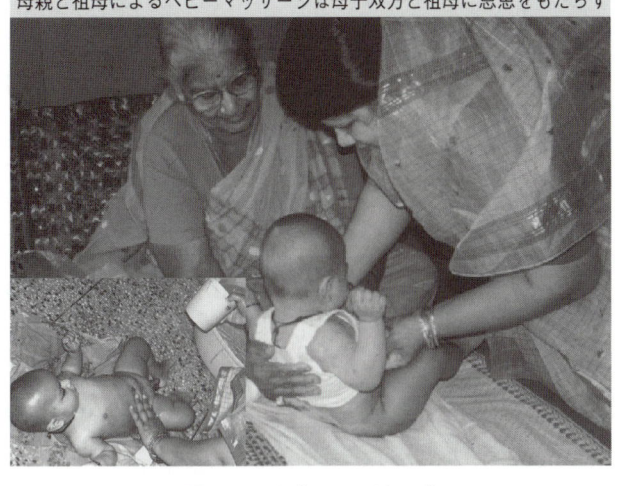

母親と祖母によるベビーマッサージは母子双方と祖母に恩恵をもたらす

図72　ベビーマッサージ

精油を入れないスイートアーモンドオイルなどでマッサージ。オイルでなくローションな
どでも可能。とにかく，母親の暖かく気持ちよい手を記憶させること。開始前に声をかけ
たり，アイコンタクトで合図。施術中は童謡などを歌うとよい。終了後は，「大好き！」と
抱きしめる。両親だけでなく祖父母もベビーマッサージをするとよい。愛情ホルモンであ
るオキシトシンの分泌を促すことも言われています。

①母と子：ベビーマッサージ（図72：祖父母や父親も参加するベビー
　のオイルマッサージ）146)ターメリック入りオイルを使うとアトピー
　にもよい108, 219)。ベースオイルはゴマサラダ油やスウィートアーモン
　ドオイルがよい。ゴマサラダ油では時にアレルギーを起こす場合があ
　りますが，スウィートアーモンドオイルでは少ないでしょう。

②成人同士：ステッピングマッサージ（図73：足圧マッサージを，臥
　位や座位でも行う）がお勧めです。これは楽健法とか二人ヨーガとも
　呼ばれています169)。

③高齢者と成人：手・足・頭の3点オイルマッサージ（図74-2）と手
　浴や足浴をします。頭だけのケアでもよいでしょう86)。手や足だけ
　のオイルケアでもリラックス効果があり，それを教えるスクールもあ
　りますが，頭部を中心に行うヘッドケアも，チャンピサージ（図74

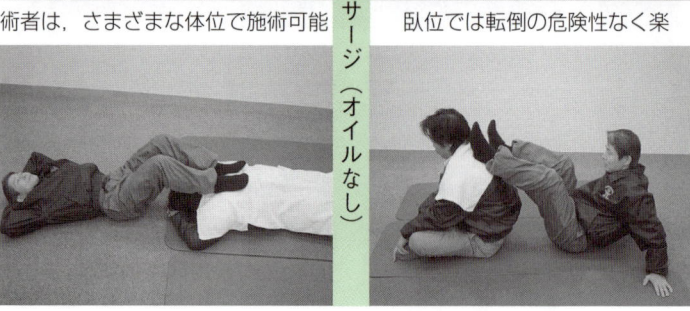

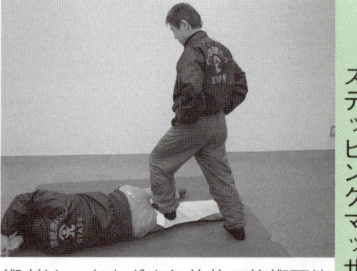

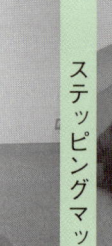

術者は，さまざまな体位で施術可能　　臥位では転倒の危険性なく楽

図73　ステッピングマッサージ

足圧でマッサージする。オイルは使わない。施術する側は，舟こぎ運動をするように，あるいはステップを音楽にあわせて踏みながら，楽しく足を体の上に置いていく。する側もされる側も楽で楽しく，運動効果とストレス軽減効果がある。左上写真の体位で足でオイルをマッサージする方法がインドのオリジナルの方法[197]。

　−1）をはじめ，認知症などへの効果も期待され，極めて簡単，安価，安全，効果的な方法ですのでお勧めです。

　ベビーのオイルマッサージを夫婦，できれば祖父母にも教えると，ベビーに対しては心身の発育を促す効果がある上に，施術する夫婦の不安感の減少や祖父母の満足感の増進などの効果があります。これらのベビーマッサージの起源はインドですが[88]，その幅広い効果は，マイアミ医科大学のティファニー・フィールドらが報告しています[71, 72, 146]。

　また，ご夫婦でステッピングマッサージをしていただくと，双方の不安やストレスが軽減し，唾液中コルチゾールが低下したり，睡眠が健やかになることを示す結果を，我々は得ています。

　特に高齢者には，乾燥した皮膚に，よい香りのする精油を添加した植

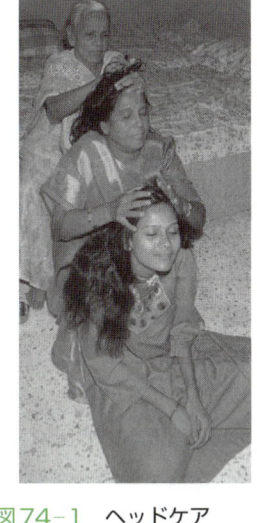

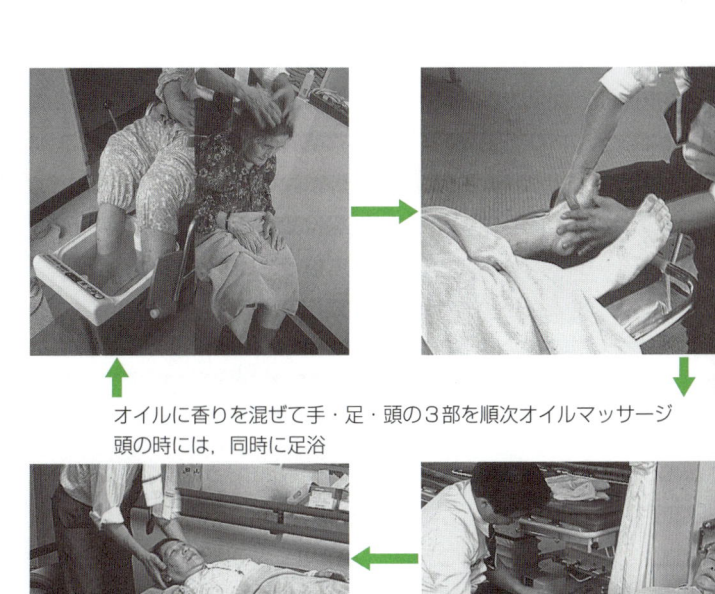

オイルに香りを混ぜて手・足・頭の3部を順次オイルマッサージ
頭の時には，同時に足浴

**図74-1　ヘッドケア
（チャンピサージ）**
頭部を中心に顔，肩，背中などを，マッサージする。インドでは，写真のように家庭で母子孫の3代が交互にやりあうことがある。

図74-2　三即一反射療法（三点マッサージ）
頭部と足手の3か所を，できれば香りの入ったオイルでオイルマッサージする。頭部をマッサージする時には，足浴をしながら行うとよい。

　物油や動物油（オリーブ油やゴマサラダ油，ホホバ油，馬油も可）を使って，服を脱がないままでマッサージします。脳への刺激効果が高いと考えられる手・足先，頭部から肩部を，温かくオイルマッサージします。週に1回ずつ行うだけでも，睡眠や全身の痛みが有意に軽減するという結果が得られました[180]。

　頭頸部のヘッドケアは，チャンピサージ（全盲のインド人理学療法士ナレンドラ・メータ氏が世界的に普及させた方法）[355]やシローアビヤンガなどが知られていますが，精油を使うなどにより認知症高齢者でQOLを増進させることや，オイルなしでも，看護師のリラックス効果，デイケア施設の高齢者のQOL向上や，職場の職員同士で行うことでの信頼感の向上などを我々は報告しました[377-381]。アーユルヴェーダの古

典『チャラカ・サンヒター』にも，「頭部は人体で最も優位な場所である」（総論17章5-12節）という記述があり，脳内静脈循環から脳脊髄循環系への作用，帽状腱膜を介した背部の筋膜リリース効果など現代医学的な機序が推定されるなど，医療，看護，介護の領域での活用が期待されています。

❷ 薬草処方

その次は，薬の処方ですが，中心は薬草製剤です。どのドーシャやサブドーシャ，ダートゥが乱れているかで，適当な薬草処方を選択します。たとえば，プラーナ・ヴァーユとヴィヤーナ・ヴァーユの乱れに対しては，インド蛇木を主成分とする製剤やブラフミーなどを使います。ランジャカ・ピッタ，パーチャカ・ピッタの悪化にはフィランタス・アマルスなどを含む，リブ52などの製剤やシャータヴァリーなども処方します。また，オージャスを高め滋養強壮するには，アシュワガンダーやチャヴァナ・プラーシュ，アムリット・カラーシュ，ジェリホルテなどのラサーヤナ薬を処方します。日本では入手できないものも多いため，AmazonやiHerb.com，IndiaAbundance，マハラジャ・ロード，サフラン・ロードなどのサイトから，個人輸入をお勧めします。しかし，インドの薬草製剤は日本でも安全性が確かめられていない場合が多く，重金属（Hg，Pb，Asなど）が含まれるためにカナダでは禁止されたものもあります。インターネットで入手したアーユルヴェーダ製剤の20%が，農薬や重金属で汚染されていることも言われていますので[148]，代わりに日本の漢方エキス製剤を処方するほうがよいと思われます。たとえばラクタの乱れには，駆瘀血薬を用います。このようにアーユルヴェーダの診断に従った漢方薬の処方をすることができます。ただ，症例によっては西洋薬の処方を行うことも勿論必要です。

❸ パンチャカルマ処方

　最後に，パンチャカルマの処方を行います。一般的にインドでは，パンチャカルマは2週間連日，あるいは少なくとも8日間は連日施行するものです。確かに，連日の施術のほうが治療効果が蓄積することや，食事の注意を守れると思われます。実際10日間から28日間のパンチャカルマコースに参加して，アトピー性皮膚炎が改善した例や妊娠できた例などがあります。

　ただ，このような方法は，経済的＆時間的負担が大きいため，代替的に，もっと負担の少ないプログラムが必要と思います。また，日本での我々の経験では，毎日行うことは時間的，経済的な負担ばかりでなく，尿のストレスバロメーターで診た結果では，身体にとってもストレスになっているという印象を得ています。また，最近のインド式オイルエステの経験からは，週に1〜2回程度でも続けると効果があると言われています。また幡井氏らも，1週間に1回のシローダーラーでうつ病など種々の疾病が改善したことを報告しています。ですから，私達は，1週間から2週間，あるいは1か月に1回程度の周期で，4〜5回を1クールとしてパンチャカルマを組み立てています。特に瀉血療法（ラクタ・モークシャナ）を組み入れますと，古典にも瀉血は1週間に1度程度行うことが勧められていますので[141]，原典に沿うプログラムで，週1回〜月1回程度の頻度で，ラクタ・モークシャナをいれたインテグラル鍼灸を行っています。安定期には，生理と同じ月1回の瀉血療法で維持すると良いでしょう。

　パンチャカルマの終了後には，すぐに忙しい社会生活に戻らないよう，食事もすぐに普通の食事に戻すことがないよう，通常パンチャカルマ療法の1〜2倍の期間をかけて戻すように指導し，生活処方箋もできるだけ守るように伝えます。西洋医学の薬は，原則的には治療中も続けてもらいますが，ラサーヤナ薬などの薬草製剤はパンチャカルマ療法中は中断し，療法後数日して開始するように指導します。

病態生理に基づく「インテグラル鍼灸」 (Integral Acupuncture)

　パンチャカルマの中心処置であるラクタ・モークシャナを，中国医学や補完・統合医療的方法や現代医学的機器を活用して体系化したものです。ただ，以下の全てを必ずしも行うことはなく，適宜調整します。

　具体的には，ラクタ・モークシャナにより，通路を塞いでいるアーマや瘀血を，三調法（調身・調息・調心：147頁）＋鍼灸の三通法[334]（微通・温通・強通）＋三治法（外治＋内治＋不内外治：78頁）によりデトックスさせ開放することで，種々の不快症状を除去します。そこに，現代医学的機器も駆使して，前処置⇒中心処置⇒後処置の順序で配置した統合的治療法を行います（214頁から詳述）。

前処置1：数日前から油物や糖質を少なくしてもらいます。整体か操体
（前日まで）　法で，筋骨格系の肉体的歪みを是正します。

前処置2：オイルマッサージ，オイル加温，刮痧によるオイルマッサー
（当日）　ジを行う。全身のアビヤンガや加温オイル湿布，シローダーラーを行い，その後ハーブサウナに入ります。

中心処置：瘀血が鬱滞している部分から刺絡療法で瘀血を除去します。

後処置1：その後，鍼灸治療やトリガーポイントへのドライニードリングで硬結（気の滞り）を取ります。

後処置2：操体や脊柱を捻じるストレッチや点滴療法，プラセンタ注射
（当日）　なども行い調身をします。

後処置3：静脈の鬱滞を改善させるため，血液の炎症成分や凝固促進成
（翌日から）　分が少なくなるように，食事法や生活法などに留意します。腸内細菌叢を整えるサプリメントやマルチビタミン・マルチミネラル，ミミズエキス，ローズヒップティーなども勧めます。

❺ アーユルヴェーダ的な統合的治療による治療例

　病気の人には病気治療を，特に病気がない人には，健康増進の目的で
アーユルヴェーダの治療を行い，それなりに効果が得られた方々がおら
れました。主観的効果ですが，パンチャカルマ中に心地よい体験をする
人々は70例中95％以上でした。特にシローダーラーによって，宙に浮
いたような感覚や安らぎの古里に帰ったような感覚を経験する例も
85％以上おられ，不安度の軽減効果や足の皮膚温の上昇，対照の安静臥
位と比較して相対的にNK活性が高くなり，顆粒球/リンパ球比も低下
して副交感神経優位状態になること，血漿のノルアドレナリンの低下が
起こることが研究結果で得られています[95]。また，数回のシローダー
ラーで，意識の変革ができて，喫煙や飲酒の依存状態から抜け出た方々
もおられます。

　疾患としては，頸肩腕症候群（肩凝り，頸部痛，上肢痛），原因不明
の慢性腰痛に，オイルマッサージや加温したオイルの湿布（ピチュ）だ
けでも効果がありました。また，インテグラル鍼灸により，8か月間入
院しても改善しなかった下腿痛が，1回の治療で消失した例や，閉塞性
動脈硬化症で夜間の足背〜足指の痛みが，1回の治療とその後のセルフ
ケアによるオイルマッサージで寛解した例など種々の筋骨格系の症状に
は有効性が高いと思われます。特に頸肩腕痛，腰痛には，オイルマッサー
ジやオイル加温，オイル湿布（ピチュ）だけ，さらにはインテグラル鍼
灸が即効する例があります。肥満にも，月1回，アビヤンガやガルシャ
ナを継続することで，体重が確実に減少する例もあります。

　アトピー性皮膚炎には，食事指導（小麦と乳製品制限によるカパ増悪
の抑制）やヴィレーチャナによるピッタの浄化を継続したり，アビヤン
ガや皮疹に効果を示すウコンオイルなどを塗布してもらうことで，徐々
に改善する例もありました。

　不妊症には，アーユルヴェーダの滞在型の浄化療法が奏功する例があ
り，ハタイクリニックには，その患者さんが集まってきています。その
他に緑内障やアトピー性皮膚炎肝機能障害，高血圧なども，パンチャカ

ルマなどのアーユルヴェーダの浄化療法が奏功する例は多くあります。

　ただ，問題は，費用が高くなり，コストベネフィット（経済性）が悪くなることです。そのため，我々は家庭でできる予防医学的なアーユルヴェーダの方法をセルフケアとして，次章に説明する内容を，「頭の学校」や『婆ちゃん・爺ちゃんの生き方の智慧』の学校などで教育することを推し進めています。

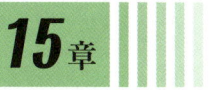

アーユルヴェーダの知恵を活かす予防医学的テクノロジーとその作用機序

　前節では，クリニックでのアーユルヴェーダの応用法に関するアイデアを紹介しましたが，アーユルヴェーダは病院の医学というだけでなく，日常生活での生き方の知恵という側面も持っています。日本においてアーユルヴェーダを応用する場合，家庭でも行えるアーユルヴェーダの予防医学的方法とその作用機序について提案してみましょう。

　アーユルヴェーダでは，生命について「肉体だけでなく，精神と魂（意識）からなり，これら3つが鼎のように生命を支えている」（『チャラカ・サンヒター』第1巻第1章46節）[222, 329]と考え，肉体の変化が，精神や意識のレベルを反映させたものと認識しています。つまり，意識の変化が精神・心の変化をきたし，心の変化が肉体の変化をきたすとみなすのです[186, 198, 199]。

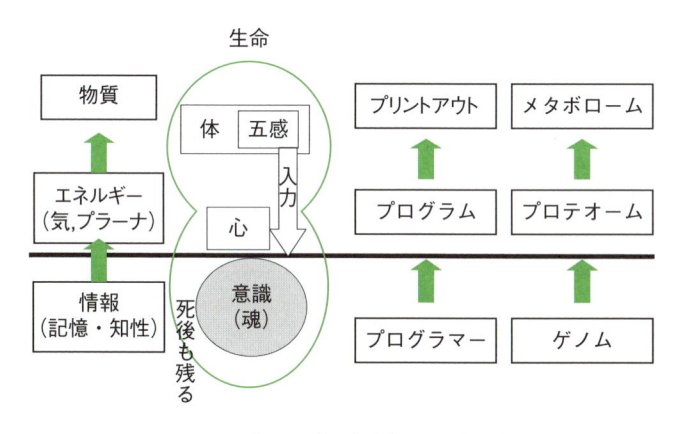

図75　アーユルヴェーダの生命観を現代医学的に翻訳

このような生命観は，現代的表現をすれば，プログラマーがプログラムを創り，そのプログラムに従って肉体ができあがると考えていると表現できます。または，ゲノムの変化が，プロテオームの変化となり，メタボロームへと具象化されるとする現代医学的概念と対応させることもできます（図75）。ちなみに五感は，記憶情報の場である意識のレベルへの情報入力装置です。

　そのように意識のレベルは，プログラマー，知性や情報のレベルです[173)]。ただ，この情報のレベルは，幾つかの層に分かれると推定されます（図76）。そして内なるアーユルヴェーダの知恵は，生命全体に共通する記憶・情報のレベルに存在していると推定されます。

　その内なるアーユルヴェーダの知恵は，純粋な静寂を体験することで学ぶことができます。調身・調息・調心による入静，つまりアーサナ・

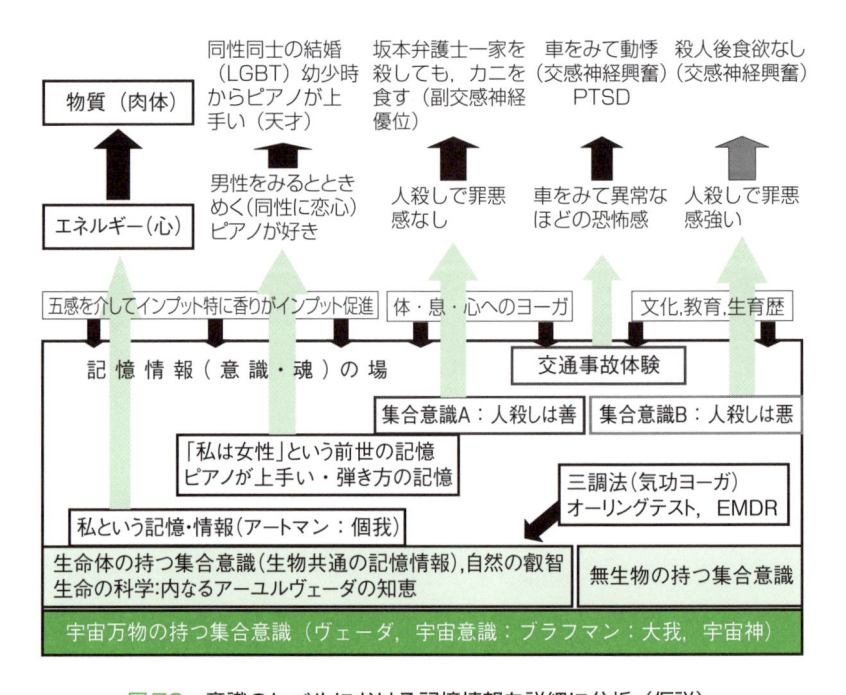

図76　意識のレベルにおける記憶情報を詳細に分析（仮説）

15　アーユルヴェーダの知恵を活かす予防医学的テクノロジーとその作用機序

プラーナーヤーマ・ディヤーナによる純粋な静寂の中で，内なる知恵，内なる治癒力[115] の声を聞く方法が，気功やヨーガの瞑想，オーリングテストなのです（図76）。

1 調身・調息・調心（三調法）のための方法

① 調身のための方法

　実際，調身・調息・調心とは，気功において1つの動作の中で行うものなのですが，それぞれを目的とする方法を組み合わせて行うことが東洋医学では習慣になっています。つまり主に調身のために行う方法，主に調息のために行う方法，主に調心のために行う方法という具合です。ここでヨーガやアーユルヴェーダで勧める方法を紹介してみましょう。

　まず調身のためには，体操やヨーガのポーズなどを行います。それにより体を支える筋肉をほぐして骨格を調えるのです。体の歪みを是正する時，内なるアーユルヴェーダの知恵に聴きながら，体の左右差や上下差がある場合，動かしやすくて，楽な方向に，呼気で動かして，歪みを是正するのです。通常は，辛い方向に何度も動かして是正するのですが，自身の内側に自然治癒力の源があると考えますので，自身に聞いて楽な動きをするとよいでしょう。さらに，楽な方向に動かす場合，辛くない反対向きの抵抗を与えながら動かすことで，歪みの是正効果が高まります。これは，操体法と呼ばれる方法ですが，ジェイコブソンの漸進的弛緩法，Propioceptive neuromascular fascilitation（PNF）やアイソメトリック・ヨーガ[384] などでも同じ原理に従っています。

　アーサナ（座法）と呼ばれる種々のポーズを行うことも，ドーシャのバランスをとり，全身の通路の巡りも整えてくれますが，無理をせずに気持ちよさを求めていけば自ずと自分に合ったアーサナになっていくことができると思われます。

　これらのヨーガの行法を継続し，効果を得るポイントは，①無理をしないこと，②「気づき」の方法として自分の体に聞きながら，呼吸と合

わせて，ゆっくりと行うことです。③少しずつでも，できるだけ毎日（できれば2回/日）行って習慣づけることです。同じことは調息や調心についても言えます。また，④脊柱管内のバトソン静脈叢の流れを促すべく呼吸法をしながらの捻りのポーズを入れることも大切だと思われます。

 ## 調息のための方法

プラーナーヤーマと呼ばれる呼吸法を行います（図77の左）。プラーナーヤーマとは，調気法（じょうきほう）と呼ばれますが，原義では，プラーナ「息」を，アヤーマ「休止する」という意味を持っています[117]。普通，呼吸法というと，たくさん酸素を摂取し，二酸化炭素を排泄する呼吸運動と思われがちですが，ヨーガの調気法とは，呼吸休止状態を得る，つまり呼吸することを忘れる方法なのです。それによって，気息が止まれば，心も止滅させることができるのです。調心の前段階で行う調気法としては，カパーラバーティ（☞161頁，図65）を1～2分間した後，ナーディー・ショーダナ（交互片鼻呼吸）（☞159頁，図63）を5～10分間（5～10回程度）行うとよいでしょう。

実は，呼吸は，筋肉運動と同じように，静脈の流れを起こす大きな力になっています。呼吸をすることで胸腔内圧と腹腔内圧が変化し，上体と下肢からの静脈血流だけでなく，脊柱管内の椎骨静脈叢であるバトソン静脈叢の流れも促すものです。さらに呼吸は吸気で交感神経を，呼気で副交感神経など自律神経の活性化になることが明らかですので，呼吸法だけでも種々の健康効果が期待できるのです。

調心のための方法

瞑想により直接，意識の深いレベルにある「純粋な静寂の場」を体験することが調心です。瞑想は，アーユルヴェーダの健康の定義である至福を体験するのに適した方法です（図77の右）。至福とは，純粋な静寂の体験なのです。実は静寂とは，淋しい体験ではなく，満ち足りて「も

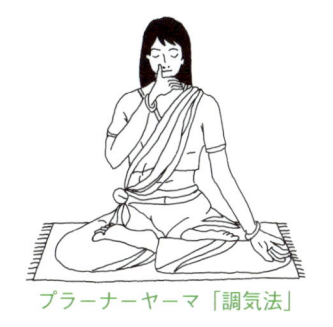 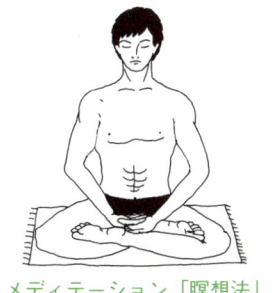

プラーナーヤーマ「調気法」　　　　　　メディテーション「瞑想法」

図77　ヨーガの調息（調気法）と調心（瞑想）[102]

う何も欲しくはない」「マインドフルネス」の体験とも言えます。

　瞑想の手法には種々ありますが，ヒーリング・マントラを使った瞑想が欧米で普及しています[14, 17, 83]。マントラとは「真言」と訳されますが，マンとは「こころ」を，トラとは「道具」を意味しており，心の道具という意味です。つまりマントラを心の中で繰り返しますと，マントラが乗り物になって心を深い意識のレベルに到達させるのです。具体的には，ハリヒオームとかHrim，So-Humなどが知られています。日本語では，内言とも言われています。内言の中で「ありがとう」という言葉を使った「ありがとう瞑想」と我々は勧めています。そのようなキーワードを心の中で，無邪気に，無判断で，無拘束に繰り返すことで，マントラとマントラのギャップにある深い静寂を体験することができ，体や心への効果が得られるのです。このような方法には，超越瞑想TMや，ベンソン博士がTMからヒントを得て開発した「リラックス反応」，ディーパック・チョプラのプライモーディアル・サウンド瞑想やスートラ瞑想という方法があります[18, 19]。また，マインドフルネス瞑想も似た方法です。さらにはハワイのホ・オポノポノは，1）ありがとう，2）ごめんなさい，3）ゆるしてください，4）愛しています，の4つを繰り返す方法ですが，知性の過誤を消して本来の内側の智慧を聴く方法と推定されます。近年のマインドフルネス瞑想[370]や慈悲の瞑想[375]，EMDR（Eye Movement Desensitization and Reprocessing）も意識のレベルに作用する

方法と推定されます。

2 マントラとスートラ：意識のレベルからの具象化

❶ Spiritual Biotechnologyの提唱

　瞑想は，純粋な静寂を体験し，内なるアーユルヴェーダの知恵の声を聞く方法ですが，瞑想状態から覚める途中で聞かせる言葉や体験が，生命に大きな影響を与えることができるとヴェーダ科学では仮説しています[188]。これをマントラ（横糸）に対して，スートラ（縦糸）と呼んでいます（図78）。

　マントラにより静寂になった湖面に，スートラという小石を投げ入れることで，静かな湖面に波がたち，湖全体に広がるごとく，全身にスートラが作用して，心の変化から体の変化へと具象化が進むと考えます。または，意識の場という土壌にスートラの種を蒔くことで，それが植物

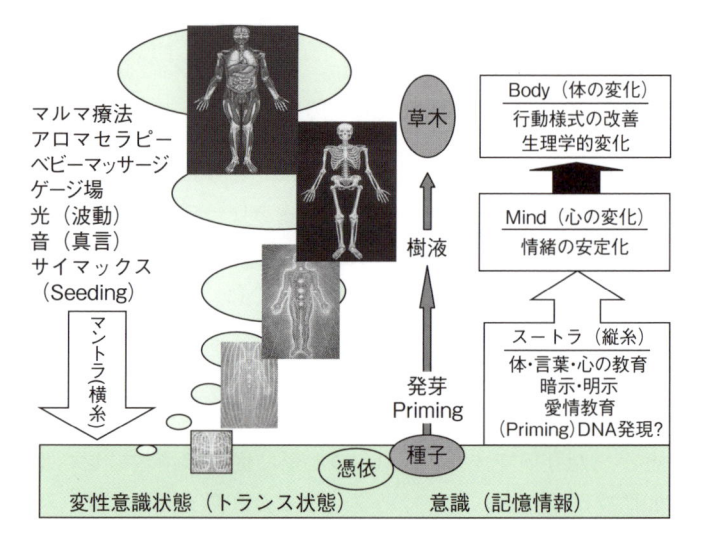

図78　アーユルヴェーダのSpiritual Biotechnology（SpBio：意識のレベルのバイオテクノロジー）

15　アーユルヴェーダの知恵を活かす予防医学的テクノロジーとその作用機序　207

へと成長していく状態にたとえられます。このような意識のレベルからの具象化のヴェーダ的原理を，Spiritual Biotechnology（SpBio；意識のレベルのバイオテクノロジー）と，我々は仮称しています（図78）。

SpBioにおいて，意識のレベルの記憶情報が心の変化，肉体の変化へと具象化するプロセスは，ゲノムがプロテオームとなり，さらにメタボロームの変化をきたすのと酷似しています（図78，図79）。そして，ゲノムに基づくテーラーメイドのパーソナライズド医療があるように，意識のレベルの記憶情報に基づく個人差の医療ができます。これは，教育や文化，民族を考慮した医療ということになるでしょう。SpBioにより洗能や憑依現象[370]も説明できるかもしれません。

このようなアーユルヴェーダの教えから生命観を仮説することで，他の多くの治療を統合できると思われます。統合医療というと往々にして，たくさんの治療法を併用することのように誤解されていますが，このように生命の構造と仕組みを仮定して，種々の治療法の作用点を明らかにし，より効果的な医療を打ち出すことが，本当の意味の「統合」ということだと思われます[184, 186]。

Spiritual Biotechnologyの具体例

オウム真理教の教祖が，瞑想した弟子にしきりと説法をしたことは，実は，記憶情報のレベルに，ヨーガの手法を使って，自分達に都合のよい考えを効率良く刷り込んでいたものと推定されます（☞203頁，図76）。そのため，坂本弁護士一家を殺戮しても，弟子たちは，罪悪感を感じないで，一家を埋めた魚津の山中で，カニを美味しいといって食べることができたと推定できます。普通は，人殺しをすると，罪悪感が起き，肉体的には交感神経が緊張して，わなわなと震え，食事も喉に通らないことが当たり前ですが，SpBioの仮説に従えば情報のレベルを洗脳されて罪悪感が感じられなくなってしまったと考えられます（図76）。

現代医学のバイオテクロノジーは，クローン人間を作るところまで発達しました。しかし，クローン人間でも，元の人間と同じ人間にはなら

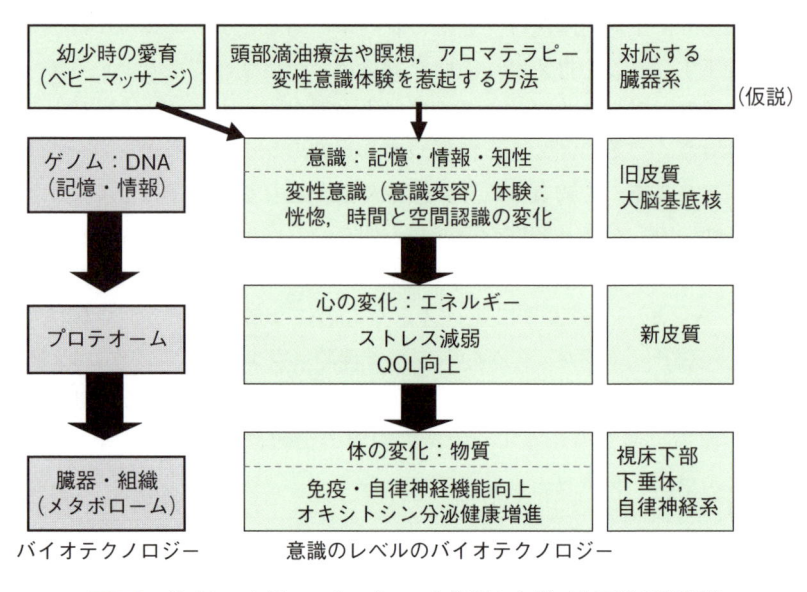

図79　Spiritual Biotechnologyの仕組みとゲノム医学の類似性

ないでしょう。また一卵性双生児も，同じDNAを有していながらも，疾病や性格などは異なることが多いといいます。確かにSNPsと性格とが関連する場合もありますが，エピゲノムも含めてDNAだけでは，性格や行動様式などを全てを説明することはできません。また，最近増加しているLGBT（遺伝子の性と心の性の不一致の現象）や，多重人格（同一人間でも性格や疾病などが別個の人間になる現象）なども，現代医学的なバイオテクノロジーだけでは十分説明できにくいものです。しかし，アーユルヴェーダの生命観に基づく，SpBioの考えも入れると，それが簡単な用語で説明できるのです。つまり，意識のレベルの記憶情報に，前世からの記憶の遺残が蓄積していると考えられるのです。性の記憶以外に，ピアノやバイオリンの演奏方法に関する記憶が残っている場合は，その人は，幼少時期から簡単にピアノを演奏できるようになり，辻井さんのように生まれながらに全盲でも「天才」と呼ばれる存在になると考えれば，不思議な現象をうまく説明できます。

このように生命の基礎は，意識のレベルにあるとアーユルヴェーダで
は考えます。そこを扱えば，人間を操ることが自在にできるというので
す。つまり，アーユルヴェーダでは，表面的な物質やエネルギーのレベ
ルだけでなく，その源である情報つまり意識のレベルにもアプローチし
ます。エネルギーも物質も，その強さや量が足りないのではなく，それ
を使う使い方，つまり知性や情報が大切なのです。そのようなアーユル
ヴェーダの生命観を図示すると Sacred Mirrors にある K.Wilber の描く人
体図[91] を，図80のように並べ替えたものになるでしょう。中国医学
の「気」やアーユルヴェーダのドーシャ理論（ヴァータ，ピッタ，カパ）
などは，エネルギーのレベルの現象ですが，そのエネルギーレベルを調
節する記憶・情報のレベル，生命の根源の情報にアプローチするのが
アーユルヴェーダやヨーガなのです。

Spiritual Biotechnology の実証研究

このような，意識→心→肉体という生命モデルの妥当性を検証するた
め，アーユルヴェーダの代表的治療として，頭部滴油療法とベビーマッ
サージ，ヘッドケアを我々は研究しています[79, 80, 198]。これらは意識の
変化を来たす方法になります。特にヒーリングロボットを使った頭部滴
油療法は，意識の変容状態を再現性よく体験させてくれることから，意
識のレベルのバイオテクロノジーを研究するツールとして適当だと思わ
れます。その中で香り（実験ではラベンダー使用）が意識の変容を促す
結果も我々は得ています[94, 95]。

このような頭部滴油療法による変性意識体験[53] により，これまでの
ところ，変性意識体験（意識のレベルの体験）が深いほど，不安が軽減
しました（心の体験）。また不安の軽減が大きいほど，下肢の足背部の
皮膚温の上昇（肉体の自律神経系の変化）が得られました[79, 80, 94, 179]。
このことは，上述の生命モデルを支持しています。このモデルは，ゲノ
ム医学の概念とも類似しています（図79）。

また，変性意識状態において，種々の言葉あるいはキーワードを聞か

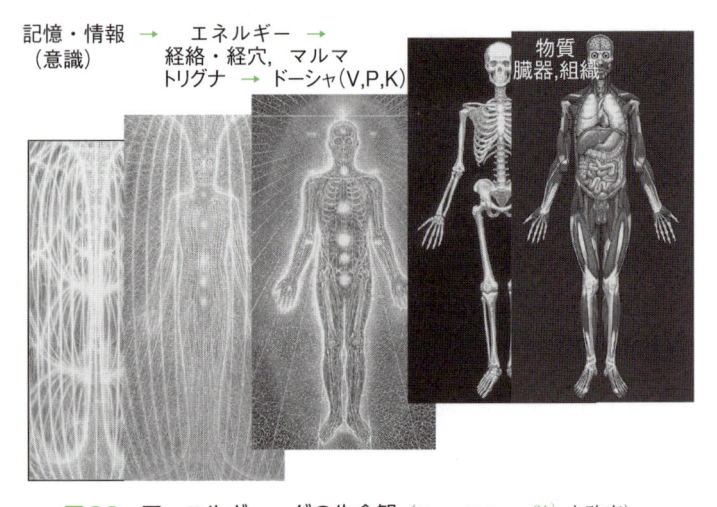

記憶・情報 → エネルギー → 物質
（意識） 経絡・経穴，マルマ 臓器,組織
トリグナ → ドーシャ(V,P,K)

図80　アーユルヴェーダの生命観（Sacred Mirrors[91]）を改変）

せることで，その言葉の持つ意味が具象化することも，既にナポレオンヒルの法則としてビジネス界では知られています。アーユルヴェーダの理論にしたがえば，医療あるいは教育的な言葉を聞かせることで，医療効果や教育効果を持たせることができると推定されます（図78）。それがスートラです。「ありがとう」「感謝」というスートラを繰り返すことで，氷の結晶の形が変わるように，肉体的レベルでもよい変化が起こることがアーユルヴェーダ的には期待できるのです。

　さらに私達が積極的に取り組んでいるのは，「三つ子の魂」のレベルにアプローチするためのベビーマッサージと，頭部のマルマに作用するヘッドケアです。ただ，マッサージというと何か子供を指圧するようなイメージがあるため，私達は，「タッチ・コミュニケーション」と命名しています。「皮膚は考える」臓器とも言われています[124, 382]。そこにアプローチすることで脳や精神機能が活性化されることは十分に考えられます。また，アイコンタクトも加えればオキシトシンの分泌も促されることでしょう[336]。

　ですからタッチ・コミュニケーションは，胎児期あるいは出生時期か

15　アーユルヴェーダの知恵を活かす予防医学的テクノロジーとその作用機序　**211**

ら，子供と愛情を交流させる方法になります。最近の子供や成人の社会的問題は，幼少時期に人への絶対的信頼感を植えつけることができなかったために「愛情飢餓」の状態になったことが一因と推定できます[135]。このような子供の愛情飢餓に対する予防策となりますし，さらに，タッチ・コミュニケーションは，母親自体の児への愛着を深め，不安を軽減させる効果があることを私達は報告しています[92, 146]。また祖父母が行うと，高齢者の自信の回復，健康的生活習慣の定着の効果を持つことがフィールドらによって報告されています[72]。母親の不安が小児虐待の大きな要因であることは既に知られていますので，まさにタッチ・コミュニケーションは，母親も子供も祖父母も社会も，健やかにしてくれる非常に安価で自然なアーユルヴェーダの予防医学的テクノロジーなのです。

　成人になった後の治療や指導も大切ではありますが，悪い生活習慣たとえば喫煙などは，口唇の寂しさを慰めるために行っているともいわれています。幼少時期にしっかり母親に愛され，絶対的な信頼感と心の平安を意識にインプットされた人には，たばこで唇の寂しさを慰める必要が少なくなることは，十分考えられます。このように意識のレベルに愛情や言葉（波動）などをインプットさせることで，心の安定と行動様式の改善などをもたらすことができるとアーユルヴェーダは教えてくれているのです。これがSpiritual Biotechnologyと仮称する原理です。

　通常アーユルヴェーダの治療は，非常に高価なことで知られています。これは人手がかかる治療であることからやむを得ません。しかし，以上のような生命モデルから考察した家庭での治療法は，意識の変化をもたらし，人間を作り替えることさえできるパワーを有しているのです。それも，特別に不自然な方法を実践するのではなく，生物として自然な言葉や行動により，極めて安価に心身の疾病の予防や社会の病気の予防までも可能にするものなのです。

　最近，英国のコホート研究によって，母乳で育てられた子供は，そうでない子供より，成長後のストレス耐性が強いことが報告されました[46]。これは，物質的な栄養素ではなく，愛情という魂の栄養素を母

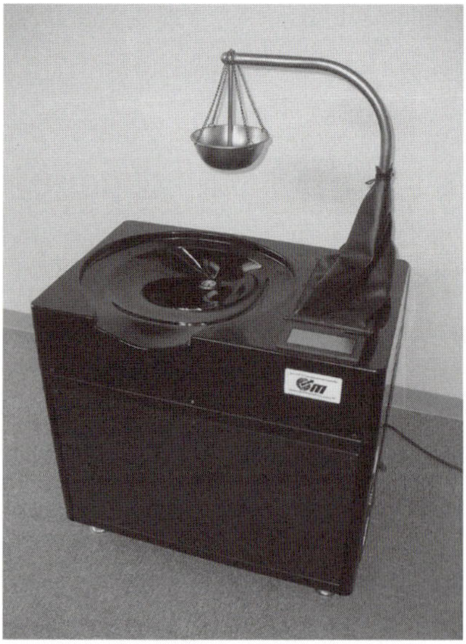

図81　人工知能つきシローダーラーロボット
途中経過の心拍変動解析値と足背皮膚温の変化から，駆動条件を自動的にかえて，より快適な体験をもたらすように動くロボット。意識の変容状態をもたらすテクノロジーとなろう。

乳が補うことで，子供の成長後の心身の発育に差が出ることを示唆した研究です。ついつい母乳というと物質的栄養素だけで判断してきたのが，現代医学です。しかし，精神的栄養補給の重要な一つになるという発想が，長期的な研究によるエビデンスにより支持されてきました。

　このように家庭でできる，安価，安全，効果的，心地よくて楽しいアーユルヴェーダのテクノロジーを，後生の人達のために発掘し，広義の生命の科学アーユルヴェーダを創生することが，我々の使命ではないでしょうか。

　ところで，意識のレベルを考慮した生命の9つの法則は，12章に紹介しました（175 〜 180頁）が，そのような精神的変化を起こす最先端の技術の一つが人工知能をもつシローダーラーロボット（図81）だと思います。時代はロボットの時代です。新たなイノベーションを進めるべ

15　アーユルヴェーダの知恵を活かす予防医学的テクノロジーとその作用機序　213

く人間の意識の変革を助けるロボットも，将来人類に役立つようになるでしょう。

3　最古の伝統医学と最新の現代医学の統合の試み

病態生理に基づく「インテグラル鍼灸」（Integral Acupuncture）

　これまでアーユルヴェーダ以外の伝統医学や補完代替医療と現代医学などを実践してきて，最終的に到達した方法が，ここで紹介する「インテグラル鍼灸（Integral Acupuncture）」です。伝統医学の手技である操体・刮痧・吸角・毫鍼に加え，現代医学的な手技であるドライニードリング（トリガーポイント治療），現代医学的機器治療としての通電や超音波，近赤外線療法以外に，点滴やプラセンタ注射なども場合によっては活用する方法です。それらにより三調法（調身，調息，調心）に加え，三通法[334]（微通法，温通法，強通法）を実践し，さらには三治法（外治＋内治＋不内外治）を行って，生活習慣全体から治していこうとする統合的方法です。その考え方と具体的方法を紹介しましょう。

　『チャラカ・サンヒター』には「汚れた布は，一度洗濯しないと，うまく染まらない」という旨の記述があります。そのため，ラサーヤナという滋養強壮薬は，浄化療法をした後に，通路がきれいになってから処方するのです。鍼灸医学の刺絡鍼法でも「一度刺絡をして瘀血を除去した後に，鍼や灸，湯液の内服をするべきである」とされています[298, 326, 335, 339, 364]。

　これらの意味は，一度，組織の浄化を行った後，種々の治療をすべきであるということです。その概念を生かして，精神的な浄化や生活習慣の浄化も試みるのがインテグラル鍼灸[324, 402]です。以下の全ての治療法を必ずしも行うわけではないのですが，以下の順序で行っています。方法は，図83に紹介します。頻度は，自然の瘀血療法である生理のリズム月1回から週1回程度で行うとよいでしょう。

前処理1：数日前から油物や糖質を少なくしてもらいます。また，そ
（前日まで）　の間，整体か操体法で，筋骨格系の肉体的歪みを調身しま
　　　　　　す。その後，調息＋調心により，呼吸法と瞑想をすること
　　　　　　でボディ・マインド・スピリットを調整します。これは自
　　　　　　宅でもセルフケアとしても行うことができます。

前処理2：オイルマッサージ，オイル加温，刮痧によるオイルマッサー
（当日）　　ジを行う。一処置あたり5〜20分をかけます。
　　　　　　　全身のアビヤンガやシローダーラーを行い，その後ハーブ
　　　　　　サウナに入ります。手でオイルマッサージをするのは労力
　　　　　　がかかりますが，刮痧（かっさ）を使ってオイルマッサージをすると
　　　　　　楽で，刮痧により瘀血が溜まっている場所の皮膚が発赤し
　　　　　　ますので，その後の刺絡療法の場所の目印になります。
　　　　　　　あるいは加温したオイルで湿布したり，カティバスティと
　　　　　　いう小麦粉で土手を作って，その内側に42〜48℃に加温

引用文献：
西田皓一：図解経筋学-基礎
と臨床-，東洋学術出版社，
市川市，2008年.

皮部の分布	
☐	太陽
▦	少陽
▨	陽明
░	太陰
▓	少陰
■	厥陰

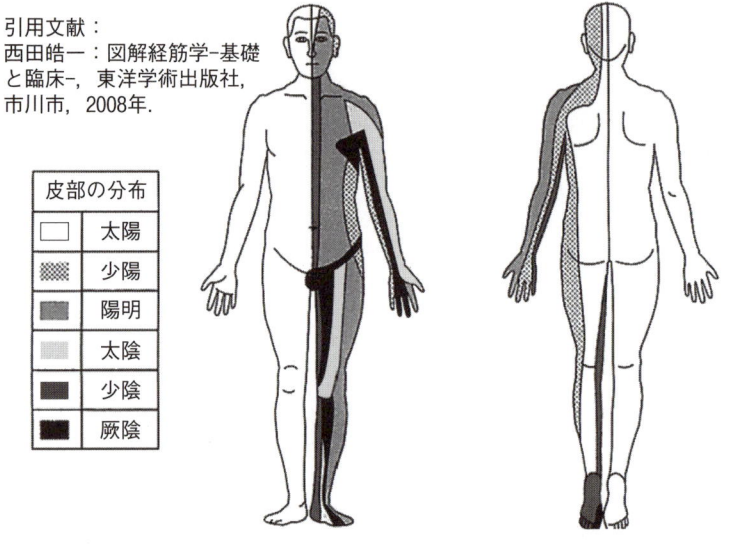

図82　皮部の分布

15　アーユルヴェーダの知恵を活かす予防医学的テクノロジーとその作用機序

したオイルをいれて腰部などを温めたり，オイル湿布（ピチュ）をすると鎮痛効果が高まります。

刮痧板は，体質／体調により異なるものを使います。ヴァータ：牛角製，ピッタ：ガラスや石製，カパ：陶器製や牛角製が，心地よいと思われます。その場合，図82のようなアーユルヴェーダと鍼灸医学の概念が共通するのが，皮部という皮膚の分画法です。アーユルヴェーダでも，鍼灸医学でも皮部をマッサージしています。

刮痧での使用オイルも，体質にあったもの（ヴァータオイル，ピッタオイル，カパオイル）を使い，すぐに皮膚が発赤や剥離する瘀血部分（≒圧痛部分）を探索します。

刮痧自体でも，筋膜リリースの作用もあることが知られていますが，同部の温罨法（赤外線照射や，加温オイルによるオイルピチュやカティバスティ）を加えると，鬱血の除去，筋膜リリースが促されます。

中心処置：瘀血部分から刺絡療法で吸角を使い瘀血を除去します。
（当日）　特に脊柱上や夾脊穴，頸部の主要穴（風池と天柱）を主にすると，脊柱管内のバトソン静脈叢の鬱血を除去する効果が高いと思われます[324]。

後処置1：刺絡の後，傍脊柱の圧痛部分に毫鍼かドライニードリング
（当日）　（23G針を頻用）で刺入したり，通電か炎頭鍼などを適宜行えば，脊柱周囲の気血の鬱滞（筋肉内の電気の蓄積）の放電効果や，鬱血する弛緩した怒張血管をひき締める作用や血管内皮細胞強化作用などが得られると考えられます。更に，プラセンタ皮下注射やツボ注射を行うのもよいでしょう。その後，超音波3MHzで深層マッサージなども試みられます。さらに脊柱の捻りストレッチや操体を行って，筋肉緊張のアンバランスを除去し，筋膜のリリースを促します。

後処置2：圧痛が残存していれば，気血の鬱滞がまだ残っているの
（当日）　で，再度，別の場所に吸角か毫鍼（通電も含めて），炎頭鍼，

前処置：消化剤法（半断食）感染対策として，HBV，HCV，TPHA，血算検査も行う
調身（操体法やタオルストレッチ），調息，調心で，筋肉を緩め，リラックスさせる
油剤法：体質/体調にあったオイルでピチュや加温や刮痧マッサージを行い，皮膚が
弱い場所（瘀血の蓄積場所）を探る → 発汗法

発汗法：蒸しタオル

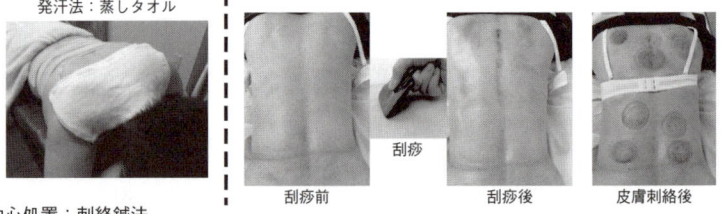

刮痧

刮痧前　　　　　　刮痧後　　　　　皮膚刺絡後

中心処置：刺絡鍼法
瘀血蓄積場所（刮痧で易出血性）から皮膚刺絡⇒その後に，毫鍼や灸頭鍼，ドライニード
リングなどを行う。

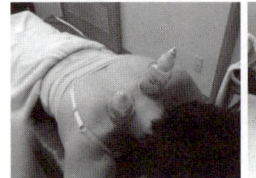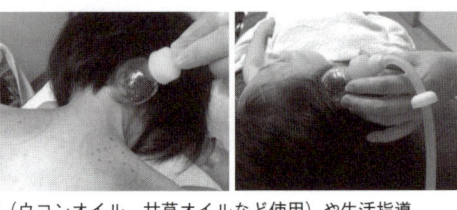

後処置：直後のオイルマッサージ（ウコンオイル，甘草オイルなど使用）や生活指導
整体（操体法）と捻じり体操（椎骨静脈叢などからの静脈還流促進）
タオルストレッチなどで歪みを再調整，水分補給（体質/体調にあったハーブティー）
駆瘀血漢方薬，ミミズエキス：プロルベイン，ピクノジェノール，イチョウ葉，ロー
ズヒップや抗凝固剤などを処方。点滴やプラセンタ注射を行うことができる。

図83　インテグラル鍼灸の概要

あるいはドライニードリングを加えます。ドライニードリ
ングでは，23〜27Gの注射針を刺すと，局所から血液があ
ふれ出ることもあります。特に風池や環跳などからは，採
血のごとく瀉血できることもあります。場合によっては，
ビタミンC，B群，グルタチオン，EDTA（Mg）の点滴（100
〜500 mL）を行って血液の流動性を促すこともできます。

後処置3：静脈の鬱滞を改善させるには，血液の炎症成分や凝固促進
（翌日から）成分が増えないように，血管内皮細胞を障害したり血管の
コラーゲンを凝集させるAGEsなどを普段から増加させな
いように食事指導することが必要です。

15　アーユルヴェーダの知恵を活かす予防医学的テクノロジーとその作用機序

●血管のコラーゲンなどを強化

　終了直後からは，イチョウ葉やローズヒップティーを飲む
とか，ビタミンCなどマルチビタミン・ミネラルやピクノ
ジェノールなどの摂取を勧めます（内治）。

●抗凝固作用薬摂取：駆瘀血漢方薬，ミミズエキス（プロル
ベインDR），納豆菌製剤，アドキサバンなど抗凝固剤を処
方することも血液の流動性を高めるために勧められます。

●血液の凝固を促進させるAGEsを溜めない食事法：食後の高
血糖を予防するため，野菜や魚から食事を開始し炭水化物
は最後に。糖質は一日40～130 g/日程度とします。タンパ
ク質やω3など良質のオイルを積極的に摂取します。AGEs
は，コラーゲンを異常凝集させて静脈弁機能を障害します
ので，静脈鬱滞の症状が発生しやすくなりますから，できる
だけAGEsを増やさない生活法を指示することが必要です。

●必要な場合，ビタミンC，B群の点滴やプラセンタ皮下注
や各々の内服処方も継続して行います（月1回～週1回程
度）。ビタミンB$_6$はAGEsの生成を阻害します。

「静脈の循環系ハブ仮説」

　前記インテグラル鍼灸の理論的基礎となるのが，「静脈の循環系ハブ
仮説」です。特にラクタ・モークシャナ（RM）を実践していますと，
腰痛や頸肩腕痛などに即効したり，圧痛が，血液が除去された場所で即
刻減弱する現象を体験できます。頭頚部のRMでは，眼が明るくなった
り，下肢まで温かくなるなどの変化が起こります。また，閉塞性動脈硬
化症の患者さんで，動脈拡張剤でも効果がなかった痛みが，RMで鬱滞
した静脈血を除去すると即座に軽減する体験から，静脈血を還流させる
必要性が痛感されます。現代西洋医学では，循環というと動脈循環が強
調されてます。あるいはリンパドレナージュなどでは，リンパ循環が重
要だとして，静脈が強調されることはあまりありません。しかし我々

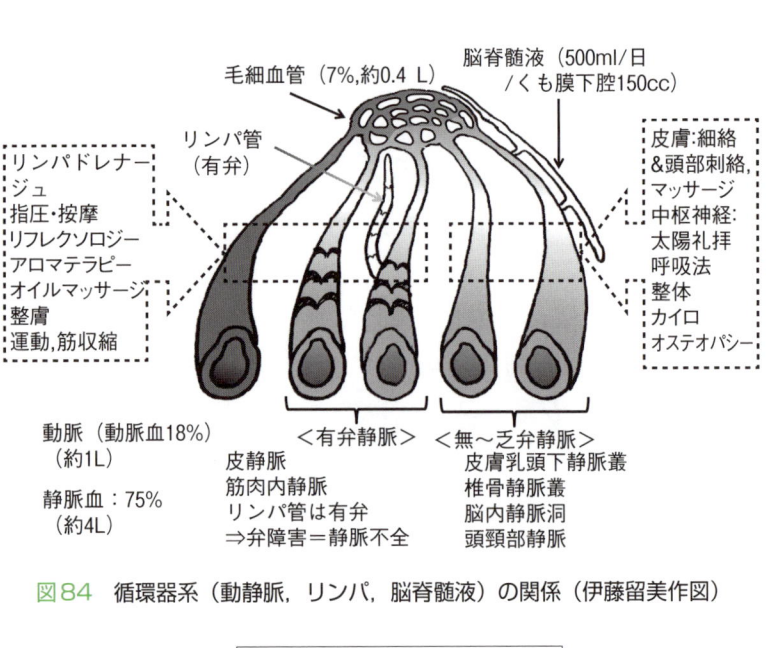

図84 循環器系（動静脈，リンパ，脳脊髄液）の関係（伊藤留美作図）

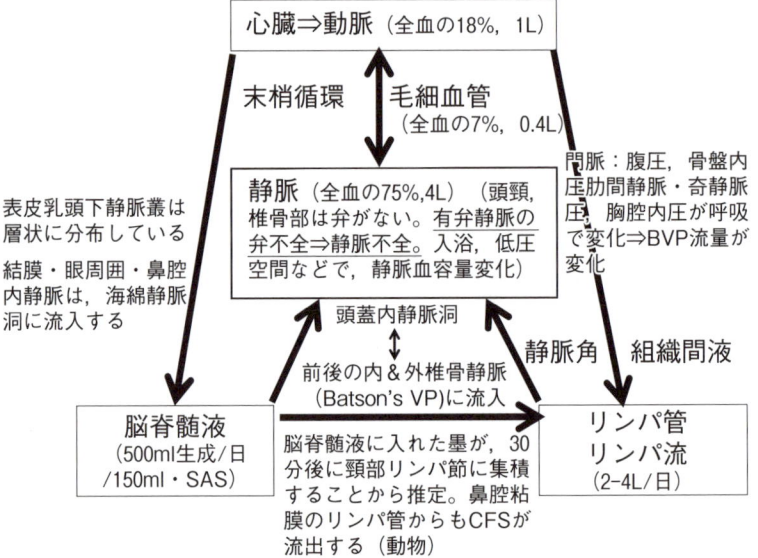

静脈系の量と質，弁機能が正常で鬱滞なければ，全身の3循環が疎通
BVP：Batson's venous plexus　SAS：subarachnoid space

図85 静脈は循環系のハブである

15 アーユルヴェーダの知恵を活かす予防医学的テクノロジーとその作用機序 219

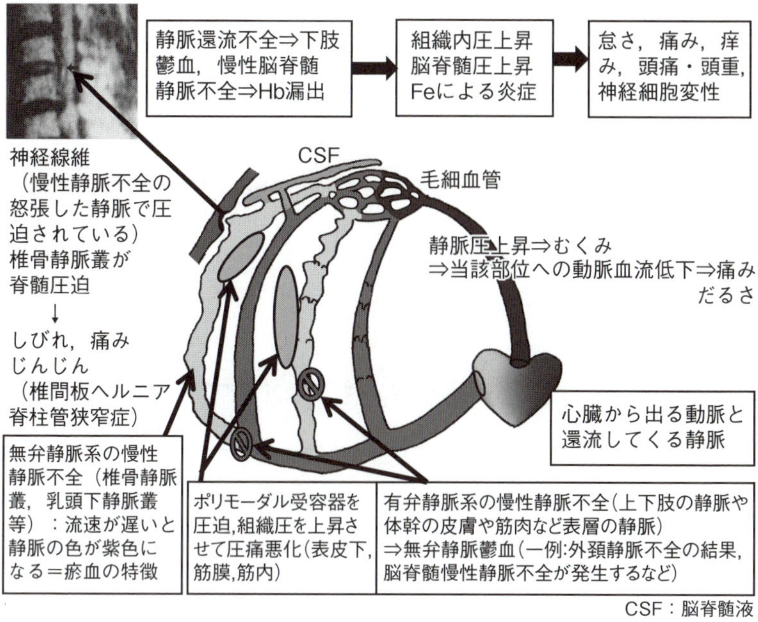

静脈還流不全⇒下肢
鬱血，慢性脳脊髄
静脈不全⇒Hb漏出

→

組織内圧上昇
脳脊髄圧上昇
Feによる炎症

→

怠さ，痛み，痒
み，頭痛・頭重，
神経細胞変性

神経線維
（慢性静脈不全の
怒張した静脈で圧
迫されている）
椎骨静脈叢が
脊髄圧迫
↓
しびれ，痛み
じんじん
（椎間板ヘルニア
脊柱管狭窄症）

CSF

毛細血管

静脈圧上昇⇒むくみ
⇒当該部位への動脈血流低下⇒痛み
だるさ

心臓から出る動脈と
還流してくる静脈

無弁静脈系の慢性
静脈不全（椎骨静脈
叢，乳頭下静脈叢
等）：流速が遅いと
静脈の色が紫色に
なる＝瘀血の特徴

ポリモーダル受容器を
圧迫，組織圧を上昇
させて圧痛悪化（表皮下，
筋膜，筋内）

有弁静脈系の慢性静脈不全（上下肢の静脈や
体幹の皮膚や筋肉など表層の静脈）
⇒無弁静脈鬱血（一例：外頚静脈不全の結果，
脳脊髄慢性静脈不全が発生するなど）

CSF：脳脊髄液

図86-1　静脈鬱血による発症機序（仮説）

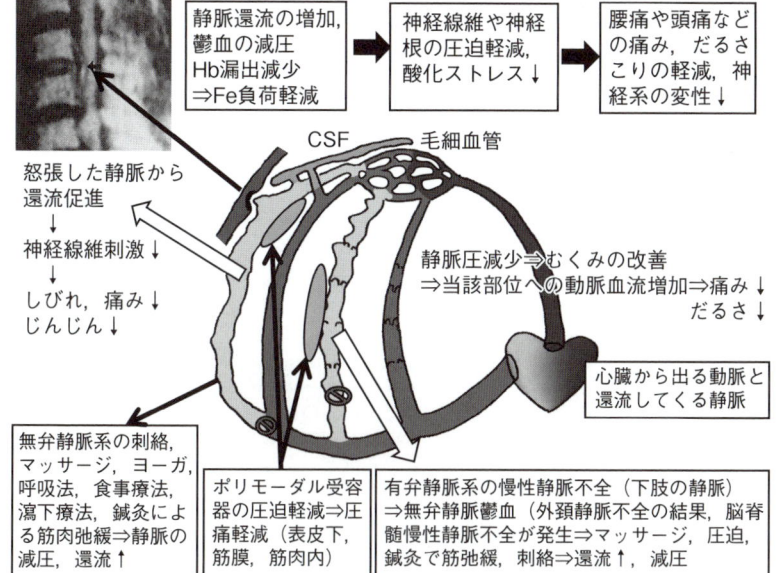

静脈還流の増加，
鬱血の減圧
Hb漏出減少
⇒Fe負荷軽減

→

神経線維や神経
根の圧迫軽減，
酸化ストレス↓

→

腰痛や頭痛など
の痛み，だるさ
こりの軽減，神
経系の変性↓

怒張した静脈から
還流促進
↓
神経線維刺激↓
↓
しびれ，痛み↓
じんじん↓

CSF

毛細血管

静脈圧減少⇒むくみの改善
⇒当該部位への動脈血流増加⇒痛み↓
だるさ↓

心臓から出る動脈と
還流してくる静脈

無弁静脈系の刺絡，
マッサージ，ヨーガ，
呼吸法，食事療法，
瀉下療法，鍼灸に
よる筋肉弛緩⇒静脈
の減圧，還流↑

ポリモーダル受容
器の圧迫軽減⇒圧
痛軽減（表皮下，
筋膜，筋肉内）

有弁静脈系の慢性静脈不全（下肢の静脈）
⇒無弁静脈鬱血（外頚静脈不全の結果，脳脊
髄慢性静脈不全が発生⇒マッサージ，圧迫，
鍼灸で筋弛緩，刺絡⇒還流↑，減圧

図86-2　ラクタ・モークシャナによる静脈鬱血軽減（仮説）

は，静脈が最も循環系において重要な地位を占めることを，ラクタ・モークシャナや刺絡の体験から強く推定しています。

静脈の解剖生理学を図84にご紹介しましょう。現代医学的に動脈血1に対して，静脈血は4あり，静脈血は低圧系というだけでなく容量が大きいために，流れが緩やかなのです[302, 303, 364]。とりわけ椎骨静脈叢や脳静脈洞などは，必ずしも弁がなく鬱滞が起きやすい場所となっています（図84）[304-311]。

静脈系が還流して流れないと，動脈血も全身に行きわたりにくいし，リンパ液や脳脊髄液も流れにくくなるなど，循環系全体が，動脈でなく，静脈還流に依存していることが，現代医学的に理解できる（図85）。特に脊髄神経が脊柱から出る周辺の神経鞘の部分は，静脈と脳脊髄液がつながって，脳脊髄液が還流していく場所です。また，細動脈で組織にしみでた血漿は，細静脈で血管内に吸収されることになりますが，細静脈圧が鬱血によって高くなったり，血漿の膠質浸透圧が低いと，十分に血管内に組織液が再吸収されないで浮腫を起こします。そのような組織液は，リンパ管の盲端から吸収されて，静脈角から静脈系に還っていくことになります。以上のように，静脈の還流が動脈循環，リンパ循環，脳脊髄液循環の全ての循環系[303, 364]に影響することが，これまでの解剖生理学から理解できるのです（図85）。

特に頭頸部や脊柱周囲の静脈系は重要で，頸部や腰部の椎骨静脈叢の鬱血による圧迫で頸神経根症状や腰痛がでる例が報告されているのです[364]。

静脈系は，弁がある部分と弁がないか発達が悪い部分からなります。ラクタ・モークシャナが即効する経験などから，図86-1のような静脈鬱血による症状発症の機序が考えられます。弁のある静脈系でも，弁機能が低下してしまうと，鬱血症状が出現すると思われます。弁機能を低下させるのは，弁はコラーゲンと繊維芽細胞からなりますので，コラーゲンを異常凝集させるAGEsが問題になるのです。静脈圧の上昇により組織内圧が上昇し，ポリモーダル受容器[350, 351]の圧受容体を感作することが考えられます。

15 アーユルヴェーダの知恵を活かす予防医学的テクノロジーとその作用機序

一方ラクタ・モークシャナで症状が改善する機序としては図86−2のような静脈還流の増加による治療過程が推定できます。

❸ 中枢神経系の静脈系の重要性

　頭頸部の静脈系の中で脊柱管の内外を，脊柱の最上から最下まで走る椎骨静脈叢は，弁をほとんど持たず，同じく弁のない脳内の静脈洞とつながっています（図87）[304−311]。このように，頭部と腰仙部とは椎骨静脈叢でつながっているため，腰仙部の椎骨静脈叢の鬱血は，頭部の静脈洞の鬱血を引き起こすことが推定できます。百会への鍼灸で肛門部の鬱血症状（痔核）が改善することが東洋医学で知られていますが，百会などは，導出静脈が静脈洞から出ている点ですので，百会と肛門とは静脈で繋がっていると思われます。脊柱管内の椎骨静脈叢は，前立腺癌が脳内や椎骨に直接転移することから，バトソンが1940年に報告しました[304]。そのためバトソン静脈叢と通称されています。

　脳脊髄液は，第三脳室の脈絡叢で毎日500 ml程度産生されますが，くも膜下腔は120 〜 150 ml程度ですので，毎日3巡することになりま

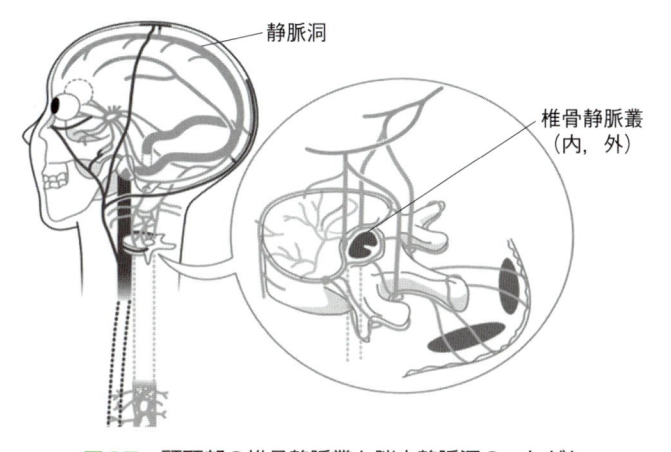

図87　頭頸部の椎骨静脈叢と脳内静脈洞のつながり

す[386]。脳脊髄液は，神経細胞の栄養が含まれていると同時に，神経細胞の産生した老廃物（アミロイドβや，タウタンパク質なども）も除去する働きを有していることは既知です。もし，椎骨静脈叢や脳静脈洞が鬱滞して，脳液髄液が3巡できないとなると，神経細胞の排出した老廃物に，神経細胞自身がさらされることになるでしょう。その結果，神経細胞がアミロイドβやタウタンパク質により変性してしまう可能性があります[305, 313, 321, 327]。

　また，脳脊髄系の静脈が鬱血すると，静脈圧が上昇する結果，赤血球が神経組織内にしみ出ることになります。そこで赤血球が破壊されたりすると，中のFeが組織に漏れ出て酸化ストレスを発揮し，組織に炎症を起こす可能性が指摘されています。そのような慢性脳脊髄静脈不全（CCVI：Chronic Cerebrospinal Venous Insufficiency）が，多発性硬化症の原因だと主張する研究者もいます[306]。そのように，とりわけ中枢神経系における静脈系は，循環系の中で正にハブ的な重要な地位を占めて，極めて重要な構造なのですが，現代医学では十分に認識されていないようです。

　中枢神経系の静脈系は，通常700〜1,000 mlの容量だと推定されています[307-311]が，弁がないため鬱血しやすく，それが鬱血すると，背部脊柱周囲にしばしば現れる細絡という静脈拡張となることを，イタリアのFotiらが慢性腰痛患者で報告しています[314, 315]。また，慢性脳脊髄静脈不全では，眼の奥にあって下垂体静脈が流れ込む海綿静脈洞は眼球の静脈系，鼻粘膜の静脈系，翼突筋静脈叢，咽頭静脈叢などの頭部中心にある静脈がつながっており，鬱滞します。その結果，眼，耳，鼻，咽頭，口腔，などの諸症状が出現していくことが推定できます（図88）。

　また椎骨静脈叢は，脊柱管の外椎骨静脈叢と内椎骨静脈叢（図87）に分けられます[302]。これらは，椎骨静脈（頸部）・肋間静脈（胸部）・腰静脈（腰部）・外仙骨静脈（仙骨部）→上大静脈，下大静脈へと還流しながらも，弁構造を持たないため，内外の椎骨静脈叢は，静脈血を貯留し，血流は遅くなって鬱滞し，その流れる方向は腹腔や胸腔内圧の変化により容易に逆転します。そして，門脈，奇静脈，肺静脈，腎静脈，

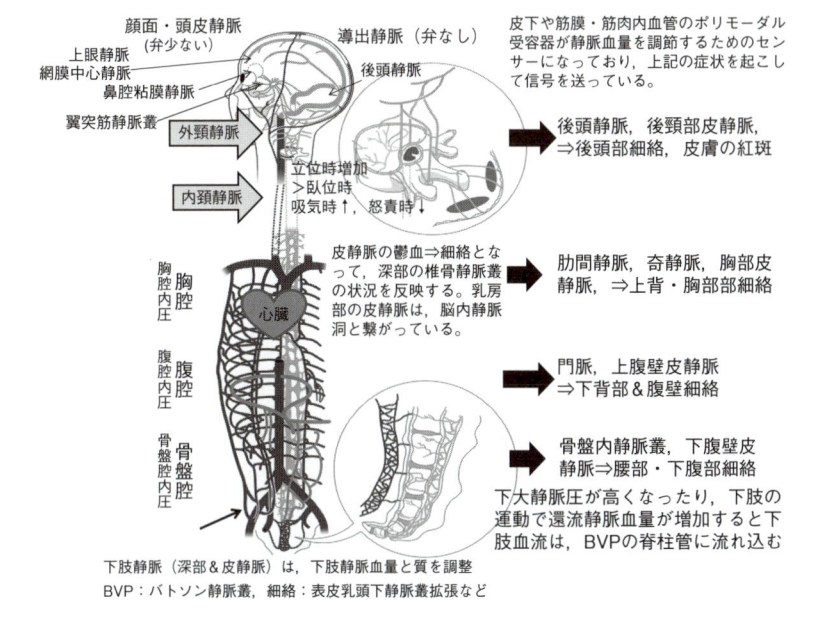

図88　中枢神経系の静脈系と皮膚や顔頭部の静脈

骨盤静脈や乳腺の静脈系と交通を有しているため，椎骨静脈叢の鬱滞で，当該部の鬱血症状や椎体の傍の交感神経幹の機能障害が出る可能性があるのです[314, 316-319]。また，ゴルフなど怒責時の腰痛の発症に関係しているかもしれません。

　そういうことから，中枢神経の静脈系の容量が増加すると（体液が過剰になると），種々の鬱血症状を出すことになります。アーユルヴェーダやギリシャ医学は，体液が過剰になって病気が起こるとする「体液病理学説」を基礎にしていますが，まさに血液や組織液などの体液が過剰になることで種々の症状がでることが図86-1から現代医学的にも理解できるのです。古代の人達は，このように静脈系を中心とした体液の過剰や鬱滞をとらえ，それを治療する方法を考え出してきたのかもしれません。それで，過剰な瀉血療法がなされ，ワシントン大統領が死亡する事態[325]まで招いたのでしょう。

現代医学的に，特に脊柱管狭窄症などは，黄色靭帯や前後縦靭帯など
で不可逆的に狭くなった脊柱管が，鬱血した静脈で，可逆的な狭窄を示
すために起こることが推定できます。脊柱管狭窄症の可逆的な間欠性跛
行を説明するには，歩行により増加した下肢からの静脈還流[341]が，総
腸骨静脈だけでなく，内腸骨静脈からバトソン静脈叢にまわり，脊柱管
の中の静脈に流れ込むことで脊柱管の間欠的な狭窄症状が出現すると考
えるとうまく説明できるのです。

　中枢神経系の静脈血は，通常700〜1,000 mlの容量がありますが，そ
の鬱血は，ヨーガのポーズや呼吸法，カイロプラクティクスやクラニオ
セイクラル，体操など伝統医学的養生法で改善できることが図89のよ
うに推定できます。ですから，伝統医学的養生法は，筋骨格系の柔軟性
や順軟性を促すだけでなく，胸腔や腹腔内圧にも影響して，バトソン静
脈叢と脳静脈洞の流れを促し，その結果脳脊髄液の流れにも影響するこ
とが推定できるのです。ラクタ・モークシャナも，脊柱近傍の皮膚の細

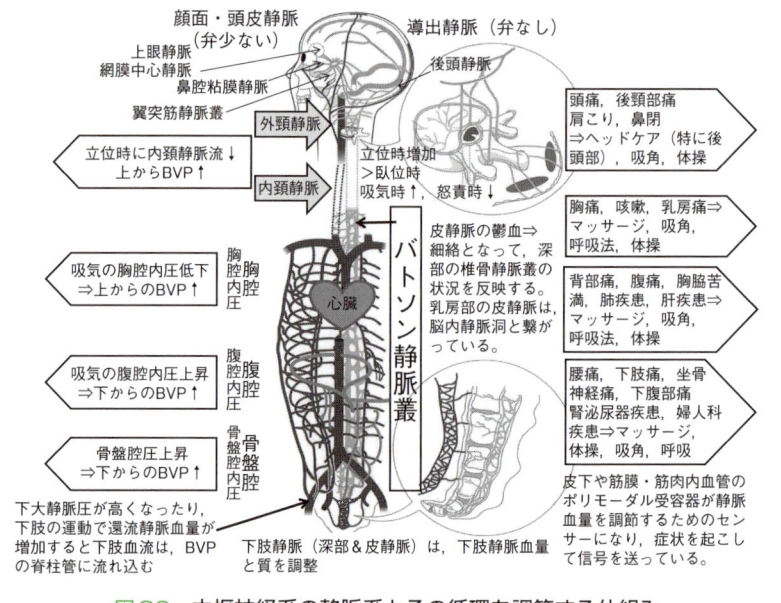

図89　中枢神経系の静脈系とその循環を調節する仕組み

15　アーユルヴェーダの知恵を活かす予防医学的テクノロジーとその作用機序　225

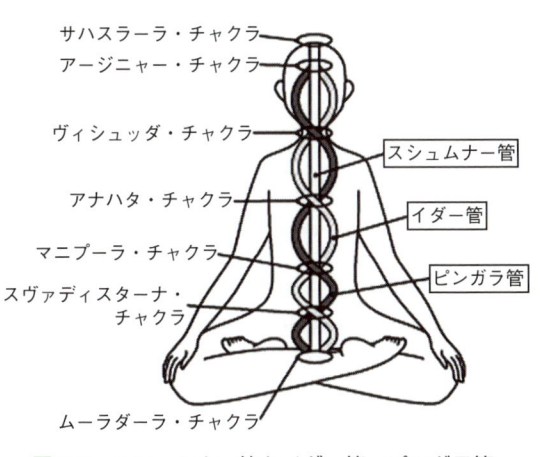

図90　スシュムナー管とイダー管，ピンガラ管
脊柱の中心にスシュムナー管が位置している

絡などから行えば中枢神経系の静脈鬱滞を改善させる効果があることは
容易に推定できます。ヨーガでは，脊柱に通るスシュムナー管という構
造を仮定しています（図90）が，まさにバトソン静脈叢に相当するの
がスシュムナー管である可能性があります。

　ヨーガをはじめ，気功，マッサージ，断食なども含めて各種伝統医学
的養生法は，椎骨静脈叢から脳静脈洞にいたる無弁の静脈系の体液過剰
（気血水のアンバランス，ドーシャのアンバランス）を是正することで，
効果を発揮していると推定できるのです。

④　静脈鬱滞性疼痛仮説

　ラクタ・モークシャナでは，鬱血した静脈血を除去すると，慢性疼痛
が即座に消失するなどの臨床的体験をしばしばします。通常，慢性疼痛
の原因として3つの要素が考えられていますが（図91：①〜③），『静
脈鬱滞性疼痛仮説』（④）を加えれば，ラクタ・モークシャナ（刺絡）
が慢性疼痛に即効する数多くの体験を説明してくれると思われます（図
91）。

日本ペインクリニック学会によると，痛みの種類は，

1) 侵害受容器性疼痛：リウマチ（RA），変形性関節症（OA），片頭痛，ガン性疼痛などの炎症によるケミカルメディエーターがポリモーダル受容器を刺激することで起こる痛みの慢性化。

2) 神経障害性疼痛：病気や外傷で神経線維自体が障害されて起こる痛み。

3) 中枢機能障害性疼痛：心因性疼痛とも呼ばれ，脳自身が痛みの記憶を増幅することで痛みの慢性化に関わっているとするものです。

ここにさらに4) 静脈鬱滞性疼痛を加えれば，ラクタ・モークシャナ（刺絡）の時の迅速な作用機序を以下のように説明できるのです。

まずラクタ・モークシャナの効果は，痛む部位の静脈鬱滞により炎症

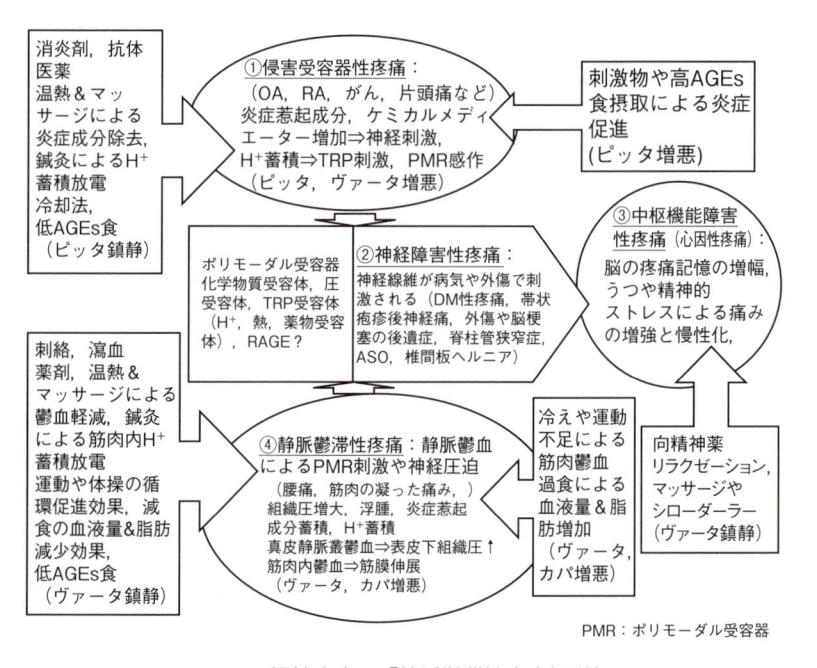

図91　慢性疼痛の「静脈鬱滞性疼痛仮説」

成分やケミカルメディエーターが蓄積しているものを除去することで，1）のポリモーダル受容器（PMR）への刺激を緩和させるものと推定されます。さらには，ラクタ・モークシャナが静脈鬱滞を改善させれば，組織圧などポリモーダル受容器への圧刺激が緩和します（図86-2）。それらの結果，ラクタ・モークシャナにおいて，吸角で吸引した場所の皮膚の圧痛が著明に減少する現象が説明できます。

　また，鬱滞して膨らんだ静脈血管が，ポリモーダル受容器だけでなく，神経線維なども圧迫することで神経障害性疼痛を悪化させている場合もあり得ます。骨盤内鬱滞症候群を提唱するPhillips Dらは[349, 352-354]，骨盤内の静脈の怒張が神経障害性疼痛を発生させるとしています。その時に，ラクタ・モークシャナによって静脈圧が減圧されると，神経障害性疼痛も緩和されると推定されるのです。実際，仙骨―臀部から皮膚刺絡をしますと，下腹部の圧痛（瘀血の腹証）が有意に軽減することを我々は報告しました（第67回日本東洋医学会, 高松）。図91には，「静脈鬱滞性疼痛仮説」とその仮説に関わるアーユルヴェーダ的要因をまとめてみました。

　仮説ではありますが，ドーシャが乱れると，体調が悪くなり種々の症状がでてきます。これは，体内のポリモーダル受容器が体液量のセンサーとして働いて，静脈（血，ピッタ）とリンパ（水，カパ）の量，電気の鬱滞（気，ヴァータ）の状態を感知して，それらのバランスの異常を信号として送っていると考えることができます。その場合ポリモーダル受容器は，気・血・水あるいはヴァータ・ピッタ・カパのセンサーであると考えることもできるのです。

⑤ アーマとAGEsの対応理論とアーマを解消する未病の治療法

　アーユルヴェーダは未病を治す医学であると我々は主張してきました。その理由は，55頁に紹介しているように，中国医学の未病を，複数の段階に分類してとらえることがアーユルヴェーダはできるからで

す。その未病を起こす原因は，毒素ですが，アーユルヴェーダの『スシュルタ・サンヒター』には，「蜂蜜を加熱すると積極的に毒になるので，加熱してはいけない」という記述があります。そこで実際に，蜂蜜を100℃30分間加熱したところ，AGEs（最終糖化産物）が8倍に増加しました。それから我々の，未病の原因と対処法の研究が始まりました[356]。

　AGEsは，血糖と体内の各種タンパク質が，非酵素的に結合したものですが，糖尿病の進展だけでなく，動脈硬化などを含めた老化の仕組みに深く関与していることが知られ，未病のバイオマーカーとも言われています[374]。そこで，アーユルヴェーダで述べられている「アーマ」（一種の毒素）が，現代医学のAGEs（最終糖化産物）に対応することを我々は推定したのです。

　アーユルヴェーダでは老化制御ラサーヤナと言われる部門があります。最新の老化理論では，酸化ストレスよりもカルボニルストレスの方が老化に関与すると言われています。ただ，AGEsは，メイラード生成物として長く知られてきたもので，それが疾病発症や老化に関与するとは考えられないという説もあります。最近では，AGEsをToxic AGEsとNon-toxic AGEsに分類する試みもされています[11]。AGEsの毒性は完全に確定されたものではありませんが，竹内や光山らは，Toxic AGEsが血管内皮細胞などの持つRAGE（Receptor for AGEs）に結合することにより，各種臓器の異常を来たすことを提唱しています[366, 367]。

　AGEsの体内外の動態は，図92に示すように，外来的（Exogenous）に食事から入るものと，内在的（Endogenous）に，血糖と体内の各種タンパク質が非酵素的に結合して生成されるものからなっています。AGEsの排泄系は，腎臓からの排泄が主体ではありますが，細胞や組織内では，自己浄化系により直接分解されたり，RAGEに結合してマクロファージ（ϕ）の細胞内で分解されることが知られています。

　AGEsの毒性の機序は，細胞膜のRAGEに作用する以外に，細胞内外の各種タンパク質を凝集させることが知られており，コラーゲンを異常凝集させることで，皮膚や骨静脈弁の老化や疾病の発症に関与し，クリ

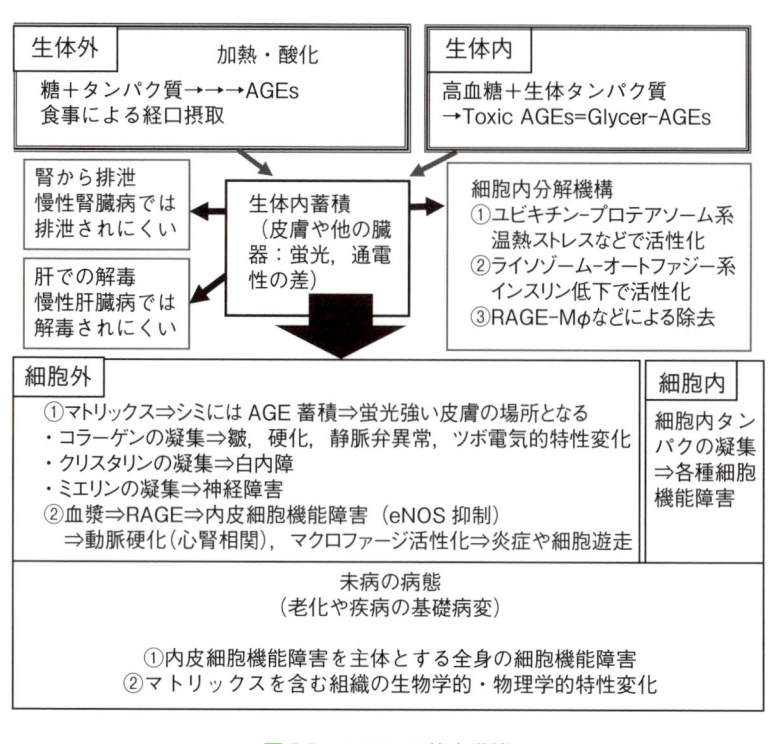

図92　AGEsの体内動態

スタリンを異常凝集させることで白内障を，ミエリンを異常凝集させることで特に糖尿病性神経症などを惹起することが知られています[357]。我々は，老化や疾病の基礎病変となる未病の病態は，図92のようにして形成させるのではないかと推定しました。

　このような未病の病態の治療に関して，現代医学的研究からはAGEsの形成を抑制する製剤やAGEsとタンパク質との異常凝集を切る薬剤などの開発がなされていますが，副作用などにより実際に薬になるものは未だありません。しかし我々は，アーユルヴェーダや漢方医学で，疾病の発症に「毒素」が関与すると言われ，その毒素を浄化する治療が行われていることから，伝統医学的治療法である各種薬草や，とりわけアーユルヴェーダで頻用するハーブやスパイス，さらにそれらを使った浄化

療法（パンチャカルマ）が，AGEsの代謝や浄化に影響することを推定しました[356]）。

　現代医学において，生体では，自己浄化システムが働いていることが知られています。とりわけ，ユビキチン・プロテアソーム系とライソゾーム・オートファジー系の2つが有名です。HSPs，ユビキチン，プロテアソーム，オートファゴゾームなどが関与して，細胞内の異常タンパク質を分解する過程が，パンチャカルマでも起こっていると推定されます。

　実際パンチャカルマで行われる浄化では，油剤法で投与したHSPsの誘導促進剤，たとえば薬草一般に含有されているGGOH（Geranylgeraniol：HSP誘導剤の一つ）などが経皮吸収されることで，そ

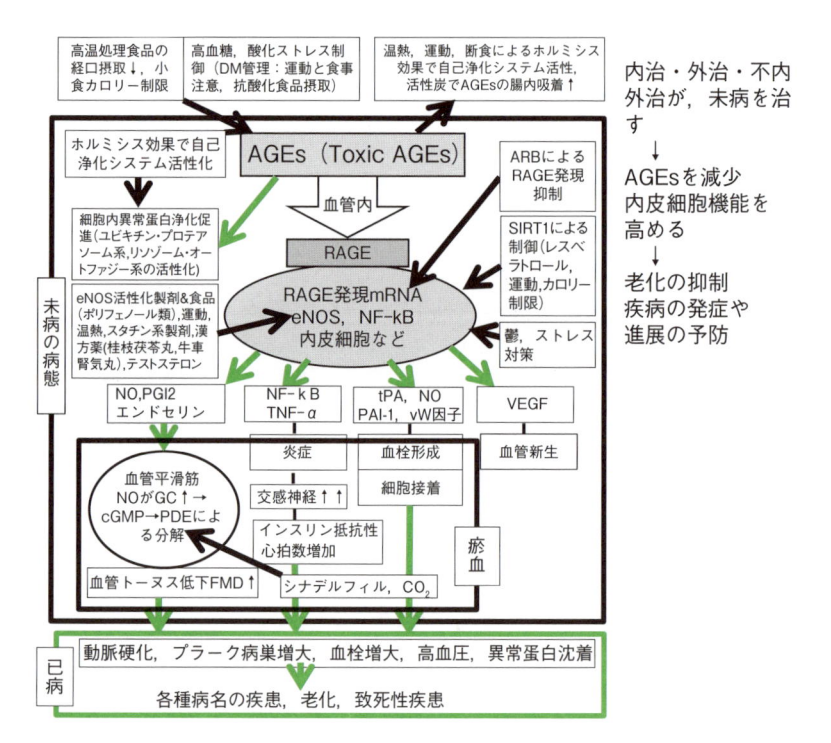

図93　AGEs−血管内皮細胞系からみた未病と已病の病態

の後の発汗法での温熱刺激が効率的にHSPsを誘導すると推定できます。そして，前処置の消化剤法として行われる半断食などで起こるインスリン低値が，ライソゾーム・オートファジー系を活性化し，AGEsの浄化やAGEsで変性した細胞などの自己浄化を促すのではないかと推定できるのです。また各種薬草成分は，マクロファージを活性化して，RAGE-AGEs複合体を除去することになるでしょう。

ところで未病という概念は，血管内皮細胞機能から捉えることができます（図93）。特に血管内皮細胞に大きく影響する因子の1つが，AGEsということですので，AGEs－血管内皮細胞系が，未病の予防を考える上で重要でしょう。図93には，AGEs－血管内皮細胞系に影響する伝統医学的方法や現代医療的方法をまとめてみました。

図93は，AGEsをできるだけ少なくし，血管内皮細胞機能を高めるための広義のアーユルヴェーダの未病治システムの構築にむけて，ガイ

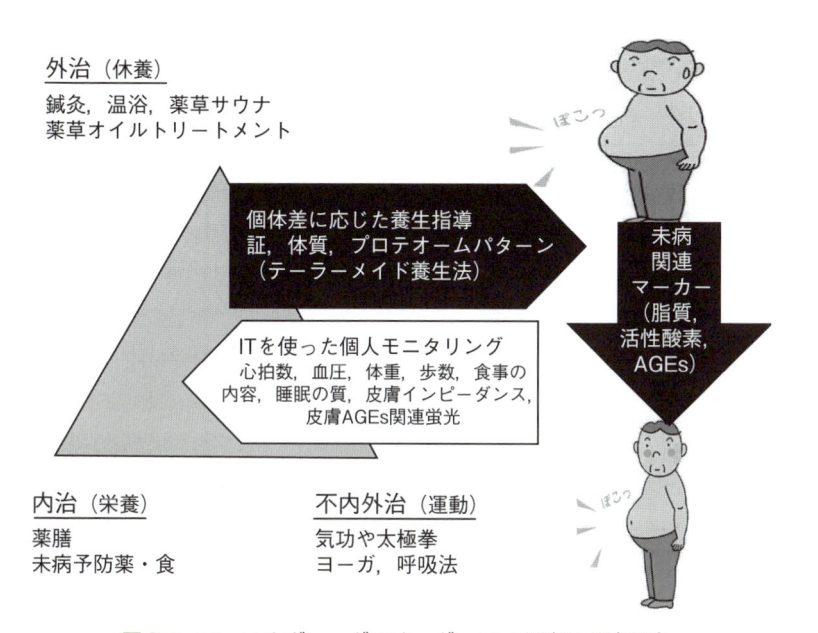

図94　アーユルヴェーダのオーダーメイド遠隔予防医療
（ウエアラブル・デバイスで駆動）

ドラインになるものと思われます。

アーユルヴェーダによるオーダーメイド遠隔予防医療

　アーユルヴェーダには，生活処方箋の概念があります。特に未病の状態から生活指導することがアーユルヴェーダでは可能です。毎日の状況をモニターしながら，遠隔で，個人差に従った予防医療が，未来のアーユルヴェーダ医療で可能ではないかと考えられます。そのITを使って実践する方法の概要を図示すると図94のようになるでしょう。

　ITを使ったオーダーメイド遠隔予防医療で使える，AGEs関連皮膚蛍光を捉えるデバイスを我々は既に試作しています。これらを心拍や血圧，体温など他のウエアラブル・デバイスと一緒にして種々の生体情報を捉えれば生体情報を遠隔部からデータセンターにおくり，そこから個々人に，生活処方箋やリマインダーメイルを送ることで，生活が規則正しくなるよう個々人にあったライフスタイルを指導するプログラムが創生できることでしょう。

〔資 料1〕

アーユルヴェーダの体質（プラクリティ）を評価する問診票

関連ドーシャとVPKの部分を隠した状態で，自分の当てはまる番号の部分に〇をしてください。その後，右端の各ドーシャの関連した問診に関した□の中に，番号を書き写します。その後，V，P，K度について，全て合計します。プラクリティについては，V＋P＋K値をもとめ，各V，P，Kのドーシャの得点の割合を計算します。

関連ドーシャ	体質（プラクリティ）判定問診票 幼少時期からのことで当てはまる番号の部分に〇をしてください	全く当てはまらない	あまり当てはまらない	どちらでもない	まあ当てはまる	全く当てはまる	V	P	K
P	(1) 完璧主義者で，人にもきびしい	1	2	3	4	5			
K	(2) 湿気が多くて寒い気候が苦手で，すぐに鼻水がでる	1	2	3	4	5			
V	(3) 新しい環境にたやすくとけ込める	1	2	3	4	5			
P	(4) 皮膚にホクロやそばかすが多い	1	2	3	4	5			
K	(5) 食物に興味が強く，食事によくお金を使う	1	2	3	4	5			
V	(6) 特に冬は，肌がかさつきやすい	1	2	3	4	5			
V	(7) 新しいことを覚えるのが早いが，忘れるのも早い	1	2	3	4	5			
P	(8) 汗っかきで体が暖かく，口が渇きやすい	1	2	3	4	5			
K	(9) 生まれつきがっちりして体型が大きく腕力が強い	1	2	3	4	5			
P	(10) 日に当たると日焼けしやすい	1	2	3	4	5			
K	(11) ひっこみ思案で，恥ずかしがり家	1	2	3	4	5			
P	(12) 胸やけや口内炎がよくおこる	1	2	3	4	5			
K	(13) 歯が白くて大きさが揃っている	1	2	3	4	5			
V	(14) お腹にガスがたまりやすく，おならが多い	1	2	3	4	5			
V	(15) お金を儲けるのが早いが浪費するのも早い	1	2	3	4	5			
P	(16) 目が充血しやすい	1	2	3	4	5			
K	(17) 憶えるのは遅いが，一旦憶えると忘れにくい	1	2	3	4	5			
V	(18) 歯の大きさが不揃いで歯並びもよくない	1	2	3	4	5			
K	(19) 肥満しやすく，腕や足の血管が見えにくい	1	2	3	4	5			
V	(20) 好奇心が強く何事にも興味を示すが長続きしない	1	2	3	4	5			
P	(21) 大食漢で，お腹がすくと機嫌が悪い	1	2	3	4	5			
K	(22) 食事を抜いても我慢できる	1	2	3	4	5			
V	(23) 体型は痩せているか，痩せ型である	1	2	3	4	5			
P	(24) 気が短く怒りっぽい	1	2	3	4	5			
K	(25) 毛髪が黒くて年令以上にふさふさしている	1	2	3	4	5			
V	(26) 手足の静脈が浮きでてよく見える	1	2	3	4	5			
P	(27) 話方や行動に無駄がなく，雄弁家と言われる	1	2	3	4	5			
K	(28) どこでも眠れ，睡眠不足になることはない	1	2	3	4	5			
V	(29) 便秘しがちで，特に朝食を抜くと便が出なくなる	1	2	3	4	5			
P	(30) 若白髪，若ハゲやシワが若い頃から目だつ	1	2	3	4	5			
K	(31) 肌が柔らかく滑らかで，色白である	1	2	3	4	5			
V	(32) 何か決める時にくよくよしがちで決まらない	1	2	3	4	5			
V	(33) 動作が素早いし，歩くのも人より速い	1	2	3	4	5			
P	(34) 自分を主張し頭脳的，知的でリーダーに向いている	1	2	3	4	5			
K	(35) 心が穏やかで怒ることは少ない	1	2	3	4	5			
P	(36) 顔色や肌の色の赤みや黄色みが強い	1	2	3	4	5			
K	(37) 激しい運動や労働によく耐えることができる	1	2	3	4	5			
V	(38) 元来冷え性で手足が冷たい	1	2	3	4	5			
P	(39) 大便が毎日1回以上あり，便は柔らかい	1	2	3	4	5			
K	(40) 歩行や食べ方がゆっくりしている	1	2	3	4	5			
V	(41) すわっていても手足や体をいつも動かしている	1	2	3	4	5			
P	(42) 冷たい飲物や食物を好む	1	2	3	4	5			
K	(43) イライラすることは少なく集中力がある	1	2	3	4	5			
V	(44) 関節がポキポキなることが多い	1	2	3	4	5			
P	(45) 知的で鋭い目付きをしている	1	2	3	4	5			

		V度	P度	K度
合計点数				
割合：各ドーシャ/(V＋P＋K)				

〔資　料2〕

アーユルヴェーダの体調の異常（ヴィクリティ）を評価する問診票

関連ドーシャとVPKの部分を隠した状態で，自分の当てはまる番号の部分に○をしてください。
その後，右端の各ドーシャの関連した問診に関した□の中に，番号を書き写します。
その後，V，P，K度について，全て合計します。

関連ドーシャ	体調（ヴィクリティ）判定問診票 最近1週間の状態で当てはまる番号の部分に○をしてください	全くない	まれにある	ときどきある	よくある	いつもある	V	P	K
V	(1) 肌がかさついている	1	2	3	4	5			
P	(2) 目の白いところが赤くて，よく充血する	1	2	3	4	5			
V	(3) 色々思い浮かぶけれども集中力がない	1	2	3	4	5			
P	(4) お腹が一杯になるまで大食する	1	2	3	4	5			
V	(5) 心配で気持ちが落ち着かないことが多い	1	2	3	4	5			
P	(6) 口渇が強い	1	2	3	4	5			
P	(7) 大便が軟便ぎみで下痢しやすい	1	2	3	4	5			
V	(8) 寝つきが悪かったり，よく目がさめる	1	2	3	4	5			
K	(9) すぐに居眠りしてしまったり，うつらうつらする	1	2	3	4	5			
P	(10) 肌に赤いブツブツ（発疹）ができる	1	2	3	4	5			
P	(11) お酒やタバコの量が多い	1	2	3	4	5			
K	(12) 湿気が多くて冷たい気候になると体調が悪い	1	2	3	4	5			
K	(13) 咳やたんがよくでる	1	2	3	4	5			
V	(14) 目が冴えて眠れないことが多い	1	2	3	4	5			
V	(15) ガスがたまって，おならが多い	1	2	3	4	5			
V	(16) 便秘がちである	1	2	3	4	5			
K	(17) 手足がだるい	1	2	3	4	5			
K	(18) みみずばれの様な発疹ができやすい	1	2	3	4	5			
P	(19) 顔面や鼻が赤い	1	2	3	4	5			
P	(20) 短気で怒りっぽく，人の欠点が目につきやすい	1	2	3	4	5			
K	(21) 体が重く，何事もおっくうである	1	2	3	4	5			
P	(22) 冷たい飲物や食物を食べたくなる	1	2	3	4	5			
P	(23) 口内炎ができている	1	2	3	4	5			
V	(24) 疲労しやすく，午後になると気が滅入ってくる	1	2	3	4	5			
K	(25) 口内が甘かったりネバネバする	1	2	3	4	5			
K	(26) 食事を抜いても苦にならない	1	2	3	4	5			
K	(27) 何事をするにも気が進まなく後込みしてしまう	1	2	3	4	5			
K	(28) 少なくとも8時間はぐっすり眠ってしまう	1	2	3	4	5			
P	(29) やたらと汗がでる	1	2	3	4	5			
P	(30) 胸やけがしたり，肛門が熱く感じられる	1	2	3	4	5			
V	(31) 眠りが浅くて，恐い夢や不安な夢をみる	1	2	3	4	5			
V	(32) 心臓が何でもないときにどきどきする	1	2	3	4	5			
K	(33) 風邪気味で鼻みずや鼻づまりがぬけない	1	2	3	4	5			
V	(34) 手足が冷たく寒がり	1	2	3	4	5			
V	(35) 頭痛，腹痛，筋肉痛などの痛みがおこる	1	2	3	4	5			
K	(36) 朝は気分が重く，やる気がおきない	1	2	3	4	5			
							V度	P度	K度
				合計点数					

＊プラクリティは，0.35（35%）以上を取得したドーシャが優勢な体質のドーシャです。
　いずれも0.35に達しない場合は，VPK体質になります。たいていは，2つの複合体質です。
＊ヴィクリティは，各ドーシャの得点について24点以上：軽度異常，36点以上：中程度異常，
　48点以上：重度異常と判定します。1つだけのドーシャが異常になるとはかぎりません。

以上の値は，あくまで参考値です。正しくはアーユルヴェーダ医師に御相談下さい。
しかし，自分の体質や体調に注意を向けることに意義があります。

あとがき

　国連が，インドのモディ首相の提案により6月21日を「国際ヨガの日」として制定するなど，ヨガ（あるいはヨーガ）は世界的に普及してきました。国際的に法的規制が少ないヨーガの臨床的有用性に関する研究が，日本でも世界中でも多く発表されるようになりました。一方，法的規制が多いアーユルヴェーダについても，富山大学や岡山大学，私立の帝京平成大学などで講義が行われるなど，少しずつですが，日本に定着しつつあります。ただ，アーユルヴェーダの種々の治療法や素材の有効性と安全性に関するエビデンスは未だ十分に確立されていません。その原因の一つはアーユルヴェーダの治療で使う薬草が薬事法の問題などで自由に輸入できないため，実地臨床で応用することが困難なためです。しかし，アーユルヴェーダの本来的な処方の有り方は，自国に生育する薬草や食材を使って治療するというものです。ですから自国の代替となる薬草や薬を開拓する努力がもっと望まれます。

　そのミッションが，1967年から丸山＆幡井両先生達が立ち上げた日本アーユルヴェーダ学会に与えられています。実際，クシャーラ・スートラの日本版（金沢1号糸）を開発した金沢大学の御影雅幸教授や富山大学名誉教授の田澤賢治氏と山本元弥氏らの日本版クシャーラ・スートラ研究は有名です。このような日本での臨床応用の裏には，富山医科薬科大学和漢医薬学総合研究所のクシャーラ・スートラの作用機序に関する地道な基礎的研究がありました。

　このようにアーユルヴェーダの基礎研究により作用機序が理解できれば，類似した薬草や食材，類似した機器を使って，アーユルヴェーダの理念に沿う治療が実現できるはずです。そのような考えで我々は，アーユルヴェーダのラクタ・モークシャナを体系化し「インテグラル鍼灸」を創生しました。また，アーマの現代医学的対応概念であるAGEsに関する研究に基づいて，老化や疾病を予防し未病を防ぐ生活法を提唱しています。さらにまた，「静脈の循環系ハブ仮説」「静脈鬱滞性疼痛仮説」

に気づき，アーユルヴェーダで重視されている頭頸部ケアの意義を説明し，具体的な方法についても紹介することができるようになりました。その結果アーユルヴェーダとヨーガ，他の種々の伝統医学，さらに現代医学を統合することができる可能性を本書で主張したつもりです。

　読者の方々の中で，アーユルヴェーダやヨーガの真価を認識されて，この領域に入ってきていただける方が増えればアーユルヴェーダやヨーガの基礎的研究がもっと進展することでしょう。

　本稿を終えるにあたり，第2版以降，日本ナチュラルヒーリングセンター　西川眞知子氏とNPO法人アーユルヴェーダ協会学術研究員　小川弘子氏には種々の示唆をいただきました。さらにはインドのアーユルヴェーダ大学で学ばれた10余名の日本人アーユルヴェーダ医師の人々には，古代インドから受け継がれたアーユルヴェーダの古典的解釈にご教示いただきました。特に，大阪アーユルヴェーダ研究所　稲村晃恵氏とHSシャルマ氏，岡山大学大学院生命環境研究部門　時信亜希子氏，不知火病院＆ソアラメディカル㈱　田端瞳氏，日本アーユルヴェーダスクール　及川史歩氏，ハタイクリニック　小峰博生氏，スヴァルナアーユルヴェーダスクールの安藤るみ子氏，神戸アーユルヴェーダ研究会　浅貝賢司氏にはアーユルヴェーダの詳細について多くの示唆をいただきましたことを感謝いたします。

　彼らがインドでアーユルヴェーダを学ぶ機会を作れたのも，日本アーユルヴェーダスクール校長のクリシュナUK先生のお力が大きいと思います。また，その基礎には前日本アーユルヴェーダ学会理事長，東邦大学名誉教授の故幡井勉先生，日本ヨーガニケタン＆日本ヨーガ療法学会理事長の木村慧心先生，NPO法人日本アーユルヴェーダ研究所　宇住晃司理事長，青山圭秀先生，サトヴィック・アーユルヴェーダスクール　佐藤真樹子氏の活躍など，多くの方々の存在があったことをお伝えします。また英国アーユルヴェーダカレッジの，セラシンハ・パリータ教授と石井泉校長にもお世話になりました。さらに，「インテグラル鍼灸」の発案においては，吉村優男先生と大植久美先生に，「静脈の循環系ハブ仮説」では，伊藤留美氏に示唆を与えていただきました。

さらに，私自身のアーユルヴェーダの臨床応用の研究においては，ハタイクリニック西脇俊二院長，医療法人ホスピィー理事長　浦田哲郎理事長，大牟田共立病院　緒方盛道理事長，金沢大学大学院医学系研究科臨床研究開発補完代替医療学講座鈴木信孝教授，許鳳浩助教，インドの伝統的ヘッドマッサージをチャンピサージとして普及されている故ナレンドラ・メータ氏とLCICI JAPAN代表で一般社団法人国際ホリスティック・ヘッドケア協会代表理事　宮崎踊子氏，母と子のウエルネス研究会　たつのゆりこ氏，神藤多喜子氏，大坪三和子氏，日本タッチ・コミュニケーション協会理事長　宇治木敏子氏，RAKUの山口哲也先生，釈迦寺の影山住職夫妻，アーユルヴェーダビューティーカレッジ　新倉亜希氏などにもお世話になったことを深謝いたします。

　近い将来，日本における東西医学の研究と教育が充実し，大学での漢方だけでなく鍼灸，さらには他の伝統医療の教育が進めば，平成27年で約10万人にも及ぶ鍼灸師など東洋医学の専門家をもっと活用して，日本の医療崩壊を予防することができると思います。また，医療崩壊を予防するためには，各家庭でのセルフケアを普及させることも重要でしょう。伝統医学とりわけここで紹介したアーユルヴェーダとヨーガが，現代医学や他の伝統医学と統合されて広義の生命科学アーユルヴェーダとなれば，生き方の智慧とも呼べるものになります。その時は，「『爺ちゃん・婆ちゃんの生き方の智慧』の学校」が創立され，広く老若男女に普及啓発されることを期待しています。

　「『爺ちゃん・婆ちゃんの生き方の智慧』の学校」は，医療を超えて，死に方も生き方も学ぶものです。そのような学校がこれまで受け継がれてこなかったのが日本や世界の人類の伝統をとぎれさせてしまうことになっていたと思われます。その場合，各国の伝統を強調するのではなく，それらに共通する法則を現代医学的あるいは現代的用語に翻訳し，共通語で紹介することが必要だと思います。それらの共通語は，古代インドのサンスクリット語だけでなく，現代医学的用語や概念の方がよいかもしれません。

　実は，このような目的の東西医学のセミナーは既に，日本アーユル

ヴェーダスクール，英国アーユルヴェーダカレッジ，日本東方医学会や国際ホリスティック・ヘッドケア協会では，医療資格の有無を問わず講義が行われています。特にインディアンヘッドケアに関する国際的な普及活動は意義が高いと思われます。これまで特に日本ではマッサージというと，四肢や躯幹が主体でしたが，インドでは古来から頭部ケアの重要性が認識されていました。実際，様々な種類の頭部ケアが行われています。

　その中には，五感臓器としての目や耳，鼻だけでなく，頭皮自体に対するアプローチがあり，それによる生理的な効果だけでなく心理的な効果，さらには精神神経免疫学的効果が言われています。そして，古代インドの生命観に従った意識のレベルへのアプローチが頭部ケアにより行われてきました。それが，シローダーラーと呼ばれる頭部滴油療法ですが，滴油だけでなく煎液や牛乳なども頭部に滴下することが行われ，その効果の機序についても富山大学や岡山大学などで研究がなされてきたのです。また，ヘッドケアについても解剖生理学的に有効性と安全性に関する教育がなされているのは，世界にさきがけて日本人が抜きんでています。

　私の余生はわずかですが，是非，このような，アーユルヴェーダとヨーガを中心とした東西医学融合と統合医療から「広義の生命科学アーユルヴェーダ」への構築にむけた「『爺ちゃん・婆ちゃんの生き方の智慧』の学校」設立の火を，後世の人々には絶やさないでいただきたいと願ってペンを置きます。

参考文献

1) Mookerjee A, Kharra M：The Tantric Way. Thames and Hudson, London, 1989.

2) Bhagwan Dash：Pancakarma Therapy of Ayurveda Series No. 1 – Massage Therapy in Ayurveda. Concept Publications, New Delhi, 1992.

3) Alexander CN, et al.：Transcendental meditation, mindfulness, and longevity：an experimental study with the elderly. Journal of Personality and Social Psychology 57(6)：950–964, 1989.

4) Amber R, Babey-Brooke：Pulse Diagnosis. Aurora Press, USA, 1993.

5) Brobst DE, Ding X, Creech KL, et al.：Guggulsterone activates multiple nuclear receptors and induced CYP3A gene expression through the pregnane X receptor. J Pharmacol Exp Ther 310：528–535, 2004.

6) Bhattacharya A, Ghosal S, Bhattacharya SK：Anti-oxidant effect of Withania somnifera glycowithanolides in chronic footshock stress-induced perturbations of oxidative free radical scavenging enzymes and lipid peroxidation in rat frontal cortex and striatum. J Ethno pharmacol 74：1–6, 2001.

7) Bhishagratna KL：Sushruta Samhita vol. 1 ～ 3, Chowkhamba Sanskrit Series Office, India, 1983.

8) Bhishagratna KL（英訳），伊東，鈴木（和訳）：アーユルヴェーダ ススルタ大医典．人間と歴史社，2005.

9) Bone K：Clinical Applications of Ayurvedic and Chinese Herbs-Monographs for the Western Practitioner. Phytotherapy Press, Warwick, AUS, 1996.

10) スミス DE, サレルノ JW：マハリシ・アーユルヴェーダ研究5(1)：1–5, 1995.

11) Dasgupta TS, Banerjee PK, Rao AR：Chemopreventive potential of Azadirachta indica（Neem）leaf extract in murine carcinogenesis model systems. J Ethnopharmacol 92：23–36, 2004.

12) David Frawley：Ayurveda and the Mind-the Healing of Consciousness, Lotus press, Twin Lakes, 1999.

13) David Frawley：Hindu and Vedic Knowledge for the Modern Age. Passage Press, USA, 1990.

14) David Frawley：Yoga and Ayurveda-Self-Healing and Self Realization. Lotus press, Twin Lakes, USA, 1999.

15) Davis L, Kuttan G：Effect of Withania somnifera on DMBA induced carcinogenesis. J Ethnopharmacol 75：165–168, 2001.

16) David Frawley：Ayurvedic Healing-A Comprehensive Guide. Lotus Press, Twin Lakes, 2000.

17) Deepak Chopra：Perfect Health, Harmony Books, USA, 1990.（『クオンタム・ヘルス』原田稔久訳，春秋社，1992）

18) Deepak Chopra：Seven spiritual laws of success. New World Library, Amber Allen, USA, 1994.

19) Deepak Chopra & George Harrison：Ageless body, Timeless mind：The Quantum Alternative to Growing Old. Harmony books, USA, 1993.

20) Devaraj TL：The Panchakarma Treatment of Ayurveda. Dhanvantari Oriental Publ. Bangalore, India, 1986.

21) Dillbeck MC, et al.：Consciousness as a field：Transcendental Meditation and TM-Sidhi program and changes in social indicators. Journal of Mind and Behavior 1：67–104, 1987.

22) Dillbeck MC, et al.：Short-term Longitudinal Effect of the Transcendental Meditation Technique on

EEG Power and Coherence. Internation Journal of Neuroscience 14 : 147–151, 1981.

23) Domestic & Common Ayurvedic Remedies by Central Counsil for Research in Indian Medicine and Homeopathy.

24) Dossey L : Healing Words. The power pf prayer and practice of medicine. New York, Harper Collins, 45–99, 1993.

25) E. シュレディンガー著，岡小天，鎮目恭夫訳：生命とは何か－物理的にみた生細胞－．岩波文庫，東京，1980.

26) Elizabeth M. Williamson ed : Dabur Research Foundation and Dabur Ayurvet limited compiled : Major Herbs of Ayurveda. Churchill Livingston press, London, 2002.

27) Shoba G, Joy D, Joseph T, Majeed M, Rajendran R, Srinivas PS : Influence of piperine on the pharmacokinetics of curcumin in animals and human volunteers. Planta Med 64 : 353–356, 1998.

28) Feng Y, Simpson TL : Characteristics of Human Corneal Psychophysical Channels. Invest Ophhalmol Vis Sci 45 : 3005–3010, 2004.

29) Gewali MB, Pilapitiya U, Hattori M, Namba T : Analysis of a thread used in the Kshara Sutra treatment in the Ayurvedic medicinal system. J Ethnopharmacology 29(2) : 199–206, 1990.

30) Girelli CM, Mirata C, Casiraghi A : Effect of blood letting on serum aminotransferase levels of patients with chronic hepatitis C and iron overload. Recenti Prog Med 89(5) : 241–244, 1998.

31) Sharma HM, et al. : Maharishi Ayur-Veda : modern insights into ancient medicine. JAMA 265(20) : 2633–2634, 1991.

32) Dwivedi C, Sharma HM, Dobrowski S, et al. : Inhibitory effects of Maharishi-4 and Maharishi-5 on microsomal lipid peroxidation. Pharmacol Biochem Behav 39 : 649–652, 1991.

33) シャルマ HM：心理・生理を統合する自然医学の最新の研究．マハリシ・アーユルヴェーダ研究 3(1) : 29–38, 1993.

34) Hakim GM Chishti : The Origin and development of Unani Tibb. In The Traditional Healers Handbook-a classic guide to the Medicine of Avicenna. Rochester, Vermont. Healing Arts Press, 11–20, 1991.

35) Tsukamoto S, Cha BC, Ohta T : Dipiperamides A, B and C : bisalkaloids from the white pepper Piper nigrum inhibiting CYP3A4 activity. Tetrahedron 58 : 1667–1671, 2002.

36) Sharma HM : Contemporary Ayurveda-Medicine and Research in Maharishi Ayur-Veda. Churchill Livingstone, New York, 1998.

37) Hayashi H, Takikawa T, Nishimura N, et al. : Serum aminopeptidase levels as an indicator of the effectiveness of venesection for chronic hepatitis C. J Hepatol 22(3) : 268–271, 1995.

38) Ishiyama H, et al. : Noninvasive method for measurement of the circulatory parameters by analysing radial pulse wave form based on the electric circuit arterial model. TIEE Japan 113–C : 267–274, 1993. (J)

39) Ikeda Y, Biro S, Kamogawa Y, et al. : Repeated thermal therapy upregulates arterial endothelial nitric oxide synthase expression in Syrian golden hamstars. Jpn Circ J 65 : 434–438, 2001.

40) Imamaura M, Biro S, Kihara T, et al. : Repeated thermal therapy improves impaired vascular endothelial function in patients with coronary risk factors. J Am Coll Cardiol 38 : 1083–1088, 2001.

41) Kodama K, Xu F, Ishiyama H, Kasahara H : Visualization and quantitative annuluses of the pulse diagnosis in Ayurveda. AYU March, 1–30, 1992.

42) Kodama K, et al. : The changes of ingredients in the process of cooking of sasame oil. Ancient Science of Life XI Nos 3&4 : 153–157, 1992.

43) Gillespie PG, Ealker RG : Molecular basis of mechanosensaory transduction. Nature 13 : 194–202, 2001.

44) Mohan R, Hammers HJ, Bargagna-Mohan P : Withaferin A is a potent inhibitor of angiogenesis. Angiogenesis 7 : 115–122, 2004.

45) Murakami K, Hayashi T : Interaction between Mind-Heart and Gene. J Itl Soc Life Info Sci 20(1) : 122–130, 2002.

46) Montgomery SM, Ehlin A, Sacker A : Breast feeding and resilience against psychological stress. Arch Dis Child 91 : 990–994, 2006.

47) Nicholas WW & O'Rourke MF : McDonald's Blood Flow in Arteries, Edward Arnold, Great Britain, 1990.

48) O'Rourke MF, et al. : The Aretrial Pulse. Lea & Febiger, Great Britain, 1992.

49) Lonsdorf N, Butler V, Brown M : A Woman's Best medicine-Health, Happiness, and Long Life Through Ayurveda—. Jeremy P Tarcher/Putnam Book, Los Angeles, 1993.

50) Pan MH, Lin-Shiao SY, Lin JK : Comparative studies on the suppression of nitric oxide synthase by curcumin and its hydrogenated metabolites through down-regulation of IκB kinase and NFκB activation in macrophages. Biochemical Pharmacology 60 : 1665–1667, 2000.

51) Ranade S, Paranjape MH : Ayurveda : The Orietal Healing Science, Smit. Sushila Hari Paranjape, India, 1989.

52) Ranade S : Natural Healing through Ayurveda. Passage Press, USA, 1994.

53) Saito T : Researches on Altered State of Consciousness(ASC). Shoukei sha, Kyoto, 1981.

54) Sardeshmuk SP, ed : ASHWASAN : Complementary cancer care with Ayurved. Bharatiya Sanskriti Darshan Trust, Wagholo, Pune, India, 2001.

55) Sharma RK, Dash B : Caraka Samhita vol. 1–3. Chowkhamba Sanskrit Series Office, India, 1983.

56) Sato T, Nishinaga M, Kawamoto A : Accuracy of a continuous blood pressure monitor based on arterial tonometry. Hypertension 21 : 866–874, 1994.

57) Sharma AK : The Panchakarma Treatment of Ayurveda including Keraliya Panchakarma. Sri Satguru Publications, Delhi, 2002.

58) Sharma HM, Nidich SI, Sands D : Improvement in cardiovascular risk factors through Panchakarma purification procedures. Jour Res Edu Ind Med 12(4) : 3–13, 1993.

59) Sharma PV : Caraka Samhita vol. 1–2. Chowkhamba Orientalia, India, 1983.

60) Shidoji Y, Ogawa H : Natural occurrence of cancer-preventive geranylgeranoic acid in medicinal herbs. Journal of Lipid Research 45 : 1092–1103, 2004.

61) Dhaka A, Viswanath V, Patapoutian A : TRP Ion Channels and Temperature Sensation. Annu Rev Neurosci 29 : 135–161, 2006.

62) Svoboda RE : Prakruti : Your Ayurvedic Constitution. GEOCOM, USA, 1989.

63) Swami Kuvalayananda : Asana. Model Press, New Dehli, 1933.

64) Swami Rajarshi Muni : Awakening the life force. Llewellyn Publication, USA, 1994.

65) Swami Satyananda Saraswati : A Systematic Course in the Ancient Tantric Tecniques of Yoga and Kriya. Bihar school of Yoga, India, 1981.

66）Tazawa K, et al.：Clinical studies on Kushara Sutra in Japan. Abstracts of 4th World Congress Holistic Approach Health for Allin Bangalore, 1992.

67）Tazawa K, Takemori S, Fujikawa T, et al.：Treatment of fistula in ano by a medicated thread－Kshara Sutra treatment－：review and follow up of 182 cases. Research Journal of Gujarat Ayurved University 25：17-28, 1992.

68）Tei C, Shinsato T, Kihara T, Miyashita M：Successful Thermal Therapy for End-Stage peripheral Artery Disease. J Cardiol 47：163-164, 2006.

69）The Sivananda Yoga Center：The Sivananda Companion to Yoga. A Fireside Book, USA, 1983.

70）Thyagarajan SP, et al.：Effect of phyllanthus amarus on chronic carriers of henatitis B virus. Lancet 2（8614）：764-766, 1988.

71）Tiffany Field：Massage Therapy for Infants and Children. Developmental and Behavioral Pediatrics 16（2）：105-111, 1995.

72）Tiffany Field編：日本タッチケア研究会監訳：乳幼児の発達におけるタッチとマッサージ. 医科学出版社，東京，2005.

73）Uebaba K, et al.：Stress induced changes of radial pulse pressure contours. The Autonomic Nervous System 31：573-585, 1994.（J）

74）Uebaba K, O'Rourke MF, Sindone AP, et al.：Arterial pulse wave analysis for the assessment of cardiac failure：value of non-invasive applanation tonometry of radial artery. Jpn J Applied Physiology 32：147-157, 2002.

75）Uebaba K, Xu F, Arakawa K：Clinical utility of the Quantification of Radial Arterial Pressure Pulse Contours according to Fourier Analysis. J Med Soc Toho 42（6）：698-709, 1996.

76）Uebaba K, Xu F, Ishiyama H, kasahara H, Amano K, Ishii H：Visualization and Quantitative Analysis of Pulse Diagnosis in Ayurveda － IInd report. Ancient Science of Life 12（1-2）：19-39, 1994.

77）Abhimanyu Kumar：Child Health Care in Ayurveda. Sri Satguru Publications, Delhi, 1994.

78）Uebaba K, Ishiyama H, Kasahara H：Visualization and quantitative analysis of the pulse diagnosis in Ayurveda of Nadi Vijnanam. アーユルヴェーダ研究23&24：11-30, 1994.

79）Uebaba K, Xu FH, Tatsuse T, et al.：Psychological mechanism of Traditional healing technique performed by the healing robot－through the life information field－. J Intl Soc Life Info Sci 22（1）：169-178, 2004.

80）Uebaba K, Xu F, Ogawa H, et al.：Using a Healing Robot for the Scientific Study of Shirodhara. IEEE engineering in Medicine and Biology Magazine March/April：69-78, 2005.

81）Vasant Lad：Textbook of Ayurveda-Fundamental Principles of Ayurveda Vol. 1, Ayurvedic press, Albuquerque, 1997.

82）Vasant Lad：The Complete Book of Ayurvedic Home Remedies, Harmony Books, 1998.

83）Vasant Lad著，上馬場和夫訳：現代に生きるアーユルヴェーダ. 平河出版，1992.

84）Venkateswaran PS, et al.：Effects of an extract from Phyllantus niruri on hepatitis B and woodchuck hepatitis viruses：In vitro and in vivo studies. Proc Natl Acad Sci USA 84：274-278，1987.

85）Wallace RK：The Neurophysiology of Enlightenment. Maharishi University of Management Press, Fairfield, 1989.（児玉和夫訳『瞑想の生理学』日経サイエンス，1989）

86）WELLAM総合監修：ヘッド・スパ，リラクゼーションのためのヘッドマッサージ実践バイ

ブル. 産調出版, 東京, 2005.

87）WHO編, 津谷喜一郎訳：世界伝統医学大全. 平凡社, 1994.

88）アタヴァレーVB著, 潮田妙子・クリシュナUK訳：アーユルヴェーダ式育児学. 春秋社, 東京, 1994.

89）アヴィナーシュ・レーレ, スバーシュ・ラーナデ, アッバース・クタープ著, 幡井勉監訳, 牧野博子訳：浄化療法とアーユルヴェーダマッサージ. たにぐち書店, 東京, 2000.

90）アタヴァレーVB著, 稲村ひろ江訳：アーユルヴェーダ日常と季節の過ごし方. 平河出版, 東京, 1987.

91）アレックス・グレー, ケン・ウィルバー, カーロ・マコーミック著：Sacred Mirrors セイクリッド・ミラーズ—聖なる鏡—. 河出書房新社, 東京, 1990.

92）上馬場和夫, 宇治木敏子, 中原恭子：アーユルヴェーダによるベビーマッサージ—愛情飢餓症候群への古くて新しいアプローチ—. aromtopia 74：1-7, 2006.

93）上馬場和夫, 許鳳浩, 石山仁, 天野和彦, 笠原宏：橈骨動脈圧脈波解析の東洋医学的診療への有用性. 東方医学 14(4)：37-45, 1998.

94）上馬場和夫：アーユルヴェーダの「脳疲労」へのアプローチ—頭部滴油療法によるリラックス効果と香りによる促進—. aromatopia 80：22-27, 2007.

95）上馬場和夫：アロマセラピーに活かすアーユルヴェーダの知恵. 日本アロマセラピー学会誌 5(1)：7-15, 2006.

96）上馬場和夫：インド・東南アジア原産のハーブ・スパイス. 今日のサプリメント 薬局別冊1月：373-385, 2006.

97）上馬場和夫：インド伝統医学（アーユルヴェーダとユナニ医学）における機能性食品素材. Food Style 21 Vol. II (10)：48-58, 1998.

98）上馬場和夫＆西川眞知子：アーユルヴェーダ入門. 地球丸, 東京, 2005.

99）上馬場和夫：インド伝統医学における機能性食品素材とその利用. Food Style 21 Vol. 9(11)：1-7, 2005.

100）伊藤要子：温熱療法の新しい臨床応用（予備加温療法）—加温により誘導されるHSP70の生体防御作用—. 放射線生物研究33：381-198, 1998.

101）ウエンディ・ティーズディル著, 木村慧心監修：マタニティヨーガ. 産調出版, 東京, 2001.

102）ウドゥパKN著, 幡井勉監訳, 工藤晴美, 矢嶋茂裕, 幡井勉訳：ストレスとヨーガ・セラピー—神経分泌液のコントロール. 出帆新社, 東京, 1996.

103）ウドゥパKN著, 木村慧心訳：ヨーガ医学大要. たま出版, 1987.

104）上馬場和夫, 許鳳浩, 田川美貴ら：ヨーガの呼吸法による生理的変化の違い. アーユルヴェーダ研究 33：31-48, 2003

105）エリオット・S・ダッチャー, 中神百合子訳：心身免疫セラピー—精神神経免疫学入門. 春秋社, 東京, 34-56, 1996.

106）かしいけいこ：ヨーガに親しむ. 東方出版, 大阪, 1996.

107）クリシュナ UK, 上馬場和夫：長寿科学としてのアーユルヴェーダ. アーユルヴェーダ研究 23&24：4-10, 1994.

108）クリシュナUK, 加藤幸雄：アーユルヴェーダで治すアトピー. 出帆新社, 東京, 2002.

109）クリシュナ UK：ビューティ・アーユルヴェーダ Lessen. 主婦の友社, 東京, 1999.

110) クリシュナUK：アーユルヴェーダ健康法．春秋社，東京，1992.

111) サッティダーナンダ講話録，伊藤久子訳：自己を知るヨーガ．めるくまーる，1993.

112) シャンカラ著，前田専学訳：ウパデーシャ・サーハスリー．岩波文庫，1988.

113) ジョン・コンリック著，大澤俊彦監訳，本堂由紀訳：ニーム：忌虫効果で無農薬を可能にするインドセンダン．フレグランスジャーナル社，東京，2003.

114) ジョンRヒネルズ著，井本・奥西訳：ペルシャ神話．青土社，1993.

115) スティーブン・ロック・ダグラス・コリガン著，池見西次郎監訳：内なる治癒力．創元社，東京，1990.

116) スワミ・ヴィシュヌデヴァナンダ著，山内隆明訳：ヨーガ大全．白揚社，東京，1994.

117) スワミ・クヴァラヤーナンダ，S. L. ヴィネーカル著，山田久仁子訳：ヨーガ・セラピー．春秋社，東京，1995.

118) スワミ・ヨーゲシュヴァラナンダ著，木村慧心訳：魂の科学．たま出版，東京，1986.

119) ディーパック・チョプラ著，原田稔久訳：クオンタム・ヘルス．春秋社，東京，1990.

120) ディーパック・チョプラ著，原田稔一訳：パーフェクトヘルス．春秋社，東京，1993.

121) デイヴィッド・フローリー，スバーシュ・ラナデ＆アヴィナーシュ・レーレ共著，上馬場・西川共監訳：アーユルヴェーダとマルマ療法．産調出版，東京，2004.

122) テリー・クリフォード著，中川和也訳：チベットの精神医学．春秋社，東京，34-190，1993.

123) 寺田惣一郎，永橋正一，日比紀文：健康食品と肝障害―ウコン―．栄養評価と治療　21：269-272，2004.

124) 傳田光洋：皮膚は考える．岩波科学ライブラリー112，東京，2002.

125) ドゥルカァ・カンガァール，竹内裕司訳：初歩のチベット医学．東方出版，大阪，12-98，1995.

126) トム・ダマー，井村宏次，久保博嗣訳：チベット医学入門ホリスティック医学の見地から．春秋社，東京，44-89，1991.

127) バグワン・ダス，マンフレッド・ジュニアス著，アーユルヴェーダ研究会監訳：入門アーユルヴェーダ．平河出版，東京，24-150，1990.

128) パティル・シーマ・長澤：あたまから元気．出帆新社，東京，2000.

129) ハリシュ・ジョハリ著，東原祐輔訳：アーユルヴェーダマッサージ．フレグランスジャーナル社，東京，1998.

130) 吉本伊信：内観法．春秋社，東京，1998.

131) フランソワーズ・バービラ・フリードマン，久島璋二監修：ベビー・ヨーガ―赤ちゃんとお母さん・お父さんが一緒に楽しむ優しいヨーガ体操―．産調出版，東京，2001.

132) ナゲンドラHR：改訂プラーナーヤーマの秘密（Pranayama-the Art and Science）．日本ヴィヴェーカナンダ・ヨーガ・ケンドラ発行，米子，2000.

133) ナゲンドラHR，ナガラートラR：ストレス・マネージメントのためのヨーガ・セラピー．日本ヴィヴェーカナンダ・ヨーガ・ケンドラ発行，米子，2001.

134) マジュプリアTC著，西岡直樹訳：ネパール・インドの聖なる植物．八坂書房，1989.

135) 松本元：愛は脳を活性化する．岩波科学ライブラリー42，岩波書店，東京，2001.

136) 山内恵子，岡村聖子：笑みからチカラ．メディカルレビュー社，東京，2005.

137) ライト・ミラー＆ブライアン・ミラー著，上馬場和夫監訳：アーユルヴェーダとアロマセ

ラピー．フレグランスジャーナル社，東京，2001．

138) ラマナ・マハリシ著，山尾三省訳：ラマナ・マハリシの教え．めるくまーる社，1982．

139) ロバート・キース・ワレス著，児玉和夫訳：瞑想の生理学．日経サイエンス社，東京，56
    -170，1989．

140) 高橋佳璃奈：アーユルヴェーディック・アロマセラピー．プラス出版，東京，1997．

141) 伊東，鈴木共訳：ススルタ大医典．日本医史学会，東京，1971．

142) 伊藤武：ヴェールを脱いだインド武術．出帆新社，東京，2004．

143) 伊藤武：体にやさしいインド．平凡社，東京，1995．

144) 伊藤武：秘伝マルマ　ツボ刺激ヨーガ．講談社＋α文庫，東京，2004．

145) 井岡治彦：マハリシ・ジオーティッシュ．KKベストセラーズ，1994．

146) 宇治木敏子，中原恭子，上馬場和夫：産婦人科におけるアーユルヴェーダの実践―ベビー
    マッサージ（タッチ・コミュニケーション）の母児への有効性―．アーユルヴェーダ研究
    33：60-76，2003．

147) 永山治男：時間薬理学と治療．朝倉書店，東京，1985．

148) 内藤裕史：健康食品　中毒百科．丸善株式会社，東京，2007．

149) 王ら著，浅川要訳：吸玉療法．東洋学術出版社，東京，1990．

150) 加藤幸雄ら：古代インドの英知を活かすアーユルヴェーディック・アロマセラピー．
    aromatopia 1(4)：24-27，1995．

151) 加納喜光：印中医学交流史瞥見．東大出版会，東京，1989．

152) 鎌江眞伍：中医体質学入門．谷口書店，東京，1988．

153) 鎌田東二：言霊と記号．青土社，東京，1990．

154) 槙佐知子：医心方の世界―古代の健康法をたずねて．自然社，東京，1986．

155) 許鳳浩，上馬場和夫，石山仁：橈骨動脈圧脈波解析による循環動態値の日内変動．自律神
    経 31：565-572，1994．

156) 熊澤教眞訳：バガヴァッド・ギーター．ヴェーダンタ文庫，東京，1970．

157) 工藤晴美：アーユルヴェーダによるタイプ別ヨーガ．岩田栄進堂出版，名古屋，1989．

158) 広田曄子，盧正祐：韓国伝統漢方―四象医学のすべて―．旺史社，東京，2000．

159) 高橋和己，上馬場和夫，蓮村誠ら：アーユルヴェーダの身体浄化療法に関する研究．厚生
    科学研究報告書，1995．

160) 高橋和巳：アーユルヴェーダの知恵．講談社新書，1995．

161) 刺絡研究会編：刺絡鍼法マニュアル．緑書房，東京，1995．

162) 佐藤芹奈著：マトリックスダイエット．ソフトバンクパブリッシング株式会社，東京，
    2004．

163) 佐保田鶴治：ヨーガ・スートラ．平河出版，東京，1985．

164) 佐保田鶴治：ヨーガ根本教典．平河出版，東京，1970．

165) 佐保田鶴治：ヨーガのすすめ―現代人のための完全健康法―．ベースボールマガジン社，
    東京，1967．

166) 三浦関造訳：至高者の歌　バガヴァッド・ギーター．竜王文庫，東京，1989．

167) 三好ゆかり，高橋和己，蓮村誠ら：東洋的養生法による老化遅延効果等に関する研究．厚
    生科学研究報告書，1996．

168) 山田光，代田文彦：図説東洋医学（基礎編）　第1版．学研，東京，9-25，1979．

169) 山内宥厳：二人ヨーガ楽健法．楽健法本部東光寺出版，奈良，1981.

170) 児玉和夫：アーユルヴェーダの若返り療法―パンチャカルマ．マハリシ・アーユルヴェーダ研究 2(2)：10―19，1992.

171) 児玉和夫：アメリカで体験したパンチャカルマ．アーユルヴェーダ研究 20：52-58，1990.

172) 寺澤捷年：症例から学ぶ和漢診療学　第2版．医学書院，東京，12-56，1998.

173) 酒井邦嘉：心にいどむ認知脳科学―記憶と意識の統一論―．岩波科学ライブラリー，東京，71-89，2002.

174) 小川鼎三：医学の歴史．中公新書，東京，12-56，1982.

175) 小曽戸丈夫，浜田善利：意釈黄帝内経素問．築地書館，東京，56-112，1971.

176) 松本清張：ペルセポリスから飛鳥へ．人文書院，1983.

177) 上馬場和夫，許鳳浩，田川美貴ら：足部の押圧刺激による循環・呼吸・自律神経系の変化．東方医学 19&20：1-12，2003.

178) 上馬場和夫：なぜ人は病気になるのか．出帆新社，東京，1994.

179) 上馬場和夫，許鳳浩，田川美貴ら：シローダーラーによる生理的変化．アーユルヴェーダ研究　31：1-10，2001.

180) 上馬場和夫，許鳳浩：手部と足部の押圧刺激による循環・呼吸・自律神経系の変化の違い．東方医学　19&20：13-22，2003.

181) 富永真琴：温度を感じるしくみ―受容体分子の発見．総研大ジャーナル 10：40-45，2006.

182) 上馬場和夫：アーユルヴェーダ（インド伝統医学）．現代医療　36(8)：38-42，2004.

183) 上馬場和夫：アーユルヴェーダの老化制御法：ラサーヤナ．Geriatric Medicine 42(10)：1289-1294，2004.

184) 上馬場和夫：伝統医学の可能性―最も古いものに最も新しいものがある―．日本補完代替医療学会誌 1：63-76，2004.

185) 上馬場和夫：やさしいアーユルヴェーダ．PHP研究所，東京，1994.

186) 上馬場和夫：統合医療の雛形としてのアーユルヴェーダ．統合医療 2(1)：56-59，2005.

187) 上馬場和夫：日本におけるアーユルヴェーダの現状と将来．アーユルヴェーダ研究 31：42-49，2001.

188) 上馬場和夫・西川眞知子：インドの生命科学―アーユルヴェーダ．農文協，東京，1994.

189) 上馬場和夫ら：ゴマ油のオイルマッサージによる生体の生理・生化学的変化．富山伝統医学研究 1：21-27，2000.

190) 上馬場和夫監訳：アーユルヴェーダとアロマセラピー．フレグランスジャーナル社，東京，2001.

191) 上馬場和夫監訳：アーユルヴェーダの食事療法．フレグランスジャーナル社，東京，2001.

192) 上馬場和夫監訳・編：アーユルヴェーダのハーブ医学．出帆新社，2000.（Vasant Lad & David Frawley, Yoga of Herbs, Lotus Press, New Mexico, USA, 1990）

193) 上馬場和夫，許鳳浩，田川美貴ら：香りによる脳循環動態と胃運動への影響．アロマセラピー学雑誌 2(1)：12-22，2002.

194) 上馬場和夫，許鳳浩：アーユルヴェーダの研究Up to date．アーユルヴェーダ研究 35：76-92，2005.

195) 上馬場和夫：アーユルヴェーダと他の伝統医学との比較②：ユナニ医学．シャーンティ・

マールガ　6：10-17，1996.

196） 上馬場和夫：アーユルヴェーダのハーブ研究—その現状と展望．Fragrance Journal 5：52-57，2001.

197） Govindan SV：Massage for Health and Healing. Abhinav Publicaitions, New Delhi, 1996.

198） 上馬場和夫：スピリチュアル・バイオテクノロジー，in 奥健夫監修「癒しの芸術と科学—身体・心・魂の調和」三恵社，東京，213-245，2003.

199） 上馬場和夫：健康とスピリチュアリティ—Spiritual Biotechnologyの提唱—．アーユルヴェーダ研究33：49-59：2003.

200） 森本兼襄編：ライフスタイルと健康．医学書院，東京，1991.

201） 西野美知子：クシャーラ・スートラについて．アーユルヴェーダ研究　11：12-42，1981.

202） 西野美智子：最近のインドにおけるアーユルヴェーダ事情．アーユルヴェーダ研究　11：12-42，1981.

203） 西野美智子：診断学について．東医学研究　第36号，1985.

204） 西野美智子：体液理論の比較について．東医学研究　第30号，1983.

205） 西野美智子：病気の原因．東医学研究　第34号，1984.

206） 西野美智子：病気の原因の原因．東医学研究　第36号，1985.

207） 浅見　鉄男：井穴刺絡学—第三医学論文集—．近代文藝社，東京，21-79，1986.

208） 大地原誠玄訳，矢野道雄，山下勤編：スシュルタ本集第1，2巻．たにぐち書店，東京，1994.

209） 池上正治訳：四部医典タンカ全集．平河出版社，東京，3-340，1992.

210） 槌田敦：エントロピーとエコロジー．ダイアモンド社，東京，1986.

211） 定方昭夫：インド宇宙誌．春秋社，東京，1985.

212） 田中啓三：序—ユビキチン機能の多様性．細胞工学21（6）：584-586，2002.

213） 田澤賢次，佐伯俊雄，竹森繁ら：クシャーラ・スートラによる痔瘻の手術．手術49：847-856，1995.

214） 田澤賢次，山本克弥，御影雅幸：日本におけるクシャラ・スートラの治療成績と国産クシャーラ・スートラとの成績．日本アーユルヴェーダ学会　第25回研究総会19，2003.

215） 湯田豊：ウパニシャッドの哲学．サーラ叢書，東京，1984.

216） 日本アーユルヴェーダ学会訳：チャラカ・サンヒター．第1～3分冊，2003.

217） 幡井勉編：生命の科学—アーユルヴェーダ．柏樹社，東京，1990.

218） 費兆複主編，程＆許訳：中国脈診研究．上海中医薬大学出版社，上海，1991.

219） 浜田三保子，浜田和郎，クリシュナUK：ゴマ油熱処理法の考察および，その臨床応用の報告．第17回アーユルヴェーダ研究会総会抄録，1995.

220） 九島璋二，森田俊一，森佐知子：自然出産とマタニティ・ヨーガ．メディカ出版，大阪，1994.

221） 木村慧心監修，野坂見智代著：お母さんと子どものヨーガ．東方出版，大阪，1997.

222） 矢野道雄訳：インド医学概論．朝日出版，東京，140-190，1989.

223） 友永淳子：母と子のヨーガ健康法．総合科学出版，東京，1985.

224） 六反一仁：分子シャペロン誘導剤を用いた消化器疾患の治療戦略．日薬理誌121：15-20，2003.

225） Jatuporn S, Sangwatanaroj S, Saengsiri AO, et al.：Short-term effects of an intensive lifestyle modification program on lipid peroxidation an antioxidant system in patients with coronary artery disease. Clin Hemorheol Microcirc 29(3-4) : 429-436, 2003.

226) Kristal AR, Littman AJ, Beneitez D, et al. : Yoga practice is associated with attenuated weight gain healthy, middle-aged men and women. Altern Ther health Med 11(4) : 28-33, 2005.

227) Madanmohan, Udupa K, Bhavanani AB, Shatapathy CC, et al. : A Modulation of cardiovascular response to exercise by yoga training. Indian J Pharmacol 48(4) : 461-465, 2004.

228) Mahajan AS, Reddy KS, Sachdeva U : Lipid profile of coronary risk subjects following yogic lifestyle intervention. Indian heart J 51(1) : 37-40, 1999.

229) Mamtani R, Mamtani R : Ayurveda and Yoga in Cardiovascular Diseases. Cardio Rev 12(5) : 155-162, 2004.

230) Manchandra SC, NArang R : Yoga and coronary artery disease. Indian Heart J 50(2) : 227-228, 1998.

231) Ohm Johnson, et al. : Medical care utilization and the Transcendental meditation program. Psychosomatic Medicine 49 : 493-507, 1987.

232) Ornish D, Weidner G, Fair WR, et al. : Intensive lifestyle changes may affect the progression of prostate cancer. Journal of Urology 174 : 1065-1070, 2005.

233) Ornish D, Brown SE, Scherwitz LW, et al. : Can lifestyle changes reverse coronary heart disease? The lifestyle Heart Trial. Lancet 336(8708) : 129-133, 1990.

234) Ornish D, Scherwitz LW, Billings JH, et al. : Intensive lifestyle changes for reversal of coronary heart disease. JAMA 80(23) : 2001-2007, 1998.

235) Riley D : Hatha yoga and the treatment of illness. Altern Ther Health Med 10(2) : 20-21, 2004.

236) Selvamurthy W, Sridharan K, Ray US, et al. : A new physiological approach to control essential hypertension. Indian Physiol Pharmacol 42(2) : 205-213, 1998.

237) Singh S, Malhotra V, Singh KP, et al. : Role of yoga in modifying certain cardiovascular functions in type 2 diabetic patients. J Assoc Physicians India 52 : 203-206, 2004.

238) Yadav RK, Ray RB, Vempati R, et al. : Effect of comprehensive yoga-based lifestyle modification program on lipid peroxidation. Indian J Physiol Pharmacol 49(3) : 358-362, 2005.

239) Yogendra J, Yogendra HJ, Ambardekar S, et al. : Bemeficial effects of yoga lifestyle on reversibility of ischemic heart disease : caring heart project of International Board of Yoga. J Assoc Physicians India 52 : 283-289, 2004.

240) Bijlani RL, Vempati RP, Yadav RK, et al. : A brief but comprehensive lifestyle education program based on yoga reduces risk factors for cardiovascular disease and diabetes mellitus. J Altern Complement Med 11 : 267-274, 2005.

241) Elder C : Ayurveda for diabetes mellitus : a review of the biomedical literature. Altern Ther Health Med 10(1) : 44-50, 2004.

242) Garrow D, Egede LE : Association between complementary and alternative medicine use, preventive care practices, and use of conventional medical services among adults with diabetes. Diabetes Care 29(1) : 15-19, 2006.

243) Innes KE, Bourguignon C, Taylor AG : Risk indices associated with the insulin resistance syndrome cardiovascular disease, and possible protection with yoga : a systematic review. J Am Board Fam Pract 18(6) : 491-519, 2005.

244) Jayasinghe SR : Yoga in cardiac health (a review). Eur J Cardiovasc Prev Rehabil 11 (5) : 369–375, 2004.

245) Malhorta V, Singh KP, Gupta P, et al. : Study of yoga asanas in assessment of pulmonary function in NIDDM patients. Indian J Phisiol Pharmacol 46 (3) : 313–320, 2002.

246) Malhotra V, Singh S, Tandon OP, et al. : The beneficial effect of yoga in diabetes. Nepal Med Coll J 7 (2) : 145–147, 2005.

247) Manyam BV : Diabetes mellitus, Ayurveda, and yoga. J Altern Complement Med 10 (2) : 223–225, 2004.

248) Moolasarn S, Sripa S, Kuessirikiet V, et al. : Usage of and cost of complementary/alternative medicine in diabetic patients. J Med Assoc Thai 88 (11) : 1630–1637, 2005.

249) Khalsa SB : Treatment of chronic insomnia with yoga : a preliminary study with sleep-wake diaries. Appl Psychophysiol Biofeedback 29 (4) : 269–278, 2004.

250) Manjunath NK, Telles S : Influence of Yoga and Ayurveda on self-rated sleep in a geriatric population. Indian J Med Res 121 (5) : 683–690, 2005.

251) Aftanas LI, Golosheikin SA : Changes in cortical activity during altered state of consciousness : study of meditation by high resolution EFG. Fiziol Chelpveka 29 (2) : 18–27, 2003.

252) Bera TK, Gore MM, Oak JP : Recovery from stress in two different postures and in Shavasana-a yogic relaxation posture. Indian J Physiol Pharmacol 42 (4) : 473–478, 1998.

253) Granath J, Ingvarsson S, von Thiele U, et al. : Stress management : a randomized study of cognitive behavioural therapy and yoga. Cogn Behav Ther 35 (1) : 3–10, 2006.

254) Krisanaprakornkit T, Krisanaprakornkit W, Piyavhatkul N, et al. : Meditation therapy for anxiety disorders. Cochrane Database Syst rev 25 (1) : CD004998, 2006.

255) Michalsen A, Grossman P, Acil A, et al. : Rapid stress reduction and anxiolysis among distressed women as a consequence of a three-month intensive yoga program. Med Sci Monit 11 (12) : CR555–561. Equb 2005 Nov.

256) Netz Y, Lidor R : Mood alternations in mindful versus aerobic exercise modes. J psychol 137 (5) : 405–419, 2003.

257) Oken BS, Zajdel D, Kishiyama S, et al. : Randomized, controlled, six-month trial of yoga on healthy seniors : effects on cognition and quality of life. Altern Ther Health Med 12 (1) : 40–47, 2006.

258) Raub JA : Psychophysiologic effects of Hatha Yoga on musculoskeletal and cardiopulmonary function : a literature review. J Altern Complement Med 8 (6) : 797–812, 2002.

259) Ray US, Mukhopadhyaya S, Pyrkayastha SS, et al. : Effect of yogic exercise on physical and mental health of young fellowship course trainees. Indian J Physiol Pharmacol 45 (1) : 37–53, 2001.

260) Kronebrg F, Fugh-Berman A : Complementary and alternative medicine for menopausal symptoms : a review of randomized, controlled trials. Ann Intern Med 137 (10) : 805–813, 2002.

261) Haffner J, Ross J, Goldstein N, Parzer P, Resch F : The effectiveness of body oriented method therapy in the treatment of attention deficit hyperactivity disorder (ADHD) : results of a controlled pilot study. Z Kinder Jugend-psychiatr Psychother34 (1) : 37–47, 2006.

262) Nespor K : Physical exercise and yoga in prevention and treatment of addictive diseases. Cas Lek Cesk 144 (1) : 53–55, 2005.

263) Aftanas L, Golosheykin S : Impact of regular meditation practice on EEG activity at rest and during evoked negative emotions. Int J Neurosci 115(6) : 893-909, 2005.

264) Bhattacharya S, Pandey US, Verma NS : Improvement in oxidative status with yogic breathing in young healthy males. Indian J phisyiol Pharmacol 46(3) : 349-354, 2002.

265) Bijlani RL : Influence of yoga on brain and behaviour : facts and speculations. Indian J Phisiol Pharmacol 48(1) : 1-5, 2004.

266) Borker AS, Pednekar JR : Effect of pranayam on visual and auditory reaction time. Indian J Phisiol Pharmacol 47(2) : 229-230, 2003.

267) Bowman AJ, Clayton RH, Murray A, et al. : Effects of aerobic exercise training and yoga on the baroreflex in healthy elderly persons. Eur J Clin Invest 27(5) : 443-449, 1997.

268) Isii Y, Kitamura S : Hyperventilation stimulates the release of prostaglandin I2 and E2 from lung in humans. Prostaglandins 39(6) : 685-691, 1990.

269) Johnson DB, Tierney MJ, Sadighi PJ : Kapalabhati pranayama : breath of fire or cause of pneumothorax? A case report. Chest 125(5) : 1851-1852, 2004.

270) Lou HC, Kjaer TW, Friberg L, et al. : A150-H20- PET study of meditation and the resting state of normal consciousness. Hum Brain Mapp 7(2) : 98-105, 1999.

271) Madanmohan, Bhavanani AB, Prakash ES, et al. : Effect of six weeks of shavasan training on spectral measures of short-term heart rate variability in young healthy volunteers. Indian J Physiol Pharmacol 48(3) : 370-373, 2004.

272) Madanmohan, Udupa K, Bhavanani AB, Krishnamurthy N, et al. : Modulation of cold pressor-induces stress by shavasan in normal adult volunteers. Indian Physiol Pharmacol 46(3) : 307-312, 2002.

273) Madanmohan, Udupa K, Bhevanani AB, Vijayalkshmi P : Effect of slow and fast pranayamas on reaction time and cardiorespiratory variables. Indian J Phisiol Pharmacol 49(3) : 313-318, 2005.

274) Manjunatha S, Vempati RP, Ghosh D, et al. : An investigation into the acute and long-term effects of selected yogic in healthy young subjects. Indian J Phisiol Pharmacol 49(3) : 319-324, 2005.

275) Naveen KV, Nagarathna R, Nagendra HR, et al. : Yoga breathing through a particular nostril increases spatial memory scores without lateralized effects. Psycol Rep 81(2) : 555-561, 1997.

276) Rafhuraj p, Ramakrishnan AG, Nagendra HR et al. : Effect of two selected yogic techniques of heart rate variability. Indian J Phisiol Pharmacol 42(4) : 467-472, 1998.

277) Spicuzza L, Gabutti A, Porta C, et al. : Yoga and chemoreflex response to hypoxia and hypercapnia. Lancet 28 : 356(9240) : 1495-1496, 2000.

278) Telles S, Joshi M, Dash M, et al. : An evaluation of the ability to voluntarily reduce the heart rate after a month of yoga practice. Inter Physiol Behav Sci 39(2) : 119-25, 2004.

279) Telles S, Reddy SK, Negendra HR : Oxygen consumption and respiration following two yoga relaxation techniques. Appl Psychophysiol Biofeedback 25(4) : 221-227, 2000.

280) Udupa K, Madanmohan, Bhavanani AB, et al. : Effect of pranayam training on cardiac function in normal young volunteers. Indian J Physiol Pharmacol 47(1) : 27-33, 2003.

281) Manjunath NK, Telles S : Effects of sirsasana (headstand) practice on autonomic and respiratory variables. Indian J Phisiol Pharmacol 47(1) : 34-42, 2003.

282) Taneja I, Deepak KK, Poojary G, et al. : Yogic versus conventional treatment in diarrhea-

predominant irritable bowel syndrome : a randomized control study. Appl Psychophysical Biofeedback 29(1) : 19–33, 2004.

283） Bower JE, Woolery A, Sternlieb B, et al. : Yoga for cancer patients and survivors. Cancer Control 12(3) : 165–171, 2005.

284） Coker KH : Meditation and prostate cancer : integrating a mind/body intervention with traditional therapies. Semin Urol Oncol 17(2) : 111–118, 1999.

285） Culos-Rees S, Carlson LE, Daroux LM, et al. : A pilot study of yoga for breast cancer survivors : physical and psychological benefits. Psychooncology 15 : 891–897, 2006.

286） Krusche F : Yoga respiratory therapy helps children with asthma. Fortschr Med 117(5): 44, 1999.

287） Nagendran S, Nagarathna R, Gunasheela S, et al. : Efficacy of yoga in pregnant women with abnormal Doppler study of umbilical and uterine arteries. J Indian Med Assoc 103(1) : 12–14, 16–17, 2005.

288） Nagendran S, Nagarathna R, Narendran V, et al. : Efficacy of Yoga on pregnancy outcome. J Altern Complement Med 11(2) : 237–244, 2005.

289） Branzier A, Mulkins A, Verhoef M : Evaluating a yogic breathing and meditation intervention for individuals living with HIV/AIDS. Am J Health Promot 20(3) : 192–195, 2006.

290） Field T, Ironson G, Scafidi F, et al. : Massage therapy reduces anxiety and enhances EEG pattern of alertness and math computations. Int J Neurosci Sep 86(3–4) : 197–205, 1996.

291） Scherman KJ, Cherkin DC, Janet Erro J, et al. : Comparing Yoga, Exercise, and a Self-Care Book for Chronic Low Back Pain. American College of Physicians 143(12) : 849–856, 2005.

292） Sequeira W : Yoga in treatment of carpal-tunnel syndrome. Lancet 353(9154) : 689–690, 1999.

293） Sherman KJ, Cherin DC, Erro J, et al. : Comparing yoga, exercise, and a self-care book for chronic low back pain : a randomized, controlled trial. Ann Intern Med 143(12) : 849–856, 2005.

294） Telles S, Naveen KV : Yoga for rehabilitation : an overview. Indian J Med Sci 51(4) : 123–127, 1997.

295） Walker M, Meekins G, Hu SC : Yoga neuropathy. A snoozer. Neurologist 11(3) : 176–178, 2005.

296） Uebaba K, Xu FH, Ogawa H, Tatsuse T, Wang B, Hisajima T, Venkatraman S : Psychoneuroimmunological Effects of Ayurvedic Oil-dripping Treatment. J Alter Complem Med 14 (10) : 1189–1198, 2008.

297） Xu FH, Uebaba K, Ogawa H, Tatsuse T, Wang B, Hisajima T, Venkatraman S : Pharmaco-physio-psychological Effect of Ayurvedic Oil-dripping Treatment Using an Essential Oil From Lavendula angustifolia. J Alter Complem Med 14(8) : 947–956, 2008.

298） 日本刺絡学会編：新版　刺絡鍼法マニュアル—初歩から臨床応用まで—，六然社，東京，2011.

299） Lauche R et al. : The Effect of Traditional Cupping on Pain and Mechanical Thresholds in Patients with Chronic nonspecific Neck Pain : A Randomized Controlled Pilot Study. Evidence-Based Complementary and Alternative Medicine, doi : 10. 1155/2012/429718. 2012, Article ID 429718, 10 pages.

300） Kim JI et al. : Review Article Cupping for Treating Pain : A Systematic Review. Evidence-Based Complementary and Alternative Medicine. Doi : 10. 1093/ecam/nep035, 2011, Article ID 467014, 1 –7.

301）石井，宮越，田部井ら：アーユルヴェーダ的ライフスタイルによる心身の健康度の変化，東方医学，30：1-9，2015.

302）Rauber Kopsch　解剖学（ドイツ語和訳）　以下のサイトからアクセス hhttp://www. anatomy. med. keio. ac. jp/funatoka/Rauber-Kopsch. html

303）坂井建雄編：系統看護学講座　専門基礎〔1〕—人体の構造と機能　解剖生理学 1，医学書院，東京，2014.

304）Batson, O V：The Function of The Vertebral Veins and Their Role in The Spread of Metastases. Annals of Surgery 1940；112（1）：138-149.

305）Saito S, Ihara M：New therapeutic approaches for Alzheimer's disease and cerebral amyloid angiopathy. Frontiers in Aging Neuroscience Review Articles published：20 October 2014 doic：10. 338/fnagi. 2014. 00290.

306）Bastianello S, Romani A, Viselner G, et al.：Chronic cerebrospinal venous insufficiency in multiple sclerosis：clinical correaltes from a multicenter study. BMC Neurology 11：132-138, 2011.

307）Eckenhoff JE：The Vertebral Venous Plexus　Canadian Anesthetists' Society Journal. 18（5）：487-495, 1971.

308）Eckenhoff JE：The Physiologic Significance of the Vertebral Venous Plexus Surgery, gynecology and obstetrics 131（1）：72-78, 1970.

309）Epstein, H M et al.：The vertebral venous plexus as a major cerebral venous outflow tract. Anesthesiology 1970；32（4）：332-337.

310）Gisolf J, van Lieshout JJ, van Heusden K, Pott F, Stok WJ, Karemaker Jm.：Human cerebral venous outflow pathway depends on posture and central venous pressure. J Physiol. 2004；560（Pt 1）：317-327.

311）橋本一成：解剖学の抜け穴．㈱フリープレス，東京，2009

312）Bastianello S, et al. Chronic cerebrospinal venous insufficiency in multiple sclerosis：clinical correlates from a multicenter study. BMC Neurology 2011, 11：132, 1-7.

313）Saito S, et al.：New therapeutic approaches for Alzheimer's disease and cerebral amyloid angiopathy. Frontiers in Aging Neuroscience, http://www. frontiersin. org/Aging_Neuroscience/editorialboard

314）Dudeck O, et al.：Epidural venous enlargements presenting with intractable lower back pain and sciatica in a patient with absence of the infrarenal inferior vena cava and bilateral deep venous thrombosis. Spine（Phila Pa 1976）. 2007 Nov 1；32（23）：E688-691.

315）Foti C, Fanucci E, Fraioli M, et al.：Clinical correlations between lumbar superficial veins and Batson's epidural plexus congestion in chronic low back pain：analysis of two case reports. G Ital Med Lav Ergon. 2008 Oct-Dec；30（4）：377-381.

316）Tofuku K, et al.：Spontaneous Regression of Symptomatic Lumbar Epidural Varix. Spine 32（4）：E147-E149, 2007.

317）Pusat S, et al.：Lumbar Epidural Varix Mimicking Perineural Cyst. Asian Spine Journal 2013；2：136-138.

318）Aoyama T, et al.：Radiculopathy Caused by Epidural Venous Lumbar Varix －Case Report－. Neurol Med Chir（Tokyo）48, 367-371, 2008.

319）LaBan MM, et al.：Paravertebral Venous Plexus Distention（Batson's）, An Inciting Etiologic Agent in Lumbar Radiculopathy as Observed by Venous Angiography. Am J Phys Med Rehabil 2001；80：129–133.

320) 堀田修：病気が治る鼻うがい健康法―体の不調は慢性上咽頭炎がつくる―，株式会社KADOKAWA, 2011, 東京.

321) Rubenstein E：Relationship of senescence of cerebrospinal fluid circulatory system to dementia of the aged. The Lancet 351：283–285, 1998.

322) Tokinobu A, Yorifuji T, Tsuda T, et al.：Effects of Ayurvedic Oil-Dripping Treatment with Sesame Oil vs. with Warm Water on Sleep：A Randomized Single-Blinded Crossover Pilot Study THE JOURNAL OF ALTERNATIVE AND COMPLEMENTARY MEDICINE, Volume 00, Number 0, 2015, pp. 1–7, Mary Ann Liebert, Inc. DOI：10. 1089/acm. 2015. 0018

323) Chan HP, Xu FH, Uebaba K, et al.：Astaxanthin and Corni Fructus Protect Against Diabetes-Induced Oxidative Stress, Inflammation, and Advanced Glycation End Product in Livers of Streptozotocin-Induced Diabeti Rats. J Med Food 18(3)；337–344, 2015.

324) 上馬場和夫：刺絡の作用機序に関する一考察：椎骨静脈叢鬱血改善作用説. 鍼灸OSAKA 31(1), 29–34, 2015.

325) Simon Singh & Edzard Ernst著，青木薫訳：代替医療のトリック，新潮社，東京，2010.

326) 刺絡研究会編：工藤流刺絡指南―工藤訓正先生13回忌記念論稿集，源草社，東京，2001.

327) May C, Kaye JA, Atack JR, et al：Cerebrospinal fluid production in reduced in healthy aging. Neurology 1990, 40：500–503.

328) K. L. Bhishagratna　英訳, 伊東弥恵治・鈴木正夫訳：アーユルヴェーダ　ススルタ大医典, 人間と歴史社，東京，2011.

329) 日本アーユルヴェーダ学会訳：インド伝承医学 チャラカ本集 総論篇，せせらぎ出版，京都，2011.

330) G. Shrinivasa Acharya：Panchakarma Illustrated, Chaukhanba Ayurvijnan Studies 72, Chaukhanba Sanskrit Pratishthan, New Dehli, 2006.

331) M S Valiathan：The Legacy of Susruta, Universities Press, Hyderabad, 2009.

332) Carmichael AJ, Knight A：Leeches and hepatitis B. The Lancet 339, 1362, 1992.

333) Abdualkader AM, Ghawi AM, Alaama M, et al.：Leech Therapeutic Applications. Indian J Pharm Sci 75(2)：127–137, 2013.

334) 賀普仁著，名越礼子訳，賀偉監修：針灸三通法，東洋学術出版社，東京，2009.

335) 西田皓一：瘀血を治す―万病のもと, 瘀血 (微小循環障害) を改善する刺絡療法の実際―, ヒューマンワールド，東京，2008.

336) Nagasawa M, Mitsui S, En S, et al：Oxytocin-gaze positive loop and the coevolution of human-dog bonds. SCIENCE, 2015；348：333–336.

337) 片平悦子：3つの体液を流せば健康になる！，自由国民社，東京，2013.

338) Hyun-Sun Lee, et al：Preventive effects of chebulic acid isolated from Terminalia chebula on advanced glycation endproduct-induced endothelial cell dysfunction. Journal of Ethnopharmacology 131；567–574, 2010.

339) 三輪東朔先生説，伊藤大助筆記：刺絡見聞録 (東洋医学古典復刻叢書-2), 注釈：工藤訓正, 安井広迪，大貫進，白井一郎，自然社，東京，1985.

340) Uebaba K, Xu FH：Typology of Ayurveda：its relationship with modern genome-biology and

constitutions of traditional Chinese medicine, Abstracts, 2nd International Forum on Constitutional Medicine, pp215-218, 2013, Gangzhou.

341) Shido O, Maruyama M, Wada A：Possible role of the internal vertebral plexus during exercise in humans. J Thermal Biology 31；181-185, 2006.

342) Wiltse LL, Fonseca AS, Amster J, et al.：Relationship of the dura, Hofmann's ligaments, Batson's plexus, and a fibrovascular membrane lying on the posterior surface of the vertebral bodies and attaching to the deep layer of the posterior longitudinal ligament. An anatomical, radiologic, and clinical study. Spine（Phila Pa 1976）. 1993 Jun 15；18(8)：1030-1043.

343) Wiltse LL：Anatomy of the extradural compartments of the lumbar spinal canal. Peridural membrane and circumneural sheath. Radiol Clin North Am. 2000 Nov；38(6)：1177-1206.

344) Labropoulos N, Leon L, Kwon S, et al.：Study of the venous reflux progression. J Vasc Surg. 41 (2)：291-295, 2005.

345) LaBan MM, Wilkins JC, Wesolowski DP, et al.：Paravertebral venous plexus distention（Batson's）： an inciting etiologic agent in lumbar radiculopathy as observed by venous angiography. Am J Phys Med Rehabil. 2001 Feb；80(2)：129-133.

346) Dudeck O, Zeile M, Poellinger A, et al.：Epidural venous enlargements presenting with intractable lower back pain and sciatica in a patient with absence of the infrarenal inferior vena cava and bilateral deep venous thrombosis. Spine（Phila Pa 1976）. 2007 Nov 1；32(23)：E688-691.

347) Paksoy Y, Gormus N：Epidural venous plexus enlargements presenting with radiculopathy and back pain in patients with inferior vena cava obstruction or occlusion. Spine（Phila Pa 1976）. 2004 Nov 1；29(21)：2419-2424.

348) 富永真琴企画：TRPチャンネルで感じるしくみ，動かすしくみ．実験医学32(4)，504-557，2014.

349) Phillips D, Deipolyi AR, Hesketh RL, et al.：Pelvic congestion syndrome：etiology of pain, diagnosis, and clinical management. J Vasc Interv Radiol. 2014 May；25(5)：725-733. doi：10. 1016/j. jvir. 2014. 0

350) 川喜多健司，矢野忠編集：鍼鎮痛のメカニズム―鍼灸刺激の末梢受容機序―ポリモーダル受容器仮説を中心に―，p41-45 in最新科学鍼灸臨床，医歯薬出版，2014.

351) 川喜多健司：ポリモーダル受容器仮説，熊谷孝朗，西条一止・監修：鍼灸臨床の科学，医歯薬出版，東京，2000.

352) Kies DD, Kim HS：Pelvic congestion syndrome：a review of current diagnostic and minimally invasive treatment modalities. Phlebology. 27 Suppl 1：52-7, 2012.

353) Knuttinen MG, Xie K, Jani A, Palumbo A, Carrillo T, Mar W：Pelvic venous insufficiency： imaging diagnosis, treatment approaches, and therapeutic issues. AJR Am J Roentgenol. 204(2)： 448-58, 2015.

354) Honjo H, Kamoi K, Naya Y, et al：Effects of acupuncture for chronic pelvic pain syndrome with intrapelvic venous congestion：Preliminary results. Int J Urol, 11：607-611, 2004.

355) 宮崎陽子：あらゆるストレスを解消するインド式セラピー：チャンピサージ入門，朝日新聞出版，東京，2013.

356) 上馬場和夫，小川弘子，許鳳浩ら：スパイの摂取による温熱作用増感効果：未病のバイオマーカとして終末糖化産物AGEsのヒトにおける変化，浦上財団研究所報告書19：77-90,

2012.

357）太田博明監修, 山岸昌一編集：老化物質AGEsワールドに迫る, メディカルビュー社, 東京, 2014.

358）上馬場・西川共著：アーユルヴェーダ実践BOOK, 2014, 地球丸, 東京.

359）朱, 許, 上馬場, 鈴木, 王：健康体質づくり―スマートライフの実現に向けて―, 2014, 未病体質研究会, 金沢.

360）上馬場：はじめてのスムージー セルフケアレシピー 監修, 2014, Blue Lotus Publishing, 東京.

361）上馬場・香取共著：アーユルヴェーダ・カフェ, 2012, 地球丸, 東京.

362）緒方盛道, 上馬場和夫, 田端瞳ら：ナスヤが片頭痛に効果を示したと思われる2症例, 第34回日本アーユルヴェーダ学会誌抄録, pp34, 2015, 神戸.

363）上馬場, 小峰, 及川ら：アーユルヴェーダの浣腸療法による腸内フローラの変化, 第31回日本東方医学会抄録集, pp23, 東京, 2013.

364）上馬場和夫：インド伝統医学における刺絡療法：静脈不全から考察する刺絡の作用機序と方法（「静脈の循環系ハブ仮説」「静脈鬱血性疼痛仮説」「インテグラル鍼灸治療」の提唱）, 日本刺絡学会誌17：28-55, 2016.

365）上馬場・西川共著：インドの生命科学アーユルヴェーダ, 1996, 農文協, 東京.

366）Takeuchi M, Yamagishi S：Involvement of toxic AGEs（TAGE）in the pathogenesis if diabetic vascular complications and Alzheimer's disease. J Alzheimer Dis. 6：845-858, 2009.

367）Takeuchi M, Takino J, Yamgishi S：Involvement of the Toxic AGEs（TAGE）-RAGE System in the Pathogenesis of Diabetic Vascular Complications: A Novel Therapeutic Strategy. Curr Drug Targets 11：1468-1482, 2010.

368）上馬場和夫, 許鳳浩, 小川弘子ら：アロマテラピーの受療者と施術者におけるにおけるラベンダーの経皮吸収と生理・心理・生化学的作用. アロマテラピー学雑誌 15(1)；17-31, 2015.

369）Park L, Xu FH, Uebaba K, Yokozawa T, et al.：Evaluation of Effects of Astaxanthin and Corni Fructus on Diabetes-Induced Alterations such as Oxidative Stress, Inflammation, and Advanced Glycation Endproducts in the Liver of Streptozotocin-Induced Diabetic Rats, J Med Food 18(3)；337-344, 2015.

370）貝谷・熊野編：マインドフルネス・瞑想・坐禅の脳科学と精神療法, 新興医学出版社, 東京, 2007.

371）室田昌子, 宮崎陽子, 上馬場和夫ら：A Study on How to Utilize Clinical Head Treatment as a Relaxation Technique. 京都府立医科大学看護学科紀要 22；41-50, 2012

372）Uebaba K, Xu FH, Ogawa H, Origasa M：Personalized effects of a Kampo herbal formulation on metabolism－ A randomized, double-blind, placebo controlled study of Bohu-tsusei －san－. Eastern Medicine, 28(1)：37-59, 2012.

373）Murota M, Miyazaki Y, Uebaba K, et al.：Does Nursing Skill "Hair Washing" Bring Comfort? － Physiological, Biochemical and Psychological Indicators － . Journal of Nursing in School of Medicine in Kyoto Prefecture 21：7-16, 2011.

374）Uebaba K, Xu FH, Ogawa H.：Concept and Treatment of Mibyou, Presymptomatic state-Proposal of Pathophygiology of Mibyou and Comprehensive Prophylactic Programs for Mibyou.

Review, Annual reports of Institute of Natural medicine, University of Toyama 37：7-46, 2010.

375) Hoge E.A. et al.:Loving-Kindness Meditation practice associated with longer telomeres in women. Brain Behavior, and Immunity, 32, 159-163. 2013.

376) Wang Z, Zhang K, Origasa H, et al.：Development and validation of the Japanese Version of the Constitution in Chinese Medicine Questionnaire（CCMQ）. Kampo Med., 59：783-792, 2008

377) 上馬場，宮崎ら：インディアンヘッドケアによる心理状態の改善効果と歯科医院での応用例，第32回日本アーユルヴェーダ学会，抄録集　p34，2011.

378) 上馬場，宮崎ら：マルマ療法としてのインディアンヘッドケア，第33回日本アーユルヴェーダ学会抄録集，p. 28, 2012.

379) 宮崎，須藤，上馬場ら：インディアンヘッドケアによるパフォーマンスの向上，第16回日本統合医療学会抄録集，p. 150，2012

380) 上馬場，宮崎ら：ヘッドタッチケアによるオフィスでの不安・緊張と疲労感の改善効果. 第25回日本産業衛生学会抄録集，p. 59，周央市，2015.

381) 許ら：ヘッドケアによる筋膜リリースの可能性の予備的検討―：経絡テストにおける関節可動域の増大―. 第19回日本統合医療学会抄録集，p. 164，山口市民会館，2015.

382) 山口創：身体接触によるこころの癒し―こころとからだの不思議な関係―. 全日本鍼灸学会誌 64（3）132-140，2014.

383) Matsushita T, Oka T：A large-scale survey of adverse events experienced in yoga classes. Biopsychosoc Med. 2015 Mar 18；9：9. doi：10. 1186/s13030-015-0037-1. eCollection 2015.

384) Oka T, Tanahashi T, Chijiwa T, et al.：Isometric yoga improves the fatigue and pain of patients with chronic fatigue syndrome who are resistant to conventional therapy：a randomized, controlled trial. Biopsychosoc Med. 2014 Dec 11；8（1）：27. doi：10. 1186/s13030-014-0027-8. eCollection 2014.

385) Yoshihara K, Hiramoto T, Oka T, et al.：Effect of 12 weeks of yoga training on the somatization, psychological symptoms, and stress-related biomarkers of healthy women. Biopsychosoc Med. 2014 Jan 3；8（1）：1.

386) Whedon JM：Cerebrospinal Fluid Stasis and Its Clinical Significance. Altern Ther Health Med. 2009；15（3）：54-60.

387) 景山教俊：経典にでてくる治療法と薬，大法輪，82（10），87-91，2017.

388) デイヴィッド・エマーソン＆エリザベス・ホッパー共著，伊藤久子訳：トラウマをヨーガで克服する，紀伊国屋書店，東京，2014.

389) Kerstin Uvnäs-Moberg, Linda Handlin, Maria Petersson：Self-soothing behaviors with particular reference to oxytocin release induced by non-noxious sensory stimulation. Frontiers in Psychology, published：12 January 2015 doi：10. 3389/fpsyg. 2014. 01529

390) Ed Diener & Micaela Y. Chan；Happy people live longer：Subjective Well-Being contributes to Health and Lomgevity. Applied Psychology：Health and Well-Being, 2011：3（1）；1-43.

391) 蒲原聖可：サプリメントと医薬品の相互作用ハンドブック―機能性食品の適正使用情報―，医学出版社，東京，2015.

392) 小川弘子，八塚幸枝，許鳳浩，他：アーユルヴェーダの概念と現代医学の対応―アーマとAGEsの類似性およびウコンによるAGEs生成抑制―. 第30回日本アーユルヴェーダ学会大阪研究総会抄録集　pp25，2008.

欧文・その他索引

8（OH）dG	92	GTF（generalized transfer function）	74	RAGE-AGEs複合体	232
		Geranylgeraniol	231	rakta mokshana	96
Achyranthes aspera L.	127	GGOH	181, 231	rasa	112
AGEs	141, 218, 229			rasAyana	98
AGEs－血管内皮細胞系	232	haridra	124	restful alertness	163, 165
AGEs関連皮膚蛍光	233	heat shock protein	181	ritu-charyA	134
anupAnum	114	herbomineral	117		
anuvasana basti	96	Hrim	206	sansarjana	98
asAtmyendriyArtha-samyoga	172	HSPs（heat shock proteins）	231	shamana	77, 98
ashwagandha	119			shirodhara	87
		IGF-1	139	shodana	77
βアミロイド	122	Integral Acupuncture	214	sirA	96
βカロテン	115	I-κB	125	siro'bhyanga	86
basti	96			SNPs	32
BMI	41	kAla	172	So-Hum	206
breathing exercise	153			SpBio	207
		LGBT	4, 209	Spiritual Biotechnology	207
CCVI（Chronic Cerebrospinal Venous Insufficiency）	223			spirituality	3
		nAdI vijnAnam	68	systolic dysfunction	76
Commiphora mukul L.	108	nasya	95		
Curcuma longa L.	124	NF-κB	125	TCA回路	22
		niruha basti	96	Terminalia belerica Roxb.	116
dehydroxy-epiandrosterone sulfate	100	NK活性	100	Terminalia chebula Retz.	116
				timeless and spaceless	165
DHEAs	100	pada'bhyanga	87	TM	14, 162
diastolic dysfunction	76	PAO	92	Toll like receptor	181
dinacharyA	132	parinAma	172	trimada	109
		Phyllanthus amarus L.	4	Turmeric	124
ED（ejection duration）値	76	prabhAva	113		
		pragya-aparAdh	172	Ukonans A	125
Emblica officinalis Gaertn.	116	PTSD	26		
eNOS	181	PXR（Pregnane X-Receptor）	118	vamana	95
Euphorbia autiquarum L.	127			vipAka	112
		QOL	3, 100	virechana	95
Fe	223	RAGE	229	vIrya	112
				Winter cherry	119
				Withaferin A	120
				Withania somnifera L.	119

和文索引

あ

アーサナ	146, 204
アーサバ	140
アーチャーラ・ラサーヤ	
ナ	103
アートマン	
	16, 146, 173, 182
アートレーヤ	9
アーナンダマヤ・コー	
シャ	148
アーマ	48, 81, 229
アーマ・パーチャナ消化	
剤法	81
アーマラキー	116, 117
アーユス	16
アーユルヴェーダ	8
アーリア人	8
アーローチャカ・ピッタ	
	51
アイアンガヨーガ	147
アイコンタクト	194
愛情飢餓	212
アヴィケンナ	11
アヴヤクタ	42
アグニ	47, 129
アグニヴェーシャ・サン	
ヒター	9
アシュタ・パリーク	
シャー	67
アシュターンガ・フリダ	
ヤ・サンヒター	10
アシュターンガヨーガ	147
アシュワガンダー	106, 119
アスティー	50, 109
アセチルコリン	121
与える法則	176
アタルヴァ・ヴェーダ	8
アデノシン三燐酸	22

アドキサバン	218
アヌヴァーサナ・バス	
ティ	96
アヌタイラ	95
アヌパーナム	114, 115
アヌローマ・ヴィローマ	
	154
アパーマールガ	127
アビヤンガ	84, 165
アミロイドβ	223
アムリット・カラーシュ	
	197
アヤーマ	205
ありがとう瞑想	206
アリシュタ	140
アルカリ	127
アルカロイド	120
アロエ	111
アロエ・ヴェラ	109
アロマセラピー	85
按蹻	8
アンナ	136
アンナマヤ・コーシャ	148
アンマロク	12

い

医学典範	11
意識	187
意識化	18
意識のレベルのバイオテ	
クノロジー	207
意思鞘	18, 148
胃十二指腸潰瘍	171
医食同源	136
医心方	12
イソフラボン	139
一元論	174
いちじく	128
一怒一老	193

一病息災	193
五つのもの	183
意図と願望の法則	178
医方類	11
医療用ヒル	97
陰虚質	188
印中医学交流史瞥見	11
インテグラル鍼灸	
	98, 186, 199, 214
インテグラルヨーガ	147
インド蛇木	11
インド人参	119
インドマツリ	109

う

ヴァータ	21, 32
ヴァータ・カパ体質	37
ヴァータ・バスティ	169
ヴァータ・ピッタ・カパ	
体質	38
ヴァータ・ピッタ体質	37
ヴァータ体質	34, 130
ヴァーリ・バスティ	169
ヴァイタル・タッチ・セ	
ラピー	64
ヴァサント・ラッド	153
ヴァマナ	95
ヴァヤハ	66
ヴァレリアン	110
ヴィールヤ	112
ヴィクリティ	38
ヴィシャーマグニ	47
ヴィジュナーナマヤ・	
コーシャ	148
ウイタノライドD	122
ヴィダンガ	109
ヴィパーカ	112
ヴィビータキー	116
ヴィレーチャナ	95, 189

索引 259

ヴェーダ科学	12, 207	カーミヤ・ラサーヤナ	104	ダ	9, 29
ウコン	128	カーラ	172	浣腸法	96
宇宙意識	182	快歯	193	ガンドゥーシャ	91
宇宙観	3	外治	78, 214	緩和ケア	168
宇宙の英知の時	133	快笑	193		
鬱病	25	快食	193		

き

ウドヴァルタナ	108	快性	193	ギー	83, 87, 90, 140, 189
ウパヴェーダ	8	外仙骨静脈	223	気鬱質	188
ウパダートゥ	50	快息	193	記憶の袋	26
ウポアズ	171	快談	193	気虚質	188
		外椎骨静脈叢	223	気功	2

え

		快聞	193	奇静脈	223
エジプト医学	8	快便	193	祈祷	29
エジプト文明	8	快歩	193	ギブアンドテイク	176
エネルギー場	19	快眠	193	偽膜性腸炎	96
エビデンス・ベイスト・		海綿静脈洞	223	ギムネマ	118
メディスン	186	カイロプラクティクス	225	嗅覚	29
エントロピー	24	拡散	54	吸角	216
エントロピーの低下	102	下焦	50	吸気	162
エンベリア	109	風のエネルギー	21	灸頭鍼	216
		下大静脈	223	胸式呼吸	153

お

		刮痧	215	強壮延命薬	98
オイル・ドロップ・テス		カッピング	97, 190	強通法	214
ト	66	カティ・バスティ	90, 216	凝念	146
オイルピチュ	200, 216	カトゥーカ	111	局在化	54
オイルマッサージ	84	金沢糸1号	128	ギリシャ医学	8
オイルマルマ療法	65	カパ	21, 32	禁戒	146
王叔和	67	カパーラバーティ	154	近点視力	163
オウム真理教	14, 208	カパ体質	34, 36, 131	筋膜リリース	216
オージャス	47, 48, 138	カラリパヤット	13		

く

オーダーメイド遠隔予防		カリン	97		
医療	233	ガルシャナ	91, 108	駆瘀血薬	197
オートファゴゾーム	231	カルマヨーガ	17, 147	クシャーラ	127
オキシトシン	31, 78	ガレノス	67	クシャーラ・スートラ	
瘀血質	188	勧戒	146		4, 127
瘀血スコア	73	感覚器官	28	グッグルー	108, 122
お釈迦様	170	感覚器官と対象との接触		グッグルステロン	123
温罨法	216	のまちがい	172	くつろぎの機敏さ	165
温通法	214	歓喜鞘	18, 148	工藤晴美	153
温熱療法	102, 181	間欠性跛行	225	グニサーラ	169
		寒証	35	グラスフェッド	139

か

		鑑真和尚	12	クラニオセイクラル	225
カーシャパ	9	ガンダールヴァ・ヴェー		グラヤノトキシン	141

クルクミン　125
グレインフェッドミート　139
クローン人間　208
黒コショウ　116
クロロフィル　111
君臣佐使　115
クンバカ　158

け

経鼻法　95
経絡・経穴理論　58
ケーヴァラ・クンバカ　158
解脱　168
血管内皮細胞　217
血管内皮細胞機能　232
月桂果　111
血漿カテコラミン　151
血漿コルチゾール　151
血漿ヒスタミナーゼ　151
血漿フィブリノーゲン濃
　度　124
血清アポB　99
血清遊離脂肪酸　41
ケトン体　142
ゲノム　203
ケラチン　23
ゲラニルゲラニオール　181
ケルセチン　117
原因と結果の法則　177
健幸長寿　3, 171, 185
健康の十快　192
肩式呼吸　153
献身のヨーガ　17
ケンフェロール　117

こ

行為のヨーガ　17, 147
交互片鼻呼吸　205
抗酸化能　91
後処置　81, 98
毫鍼　216
黄帝内経素問　2

好転反応　99
行動医学的治療　174
更年期症候群　97
誤嚥　95
コーシュタ　81, 95
五感　27
呼気　162
呼気と吸気の間　165
呼吸数　162
ゴクシュラ　117
五区分　51
ココナッツオイル
　87, 142, 191
心のアーマ　25
心の止滅　162
心を止滅させる　17, 158
コショウ　109, 117, 189
骨盤静脈　224
骨盤内鬱滞症候群　98, 228
言霊　29
コホート研究　212
ゴマ油　87
コラーゲン　217, 218
コリンアセチルトランス
　フェラーゼ活性　121

さ

サートミヤ　66
サーマ・ヴェーダ　8, 29
サーラ　66
サーンキャ　42
サーンキャ哲学　174
最高血圧　163
最終糖化産物　229
最少努力の法則　177
菜食主義　169
催吐法　95
細絡　223, 225
桜沢如一　170
サットヴァ　16, 24, 40, 66
サブドーシャ　51
座法　146, 204
サマーディ　146

サラシア　117
サルバンガダーラー　90
酸化ストレス　223
サンサルジャナ　98
三辛薬　109
酸素摂取量　153, 162
三治法　199, 214
三調法　199, 214
三通法　199, 214
三徳性　24
サンハティ　66
サンヒター　165
三昧　146, 162

し

ジアゼパム　151
シータリー　154
ジーバカ　10
ジェイコブソンの漸進的
　弛緩法　204
ジェリホルテ　197
視覚　28
屍のポーズ　149
自己浄化　232
自己浄化システム　231
自己相似性　47
自己相似性の法則　179
思索のヨーガ　17, 147
死生観　3, 182
自然の変化　172
止息　162
湿証　37
シッダ医学　12, 68
湿熱質　188
至福　56, 205
シャーカー　81
シャータヴァリー　105, 117
ジャータラーグニ　48
シャーリー　12
シャールンガダーラ・サ
　ンヒター　10
シャヴァ・アーサナ　149
瀉下法　95

瀉血法	96	食物鞘	18, 148	ダ	8
瀉血療法	198	シラー	96	スッカ	56
ジャタマンシー	110	刺絡	186, 190	ステッピングマッサージ	
シャマナ	77, 98	刺絡鍼法	98		191, 195
ジャラ・ネーティ	168	シルクロード	13	ステロイドラクトン	120
シャンカラ・チャーリヤ		シロー・アビヤンガ	86	スヌーヒー	127
	174	シローダーラー	87, 165	スネーハナ	189
ジャンマ・プラクリティ	39	シローダーラーマシン	90	スネーハ・パーナ	189
シューンヤカ	158	シローダーラーロボット		スネーハナ油剤法	81
シュクラ	50		213	スロータス	57, 83
ジュニャーナヨーガ		信愛のヨーガ	147	スワミ・サッティダナー	
	17, 147	心因性疼痛	227	ンダ	174
シュメール文明	8	腎盂腎炎	170	**せ**	
呪文	29	侵害受容器性疼痛	227		
シュロータス	57	鍼灸医学	214	生活処方箋	233
純粋意識	148, 162	鍼灸甲乙経	58	制感	146
純粋性	24	神経障害性疼痛	227	生気鞘	18, 148
純粋潜在力の場	19, 176	新月	170	精製バター	83
純粋潜在力の法則	175	真言	29, 206	整体	199, 215
純粋な静寂		腎静脈	223	セイタカミロバラン	116
	148, 162, 174, 175	人生における目的の法則		生物学的年齢	163
純粋な静寂の場	165, 205		179	生命の科学	183
シュンティー	109	心素	26	生命とは	3
上咽頭炎	95	深層マッサージ	216	静慮	146
消化管内	81	人体五層論	18	セーヴァ	12
ショウガ	109, 116	身土不二	143	赤外線照射	216
ショウガ湯	189	シンハ・ムドラー	169	脊柱管狭窄症	225
浄化療法	77, 106	心拍数の低下	162	セロトニントランスポー	
消化力	142	心不全の改善効果	181	ター受容体	34
調気法	146, 153	**す**		禅	11
上焦	50			穿孔	171
上大静脈	223	スイートアーモンドオイ		潜在力	113
情報の場	19	ル	194	前処置	81
静脈鬱血	98	隋書	11	禅那	11
静脈鬱滞	218	スウェーダナ	83, 92, 189	**そ**	
静脈鬱滞性疼痛	98	スウェーダナ発汗法	81		
静脈鬱滞性疼痛仮説		スートラ	127, 207	増悪	54
	186, 226	スートラ瞑想	206	相加作用薬	114
静脈の循環系ハブ仮説		スーフィー	11	操体	214
	98, 186	スシュムナー管	226	操体法	204, 215
ショーダナ	77	スシュルタ・サンヒター		想念と想念の間	165
ショーダナ・バスティ	96		9, 56, 96, 129	相反作用薬	115
食餌法	98	スターパティア・ヴェー		躁病	25

足圧マッサージ　191, 194
足心道　13
足底マッサージ　87

た

ターイッティリーヤ・ウ
　パニシャッド
　　18, 136, 148, 173
ダートゥ　50, 105, 129
ダートゥ・アグニ　49
ターメリック　111, 117, 124
ダーラナ　146
体液のセンサー　228
第三脳室　222
体質別ヨーガ　153
台所薬局　192
太平聖恵方　11
第四の意識状態　165
タウタンパク質　223
タクラ　190
タクラ・ダーラー　190
ダシャムーラ・タイラ　92
惰性　24
タッチ・コミュニケー
　ション　30, 193, 211
縦糸　207
ダヌル・ヴェーダ　8
多発性硬化症　223
タマス　24, 40, 138, 183
断食　170
痰湿質　188
ダンダ・ドーティ　169

ち

チェターナ　60
チスイビル　97
知性の誤り　172
知性の過誤　26
チトラーカ　109
チベット医学　8
チャヴァナ・プラーシュ
　　197
チャラカ・サンヒター

9, 15, 112, 136, 185
チャンダナディー・タイ
　ラ　190
チャンピサージ　196
中国医学　8
中国文明　8
中焦　50
中心処置　81, 94
中枢機能障害性疼痛　227
超越瞑想　13
聴覚　29
聴覚閾値　163
調身　147, 214
調心　147, 214
調息　147, 214
長息呼吸　193
腸内細菌叢　95, 142
腸内フローラ　96
鎮静療法　77, 98, 106

つ

椎骨静脈　223
椎骨静脈叢　98, 222

て

ティークシュナアグニ　47
ディーパック・チョプラ
　　21
ディーン・オールニッ
　シュ　163
ディナチャリヤー　132
ディヤーナ　11, 146
デトックス　181
デハ・プラクリティ　39
天才　4, 209

と

導引　8
糖化タンパク　104, 141
唐辛子　128
橈骨茎状突起　68
橈骨動脈圧脈波形　74
動性　24

頭部滴油療法　210
動脈硬化の改善効果　181
動脈循環　221
トゥルシー　117
ドーシャ　21, 106, 137
ドーシャの蓄積　54
ドーシャの変遷　45
ドーパミン受容体　34
ドーパミンβハイドロキ
　シラーゼ　123
特異作用　113
特稟質　188
ドライニードリング
　　214, 216
ドラヴィダ人　8
トランスパーソナル　21
トランスファー・ファン
　クション　74
トリカトゥ　109, 115, 116
トリグナ　24, 40, 138, 172
トリドーシャ　21, 172
トリファラー　109, 116
トリファラー・ギー　90
トリマダ　109, 117
トリマルマ　61

な

ナーディー　57
内観療法　177
内言　206
内治　78, 214
内椎骨静脈叢　223
ナイミッティカ・ラサー
　ヤナ　104
長コショウ　109, 116
ナスヤ　78, 95
ナツメグ　110
ナフトキノン　87
ナフトキノン系色素の
　ローソン　86
生蜂蜜　141
ナラティブ・ベイスト・
　メディスン　186

に

ニーム	117
肉体のアーマ	25
肉体のヨーガ	17
二酸化炭素排泄量	153, 162
ニヤマ	146
乳児ボツリヌス症	141
乳腺	224
乳糖不耐症	139
尿中17OHCS	149
ニルーハ・バスティ	96

ね

ネートラ・タルパナ	90
熱証	36

の

脳静脈洞	225
脳脊髄液	95, 221
脳脊髄液循環	221
祝詞	29
ノルアドレナリン	149

は

場	19
パーダー・アビヤンガ	87
ハーボミネラル	117
排出浣腸	96
肺静脈	223
バガヴァッド・ギーター	10
バクティヨーガ	17, 147
パシュチャート・カルマ	98
バスティ	96, 189
ハタヨーガ	17, 147
ハタヨーガ・プラーディーピカー	10
パタンジャリ	10, 146
蜂蜜	141, 189
発酵	140
発酵食品	140

発酵文化	140
発症	54
バトソン静脈叢	216, 222, 225
バナナ型肥満	34, 110
母と子のヨーガ	147
バラー	106
ハラッパーの遺跡	9
バラドヴァージャ	9
ハリータキー	12, 116
ハリドラー	124
パリナーマ	172
ハリヒオーム	206
飯盒炊飯	24
パンチャカルマ	78, 80, 188, 198, 231
パンチャカルマ，副作用	101

ひ

ビートルズ	13
ヒーリング・マントラ	206
ヒーリングロボット	90, 210
ピクノジェノール	218
微通法	214
ピッタ	21, 32
ピッタ・カパ体質	37
ピッタ体質	34, 35, 130
ピッチチリ	90
ピッパリー	109
ヒナタイノコヅチ	128
火のエネルギー	21
皮膚電気抵抗の増大	162
ヒマシ油	188
ヒル	190
ヒルディン	97
ヒンズー教	170
貧油性バスティ	96

ふ

ファラー	116
フィトステロール	120

ブータアグニ	48
プーラカ	158
プールヴァ・カルマ	83
フェヌグリーク	117, 118
複合体質	37
副作用，パンチャカルマ	101
腹式呼吸	153
不二一元論	174, 175, 180
物質場	19
フットマッサージ	87
不内外治	78, 214
腐敗	140
プラーナ	57, 205
プラーナーマヤ・コーシャ	148
プラーナーヤーマ	146, 205
ブラフミー	108
プライモーディアル・サウンド瞑想	206
フラクタル理論	47
プラクリティ	32
プラダーナ・カルマ	94
プラティアハーラ	146
プラバーヴァ	113
ブラフマ神	9, 148
ブラフマ・ムフールタ	133
ブラフマン	20, 146, 173, 182
プラマーナ	66
フリダヤ・マルマ	61
プリントアウト	20
プログラマー	20, 203
プロテアソーム	231
プロテオーム	203
プロルベインDR	218
分時換気量	162

へ

閉塞性動脈硬化症	218
ヘナ	87
ベビーマッサージ	194
ペルシャ医学	8

変化	172	マルママッサージ	65	**も**	
変換の場	19	マルマ療法	64	モークシャ	168
片頭痛	95	マルマン	57	モノテルペン	125
変性意識状態	210	満月	170	モヘンジョ・ダロ	9
		慢性化	54	門脈	223
ほ		慢性脳脊髄静脈不全	223		
放棄の法則	178	マンダアグニ	47	**や**	
補助作用薬	115	マントラ	207	薬草サウナ	102
ボスウェリア	117			薬用ギー	90
ボツリヌス中毒	141	**み**		ヤジュル・ヴェーダ	8
ボディ・プラクリティ	39	味覚	30	ヤマ	146
ボディ・マインド・スピ		未消化物	81	ヤマビル	97
リット	16	未消化物アーマ	24		
ボディリ・アーマ	25	水のエネルギー	21	**ゆ**	
ポリフェノール類	116	三つ子の魂	211	ユーナニ医学	11
ポリモーダル受容器		三つ子の魂百まで	26	柚柑	116
	221, 227, 228	未病	2, 228, 232	油剤飲用法	189
		未病体質	188	ユジュナ	146
ま		ミミズエキス	218	油性バスティ	96
マートラ・バスティ	96	脈経	67	ユビキチン	231
マーヤ	174	脈診	67	ユビキチン・プロテア	
マーンサ	50	脈診学	67	ソーム系	231
マイルドハイパーサーミ		脈診所見	73	ゆらぎの法則	180
ア	181	ミロバラン	116		
マインドフルネス				**よ**	
	163, 176, 206	**む**		陽虚質	188
マクロファージ	229	無拘束	206	腰静脈	223
マタニティヨーガ	147	無邪気	206	洋ナシ型肥満	34
マッジャー	50	ムスカリニックコリン受		ヨーガ	8, 17
マツマ	58	容体	121	ヨーガ・スートラ	10, 13
マトリックスダイエット		ムスター	109	ヨーガ・セラピー	
	32, 110	無念無想	162		14, 26, 167
マハーブータ五元素	183	無判断	176, 206	ヨーガ療法	14, 167
マノーマヤ・コーシャ	148	ムングダール	109	横糸	207
マハーバーラタ	10				
マハマルマ療法	65	**め**		**ら**	
マハリシ・マヘーシュ・		瞑想のヨーガ	17	ラージャヨーガ 17, 18, 147	
ヨーギー	13	メーダ	50, 109	ライソゾーム・オート	
幻（マーヤ）	174	メタボローム	202	ファジー系	231
マラ	81, 129	メドゥヤ・ラサーヤナ	104	楽健法	13, 194
マリチャ	109	免疫機能	181	ラクタ	50
マルマ	57	メンタル・アーマ	25	ラクタ・モークシャナ	
マルマニ	57				

96, 186, 190, 218
ラサ　　　　　　50, 112
ラサーヤナ　98, 102, 103
ラサーヤナ薬　104, 197
ラジャス　24, 40, 138, 183
ラットの逆立ちの実験　150
ラビング・マッサージ　190
ランダム化比較試験　165

り

リグ・ヴェーダ　　　8
理知鞘　　　　18, 148

リトゥチャリヤー　　134
リマインダーメイル　233
龍樹菩薩眼論　　　　11
龍樹菩薩薬方　　　　11
リラックス反応　　206
リンゴ型肥満　　　　34
リンパ循環　　　　221
リンパドレナージュ　218

れ

レーチャカ　　　　158
レゼルピン　　　　11

ろ

老化制御ラサーヤナ　229
老化理論　　　　　102
老廃物　　　　　　81
ローガー・パリーク
　シャー　　　　　66
ローズウォーター　　90
ローズヒップティー　218
肋間静脈　　　　　223

【著者プロフィール】

＊上馬場　和夫 (うえばば　かずお)

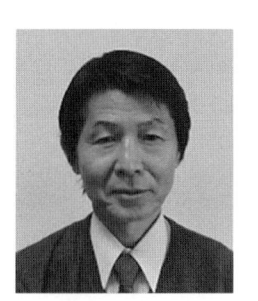

1953年　広島県安芸郡熊野町に生まれる

1978年　広島大学医学部医学科卒業後，虎の門病院，
　　　　北里研究所を経て，

1999年　富山県国際伝統医学センター次長

2008年　富山大学和漢医薬学総合研究所未病解析応用
　　　　研究部門客員教授

2011年〜　帝京平成大学ヒューマンケア学部教授
　　　　アンチエイジングメディカルスパ・浦田クリニック　東洋医学外来，
　　　　日本アーユルヴェーダ・スクール講師，ハタイクリニック外来担当，
　　　　大牟田共立病院東洋医学外来，帝京大学附属池袋クリニック　院長

主な活動・資格：(一社) 日本アーユルヴェーダ学会理事長, NPO日本アーユルヴェー
ダ協会理事長, (一財) 東方医療振興財団理事長, (一社) 国際ホリスティッ
ク・ヘッドケア協会理事，日本補完・代替医療学会理事，日本ヨーガ療法
学会理事，日本刺絡学会理事，日本統合医療学会理事・学会認定統合医療
指導医，日本補完・代替医療学会学識医，合気道2段，ヨーガ歴28年

主な著書：「アーユルヴェーダ実践book」(地球丸)，「なぜ人は病気になるのか」(出
帆新社)，「アーユルヴェーダ・カフェ」(地球丸) ほか

補完・代替医療 **アーユルヴェーダとヨーガ**

2007年 8月25日	第1版第1刷
2010年 6月10日	第2版第1刷
2016年 6月15日	第3版第1刷 ©

著　者	上馬塲和夫　Uebaba Kazuo
発行者	宇山閑文
発行所	株式会社金芳堂
	〒606-8425　京都市左京区鹿ヶ谷西寺ノ前町34番地
	振替　01030-1-15605
	電話　075-751-1111　（代）
	http://www.kinpodo-pub.co.jp/
印刷所	亜細亜印刷株式会社
製本所	有限会社 清水製本所

落丁・乱丁本は直接小社へお送りください．お取替え致します．

Printed in Japan
ISBN978-4-7653-1678-1

JCOPY ＜（社）出版者著作権管理機構 委託出版物＞
本書の無断複写は著作権法上での例外を除き禁じられています．複写される場合は，そのつど事前に，（社）出版者著作権管理機構（電話 03-3513-6969, FAX 03-3513-6979, e-mail: info@jcopy.or.jp）の許諾を得てください．

●本書のコピー，スキャン，デジタル化等の無断複製は著作権法上での例外を除き禁じられています．本書を代行業者等の第三者に依頼してスキャンやデジタル化することは，たとえ個人や家庭内の利用でも著作権法違反です．